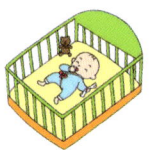

坐好月子
养好娃

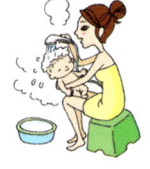 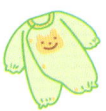

赵 晞 ◎ 编著

吉林科学技术出版社

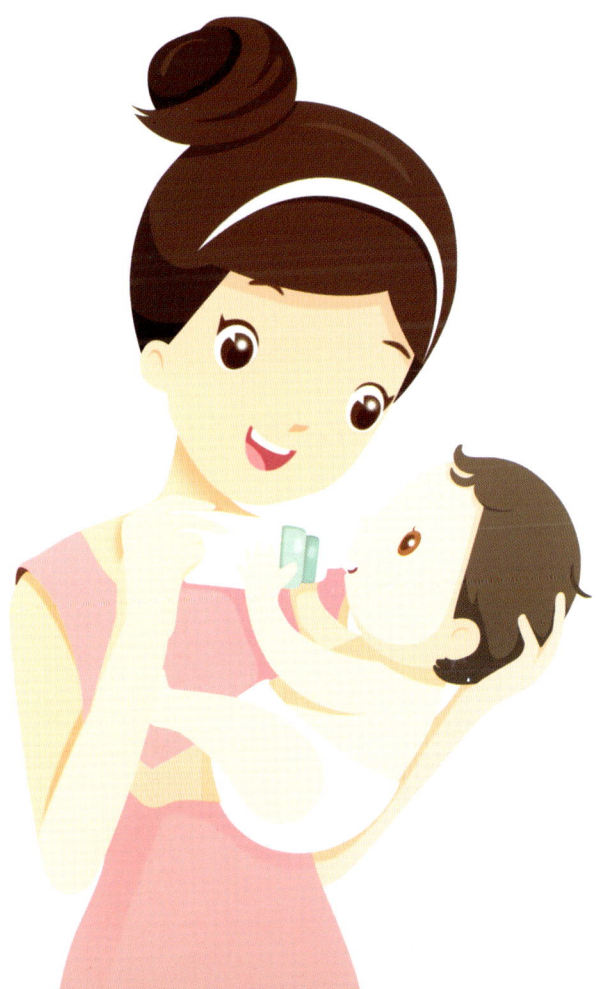

图书在版编目（CIP）数据

坐好月子养好娃 / 赵晞编著. -- 长春：吉林科学技术出版社，2018.12
ISBN 978-7-5578-4381-6

Ⅰ. ①坐… Ⅱ. ①赵… Ⅲ. ①产妇－护理②新生儿－护理 Ⅳ. ①R473.71②R174

中国版本图书馆CIP数据核字(2018)第108920号

坐好月子养好娃
Zuohao Yuezi Yanghao Wa

编　　著	赵　晞
出 版 人	李　梁
责任编辑	孟　波　朱　萌　冯　越
模特宝宝	宽　宽
封面设计	长春市一行平面设计有限公司
制　　版	长春市一行平面设计有限公司
幅面尺寸	167 mm×235 mm
字　　数	300千字
印　　张	12.5
印　　数	1-7 000册
版　　次	2018年12月第1版
印　　次	2018年12月第1次印刷

....

出　　版	吉林科学技术出版社
发　　行	吉林科学技术出版社
地　　址	长春市人民大街4646号
邮　　编	130021
发行部电话/传真	0431-85635177　85651759　85651628
	85652585　85635176
储运部电话	0431-86059116
编辑部电话	0431-85670016
网　　址	www.jlstp.net
印　　刷	长春新华印刷集团有限公司

....

书　　号	ISBN 978-7-5578-4381-6
定　　价	39.80元

如有印装质量问题可寄出版社调换
版权所有　翻印必究　　举报电话：0431-85635185

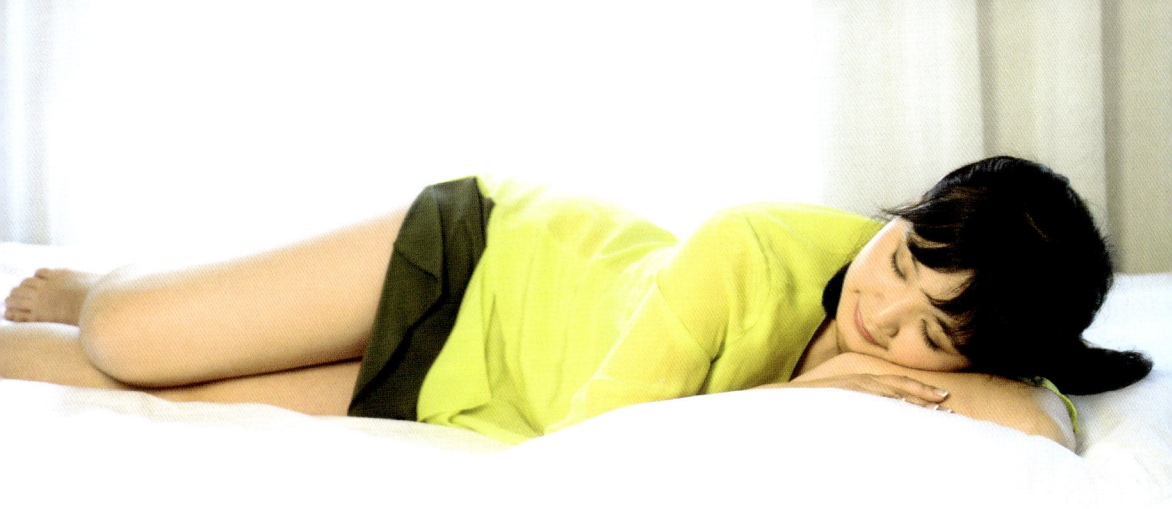

前言

10个月，280天，6720个小时，你和宝宝一直幸福地在一起，现在，他已经呱呱坠地与你见面了，将他轻轻抱在怀里，轻吻他的小脸，抚摸他软绵绵的小手和小脚，哺喂充满爱的乳汁……

你即将进入一个人生的关键期——产褥期。分娩后的伤口还有些许的疼痛，嗷嗷待哺的宝宝还需要你的呵护，你会有一些迷茫，有一些质疑，有一些情绪的波动，这不是你的问题，可能是分娩过后体内激素惹的祸。而你现在最需要做的就是和家里人达成共识：如何科学地坐月子、养好娃。

《坐好月子养好娃》正是你的私人护理专家，我们详细讲解了产褥期每一周的护理要点和需要注意的事项，纠正那些"坐月子不能洗澡、不能刷牙"等旧观念，提供营养丰富的产褥期食谱。

月子里的宝宝除了吃奶就是睡觉，最多穿插一些排便等"花絮"，而你作为宝宝口粮的提供者，是最需要被精心照顾的，所以，请记住，你要：

吃好、喝好、睡好、心情好！

第一章　坐月子前的准备

营造产后良好的休养环境　14
休养的环境要安静　14
休养的环境要整洁　14
休养环境要温度适宜　14
创造良好的家庭氛围　14

身体恢复时间　15
皮肤色素沉着　15
子宫　15

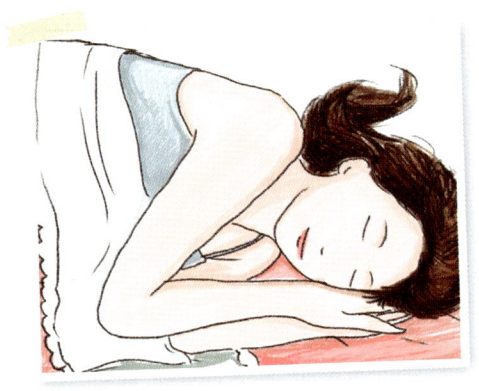

第二章　月子期的第一阶段（1~7天）

产后医院的生活　18
产后医院生活备忘　18
每天以哺乳和育儿为中心　18

争取时间多休息　19
产后第一周的生理变化　19
最需要的就是安静　20

重视产后四个第一次　21
产后第一次排尿　21
产后第一次排气　21

产后第一次排便　22
产后第一次下床　22

会阴的清洁和伤口的护理　22
会阴的清洁　23
伤口的护理　23

剖宫产妈妈需要注意什么　24
缓解产后疼痛　24
剖宫产后6小时　25
产后进食　26

尽早活动　26
预防伤口感染　26

简单的恢复动作　27
手指屈伸运动　27
转肩运动　27
背、腕伸展运动　27
脚部运动　28

孩子的六个第一　28
第一声啼哭　28
第一次体检　29

第一次小便　29
第一天的睡眠　30
第一次喂食　30
第一次大便　31

教会新生儿吮吸母乳　31
母乳喂哺的姿势　31
乳头被咬破或疼痛怎么办　32

学会抱宝宝　33
如何抱起新生儿　33
如何放下新生儿　33

第三章　月子期的第二阶段（8~14天）

怎么才能让自己的乳汁增多　36
适当做一些按摩　36
让宝宝多吸吮乳头　36
如何判断母乳是否充足　37

做好产后的清洁护理　37
做好口腔清理　37
月子期可以适当淋浴　38

产后乳房护理　38
乳房胀痛怎么办　38
选择合适的胸罩　39
对乳房的清洁护理　39

月子期洗澡的注意事项　40
洗澡时间　40
洗澡方式　40
室温和水温　40

如何预防产后抑郁症　41
产后抑郁症的原因　41
如何缓解产后抑郁　42

我是否患了产后抑郁症　43

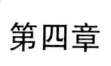

第四章　月子期的第三阶段（15～28天）

预防产后脱发 46
　什么是产后脱发　46
　产后脱发的注意事项　46

改善失眠的方法 47

让眼睛更亮 48
　为什么生完孩子后视力会下降　48
　对眼部进行按摩　48

乳房胀痛怎么办 49
　乳汁淤积和淤乳　49
　乳腺炎　49
　乳房基底部的按摩　50

夜里喂奶应注意什么 51
　注意喂养姿势　51
　不要让宝宝含着乳头睡觉　51

如何预防宝宝尿布疹 52
　选择好纸尿裤　52
　便后清洁宝宝屁股　52
　做好宝宝的臀部护理　53

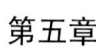

第五章　月子期的第四阶段（29～42天）

产后记着做检查 56
　量体重　56
　乳房检查　56
　内科检查　56
　妇产科检查　57

什么时候可以开始性生活 57
　产后何时开始性生活　57

产后采取哪种避孕方式 57
　是否一定要避孕　58

上班族妈妈怎样给宝宝哺乳 58
　准备好备奶工具　58
　让宝宝适应奶瓶　59
　合理安排好挤奶时间　59

第六章　月子期的健康护理

子宫脱垂　62
　子宫脱垂的原因　62
　子宫脱垂的临床表现　62
　子宫脱垂的预防和治疗　63

产褥期发热　63
　产后发热的原因　63
　引起产褥期发热的原因及治疗方法　64

产后痔疮　64
　产后患痔疮的原因　64
　产后痔疮的预防方法　65

要积极预防治疗尿潴留　66
　产后尿潴留产生的原因　66
　积极防治尿潴留　67

要避免产后手腕痛　67
　产后手腕痛的原因　67
　产后手腕痛的调治　68
　产后手腕痛的预防　68
　简单的按摩　68

产后消化不良应引起重视　69
　产后消化不良的表现　69
　产后消化不良的原因　69
　产后消化不良的调治　69

防治产后尿路感染　70
　尿路感染的原因　70
　尿路感染的防治措施　70
　尿路感染的食疗验方　70

牙齿松动，咀嚼无力　71
　产后牙齿松动的原因　71
　产后牙齿松动的调治　71

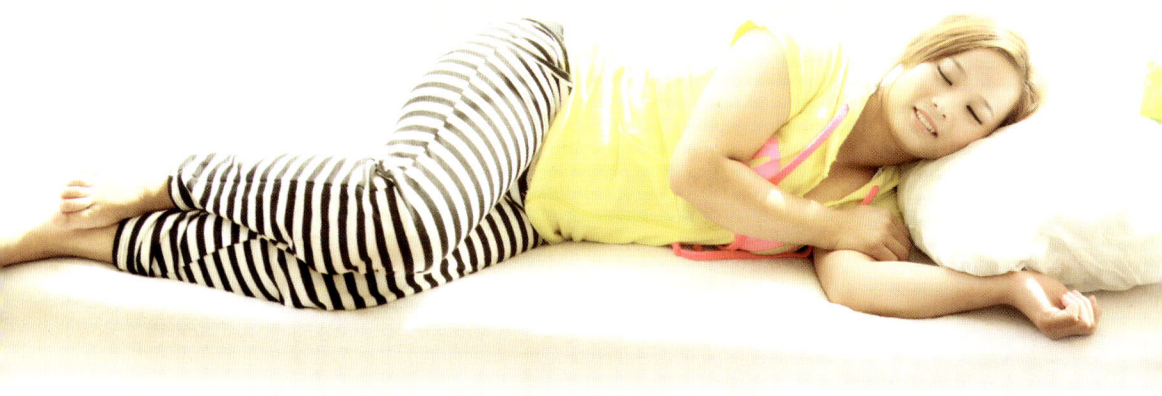

第七章 吃好月子餐

产后第一周：代谢排毒 74
★芹菜炒豆干★ 74
★香甜八宝粥★ 75
★红糖粥★ 75
★菠萝橙汁★ 76
★枣莲炖鸡蛋★ 76
★海带肉丝面★ 77
★木耳炒肉★ 78
★葱香豆腐★ 78
★白扒豆腐★ 79
★芦笋扒竹荪★ 80
★北芪鲫鱼汤★ 81
★冬瓜排骨汤★ 82
★玻璃笋片★ 82
★番茄面★ 83
★清炒虾仁★ 84
★姜汁糯米糊★ 85
★白菜瘦肉汤★ 86
★小米龙眼粥★ 87
★比萨三明治★ 87

★什锦包子★ 88
★芦笋炒香干★ 89
★阿胶鸡蛋羹★ 90
★大枣山药粥★ 90
★菠菜汤面★ 91
★龙眼糯米粥★ 92
★荷花粥★ 92
★皮蛋虾球粥★ 93
★八鲜面★ 94
★粉丝鸡蛋汤★ 95
★豆芽海带豆腐汤★ 95
★冬瓜苦瓜脊骨汤★ 96

产后第二周：收缩内脏 97
★莲子百宝糖粥★ 97
★烟肉白菜粥★ 98
★胡萝卜鲜橙汤★ 99
★蓝花卤面★ 99
★砂锅豆腐汤★ 100
★姜汁鲜笋肚片★ 101

★胡萝卜烩香菇★　102
★肉丝拌茭白★　103
★金针鸡肉汤★　104
★黑豆红枣排骨汤★　104
★果仁肉丁★　105
★木须肉★　106
★牛肉花卷★　107
★香葱烩木耳★　107
★烩拌三彩腐竹★　108
★腐竹蛤蜊汤★　108
★番茄牛肉饭★　109
★猪肝炒菠菜★　110
★黄瓜银耳蜜枣汤★　111
★尖椒干豆腐★　111
★丝瓜海鲜汤★　112

产后第三周：滋补进养菜　113

★虾干炒油菜★　113
★冬瓜鲤鱼汤★　114
★巴戟天杜仲猪蹄汤★　114
★葱香牛扒★　115
★鲫鱼豆芽汤★　115
★脆芹拌腐竹★　116
★糖醋排骨★　116
★红汤豆腐煲★　117
★时蔬鸡蛋炒饭★　118
★烩拌海带丝★　119
★鱼香荷包蛋★　119

★苋菜豆腐煲★　120
★麻油鸡★　120
★荸荠虾仁★　121
★胡萝卜鲫鱼汤★　122
★草菇大鱼头汤★　122
★酱油泡萝卜皮★　123
★豆腐松茸汤★　123
★肉末蒸蛋★　124
★番茄牛尾汤★　124
★爆炒面★　125
★山药凉糕★　126
★家常豆腐★　127
★红枣芹菜汤★　127
★金针菇炖牛肉★　128
★木耳鸡肉汤★　128
★肉末木耳炒豆腐★　129
★老母鸡汤★　130
★鱼丸菠菜汤★　130
★菠菜猪肝汤★　131
★人参当归鸡汤★　131
★双笋拌金针菇★　132
★里脊炒豌豆★　133
★煎土司片★　133
★凉拌苦瓜★　134
★芦笋鸡丝汤★　135
★虾皮粥★　135
★鲜奶炖蛋★　136
★姜汁撞奶★　136

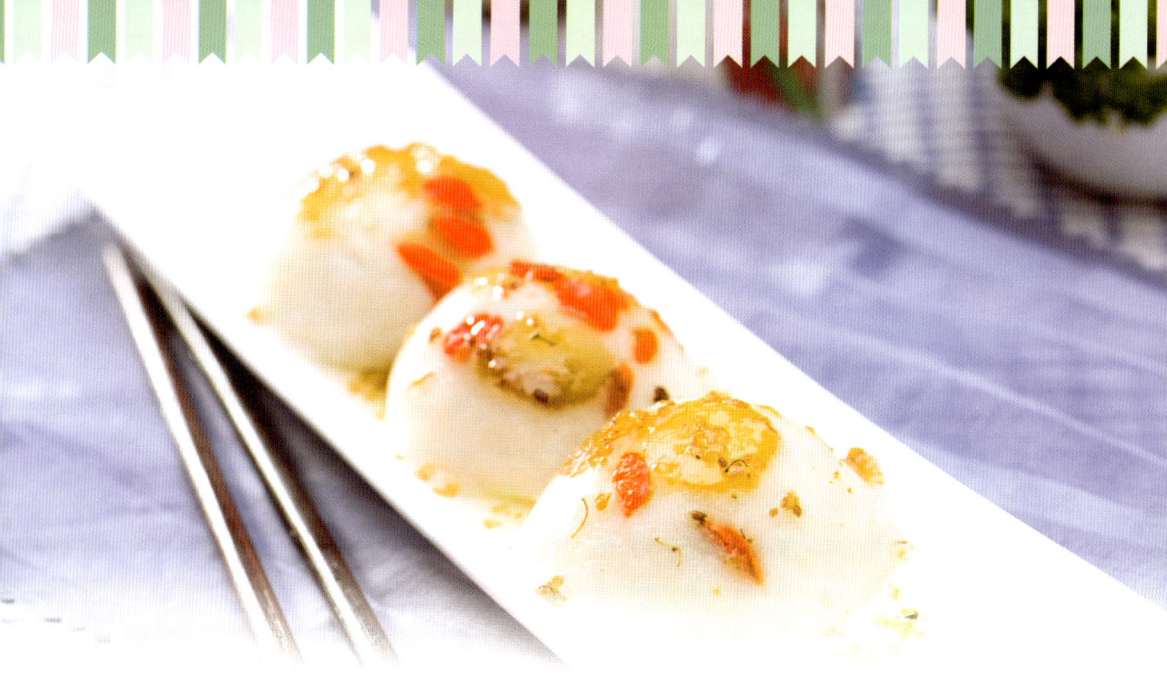

★黑豆红枣水★　137
★木耳海参汤★　138
★银耳竹荪汤★　139
★山药红枣排骨汤★　140
★芡实莲淮枣鸡汤★　141
★白萝卜肉饼★　142
★日式凉面★　143
★海苔鸡蛋炒饭★　143
★地瓜大米枣粥★　144
★海米菠菜粥★　145
★牛奶焖饭★　146
★鸡丝菠菜粥★　147
★葱白鸡蛋汤★　148
★木瓜奶汤★　149
★银耳花生汤★　149
★肉末烩小水萝卜★　150
★爽口番杏菜★　151
★蚝油牛肉★　152

★黑芝麻糯米粥★　153
★炒竹笋★　154
★芝麻酱拌生菜★　154
★蔬菜排骨汤★　155
★牡蛎面★　156
★蒜茸莜麦菜★　157
★黄瓜炒猪肝★　158
★肉末蒸茄子★　159
★家常烧鸡块★　159
★番茄猪肝汤★　160
★彩色虾仁★　160
★冬瓜鲤鱼汤★　161
★玉米牛肉羹★　162
★鲜蘑豆腐汤★　162
★鱼头木耳汤★　163
★牛肉炖萝卜★　164
★红枣饭★　164
★参味小米粥★　165

★虾皮拌油菜★　165
★花丁群聚★　166
★清蒸肘子★　166
★豆腐干炒芹菜★　167
★鲜蘑氽小丸★　168
★蘑菇炖豆腐★　169
★清蒸鲷鱼★　169
★海米油菜★　170
★清炒韭黄★　171

产后第四周：恢复体力　172

★羊肉冬瓜汤★　172
★北芪泥鳅汤★　173
★黄瓜拌豆干★　174
★清蒸鳜鱼★　175
★干煸冬笋★　175
★干贝菜心★　176
★豆豉蒸排骨★　177
★小炒猪肝★　177
★黄豆猪蹄汤★　178
★夫妻肺片★　178
★冬菜炒莴笋★　179
★淮山百合鲫鱼汤★　180
★豆瓣茄子★　181

★什锦大拌菜★　181
★五彩鱼皮★　182
★菠萝腰果炒草菇★　183
★白蘑肉丝面★　184
★海参虾仁炒饭★　185
★韭黄炒鸡蛋★　186
★白果莲子乌鸡汤★　187
★咖喱拌牛柳★　188
★人参雪蛤粥★　189
★蒜香圆白菜★　189
★胡萝卜牛腩饭★　190
★香菇烧鲤鱼★　190
★果仁肉丁★　191
★面包托煎蛋★　192
★鲢鱼小米粥★　192
★花生莲藕牛肉煲★　193
★海参拌韭菜★　194
★枸杞牛肝汤★　195
★枣圆羊肉汤★　195
★北芪党参炖乌鸡★　196
★茄汁味菜牛柳★　197
★豆芽海带豆腐汤★　198
★咸酸菜鸭汤★　198
★牛肉炒苋菜★　199

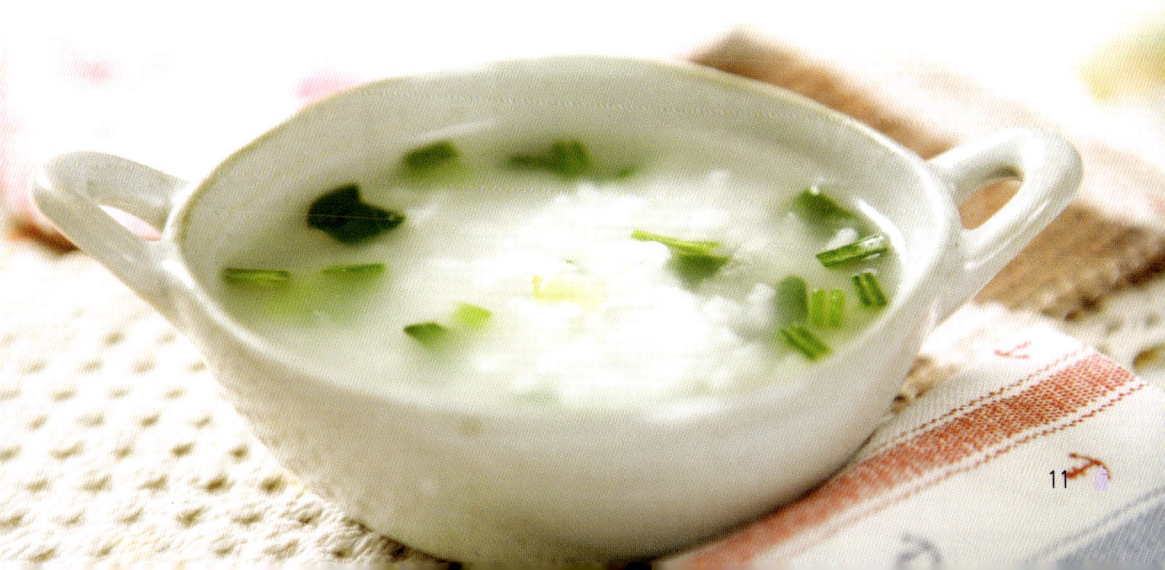

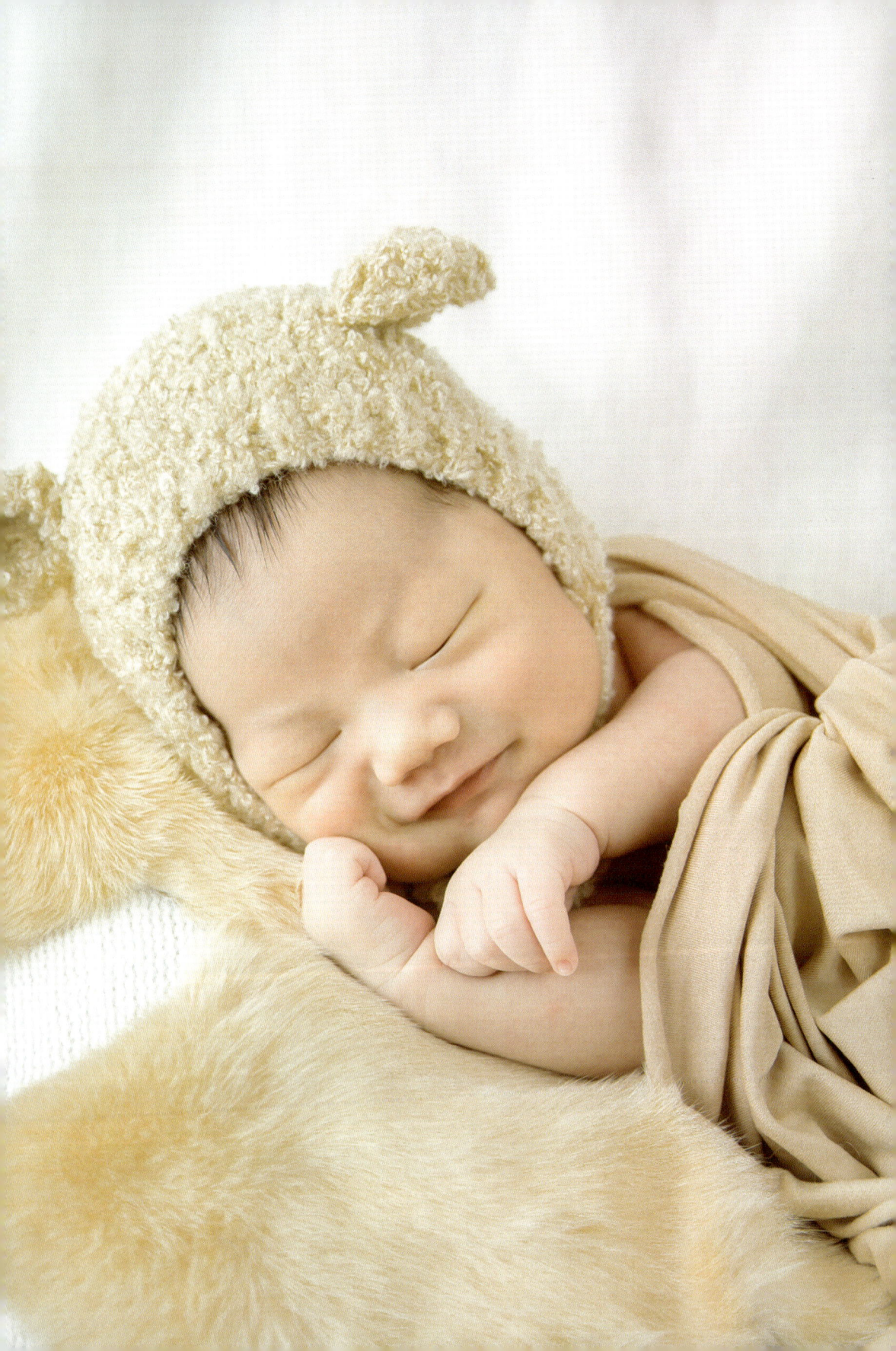

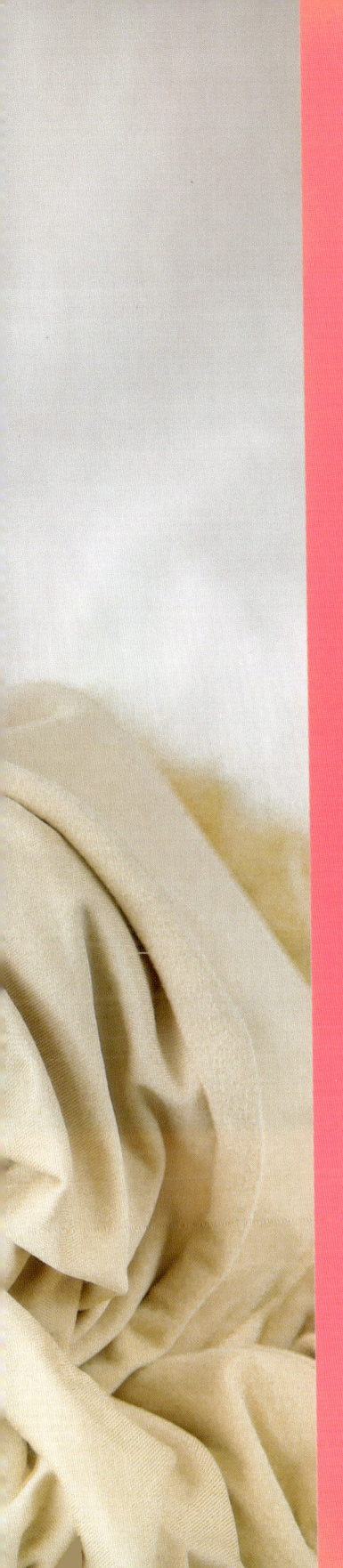
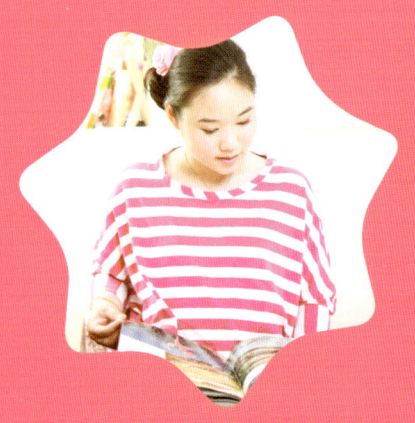

第一章

坐月子前的准备

营造产后良好的休养环境

若产后休养环境杂乱无章、空气污浊、喧嚣吵闹，就会使产妇的身心健康受到很大影响。优美安静的环境能美化生活，有利于产妇休息，使其精神愉快，早日康复。

休养的环境要安静

安静的环境有利于休息，不能为了庆贺，宾朋满座，设宴摆酒。卧室应保持安静，避免过多亲友入室探望。原因一是影响母婴休息；二是使空气污浊，带入的病菌、病毒易引起母婴感染。

休养的环境要整洁

在出院之前，家里最好用消毒水湿擦或喷洒地板、家具和 2 米以下的墙壁，2 小时后通风。卧具、家具也要消毒，阳光暴晒 2 小时即可达到消毒的目的。除此以外，卫生间的清洁卫生也不可忽视，要随时清除便池的污垢，排出臭气，以免污染室内空气。

休养环境要温度适宜

冬天温度 18～25℃，相对湿度 30%～50%；夏天温度 23～28℃，湿度 30%～60%。不宜住在敞、漏、湿的寝室里，因为产妇的体质较低下，所以居室更需要保温、舒适。

居室采光要明暗适中，随时调节，选择阳光照射和朝向好的房间作为卧室，这样，夏季可以避免过热，冬天又能得到最大限度的阳光照射，使居室温暖。

创造良好的家庭氛围

家属应体贴关心产妇，不可在她面前发泄怨言，应使产妇心情愉悦、心气调和，保持良好的精神状态，静心休息。

身体恢复时间

在孕育宝宝的 10 个月及分娩过程中，产妇的身体发生了巨大的变化。分娩过后，它将会怎样一点点恢复呢？

皮肤色素沉着

妊娠期是女性的一个特殊生理时期，此时女性的内分泌功能将发生一系列的改变，如黑色素细胞会因受到雌激素刺激而增加，而孕激素也具有促使色素沉着的作用，因此怀孕后女性乳晕、腋窝、腹部、会阴、肛门、大腿内侧等部位皮肤色素明显加深，并在颧、鼻、额、口周出现黄褐色或咖啡色斑点，这类色斑一般于分娩后 6 个月左右，随着体内激素水平的逐步恢复会逐渐变淡，甚至完全消退。

子宫

分娩以后，随着胎盘的娩出，子宫也在缩小。但是，它还是需要大约 6 周的时间，才能完全收缩至最初的大小与重量。如果发现阴道内有大量脓性分泌物，持续性地流出并产生恶臭，这意味着子宫内部受到了感染，应该接受治疗。

子宫恢复的时间	
宫体变化	子宫肌层的血管由于肌层收缩而被压缩变细，最终闭塞形成血栓后被机体吸收
宫颈变化	胎儿娩出后，宫颈表现为松软、充血、水肿、子宫壁很薄以至皱起如袖口，呈空腔状。产后 2～3 日宫口可容 2 指，产后 1 周后，充血、水肿消失，宫口关闭，宫颈管复原，产后 4 周左右宫颈恢复至孕前形态
子宫内膜重建	子宫内膜的重建很快，产后 2～3 天内，残留的蜕膜开始分化成两层，表层会坏死，随恶露排出。产后第 3 周除胎盘附着部位以外的子宫内膜基本修复，胎盘附着部位的内膜修复约需至产后 6 周。
子宫下段变化	产后几周内被动扩张、拉长的子宫下段开始缩复，恢复至非孕时的子宫部位

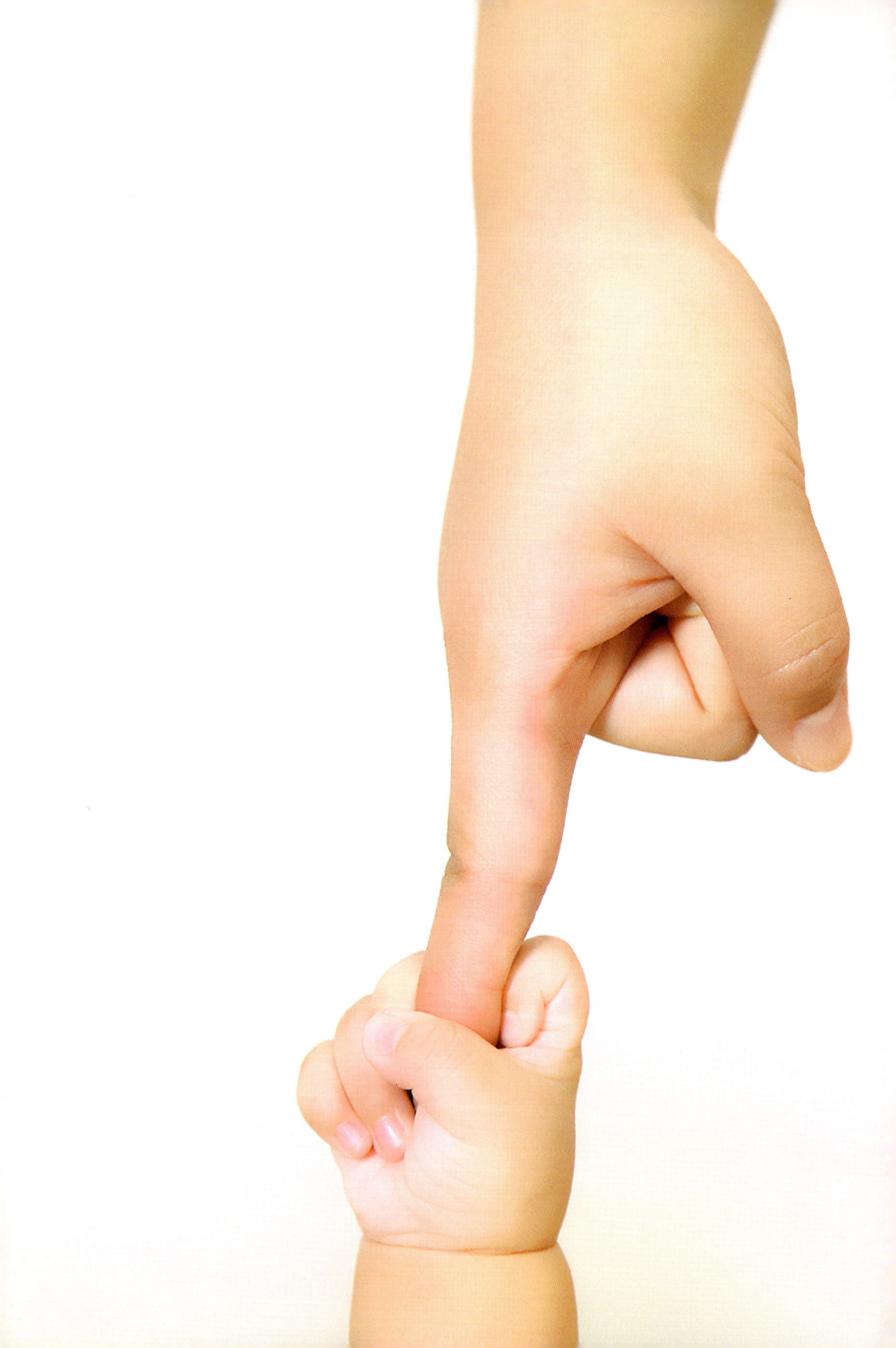

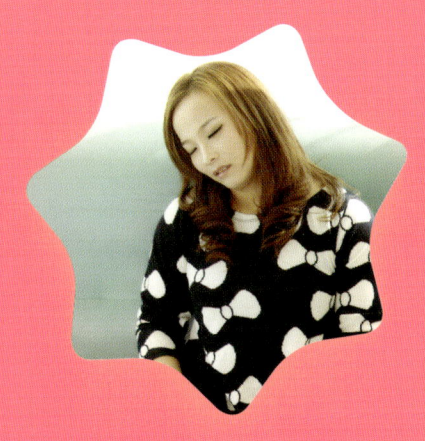

第二章
月子期的第一阶段
（1~7天）

产后医院的生活

此阶段要做的事情就是遵医嘱，多卧床休息，不要着急，放松心情。尽量和宝宝多接触，此外还要承担一项重要任务：母乳喂养。

产后医院生活备忘

初乳可以促进宝宝胎便的顺利排出，增强宝宝免疫功能。此外，初乳还富含宝宝必需的营养物质，于产后半小时内开始哺乳。

出生后的2～7天，宝宝每隔1～3小时就想喝母乳了。妈妈的身体状况允许的话，在宝宝想喝母乳时就应积极地喂宝宝。

住院3天后接受出院检查，母子都没有异常状况后就可以获得出院许可了。

小贴士

◎珍贵的初乳

初乳中的脂肪、乳糖含量较少，更有利于新生儿消化吸收。初乳中含有较多的牛磺酸，新生儿合成这种氨基酸的能力很低，初乳中的牛磺酸可以弥补这种不足。

每天以哺乳和育儿为中心

刚刚分娩后

妈妈应当立刻抱着宝宝，进行袋鼠式照料，这对于建立亲子关系极为重要。此外，要及时喂宝宝第一口初乳。初乳中富含防止感染的免疫物质，尽量在出生后30分钟内喂给宝宝。

产后第一天

产后第一天宝宝皮肤变黄可能是新生儿黄疸症状，基本上都会自然消失，但还是要进行检查。

产后第三天

为检查宝宝是否有先天性异常，可从宝宝的足跟采集血液检查。检查妈妈子宫收缩是否正常，会阴开切处缝合的痕迹，如果新妈妈不能顺利泌乳，这时候就需要进行催乳等。没有异常状况的话就可以出院了。

争取时间多休息

分娩消耗了大量的体能,很多妈妈在分娩后身体一点知觉都没有了,感觉非常累,一定要注意多休息。若坐月子第一阶段经常坐起或走动,将导致松弛的子宫和内脏收缩不良或下垂,从而引发很多妇科病。

产后第一周的生理变化

体重变化

宝宝出生后,妈妈的体重会减轻5千克,这5千克包括宝宝的重量和分娩中流出的羊水的重量。

乳房增大

产后2～3天乳房充血形成硬结,3～4天涨奶并分泌初乳,初乳持续4～5天。

体温略微升高

体温在产后的2～3天会因为分娩创伤和泌乳而略微升高。

子宫收缩

分娩后,子宫逐渐收缩复原,这是子宫壁上的收缩肌在起作用。

大量出汗

产后1～2天内皮脂腺排泄旺盛,排出大量汗液,容易口渴。

有恶露

产后3～4天内为血性恶露,量比较多,以后转为淡红色的浆液型恶露,量逐渐减少。

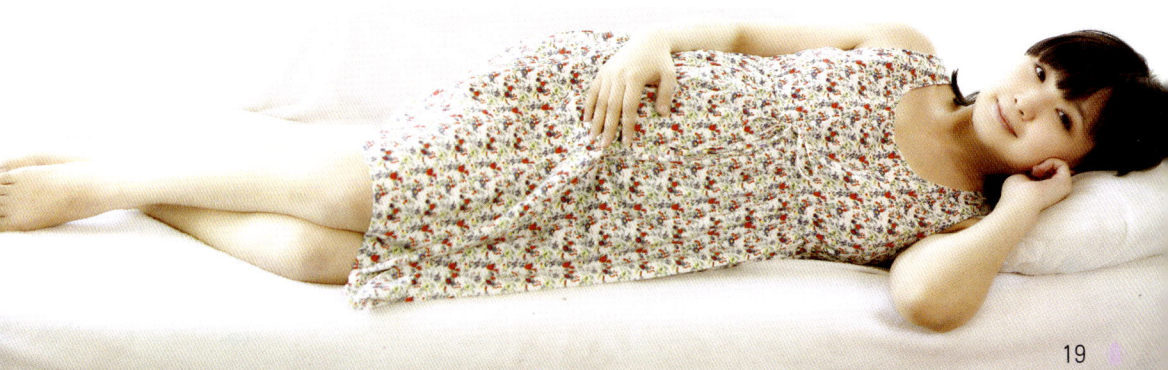

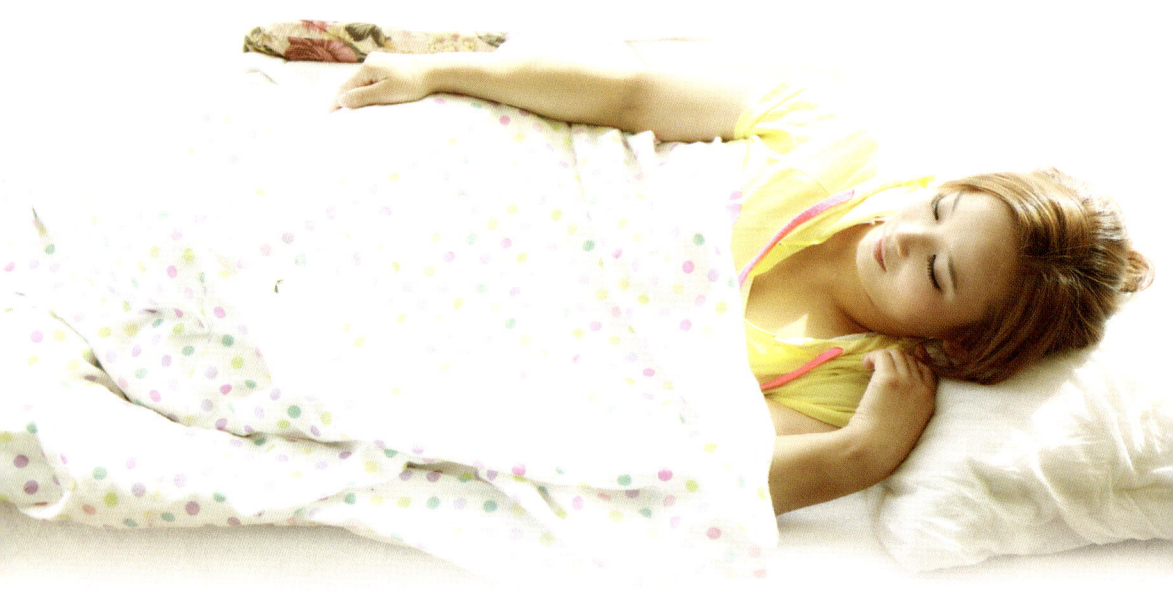

最需要的就是安静

当孩子顺利降生后,妈妈最需要的就是安静的休息。很多妈妈在分娩后身体一点知觉都没有了,自然产的妈妈生完孩子后会觉得筋疲力尽。此时,不要勉强自己去做其他事情,尽可能地多休息。

这时,尽可能地闭目养神或打个盹儿,不要睡着了,因为要尽早开始哺乳,医护人员还要做产后处理,顺产的妈妈还要吃点东西。分娩后有好多事情都要等着你去处理,所以要抓紧时间好好休息一下,以便有更多的精力去照顾自己的孩子。对于剖宫产的妈妈,虽然在分娩过程中受的痛苦比自然产的妈妈少很多,但是在身体恢复方面绝对没有自然产的妈妈恢复得快,所以,在分娩之后,剖宫产的妈妈更需要休息。

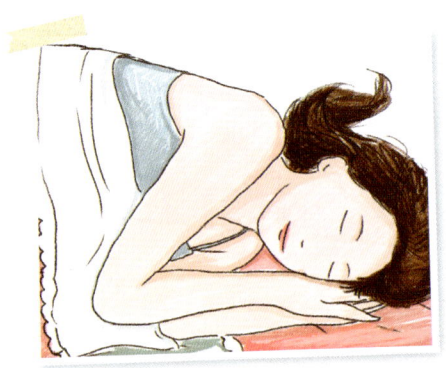

←产后的第一个阶段,除了吃饭、上厕所及其他适量的活动之外,其余时间应尽量卧床休息,可以侧卧、平卧交替进行。

重视产后四个第一次

第一阶段的大部分时间都会在医院中度过，妈妈要做的事情就是遵循医嘱，多卧床休息，不要着急，放松心情。

产后第一次排尿

顺产妈妈的第一次排尿非常重要，因为膀胱受到分娩过程的挤压，致使排尿困难。医生会鼓励顺产的妈妈在产后2小时内进行第一次排尿，以免形成产后尿潴留。家人也可以帮助妈妈按摩或热敷耻骨上方的膀胱位置。

剖宫产的产妇第一天还插有导尿管，所以排尿并不成问题，但是在去除导尿管之后，要尽快下地自行排尿。下地时要注意有人陪护，谨防如厕时晕倒。

产后排尿不顺的原因主要有两种，一是因为膀胱、尿道因分娩而受伤、水肿；另一个原因则是会阴伤口疼痛及腹内压减小，造成产后排尿困难或有解不干净的感觉。

产后第一次排气

在产后第一天，你会发现护士们总是要过来问："排气了没？"那是因为腹内所产生的废气必须尽快排掉，以预防肠粘连。剖宫产产妇只有在通气之后才可以进食流质食物，之前最好连水都不要喝。为了帮助排气，家人可以帮助产妇做一些类似翻身这样简单的动作。

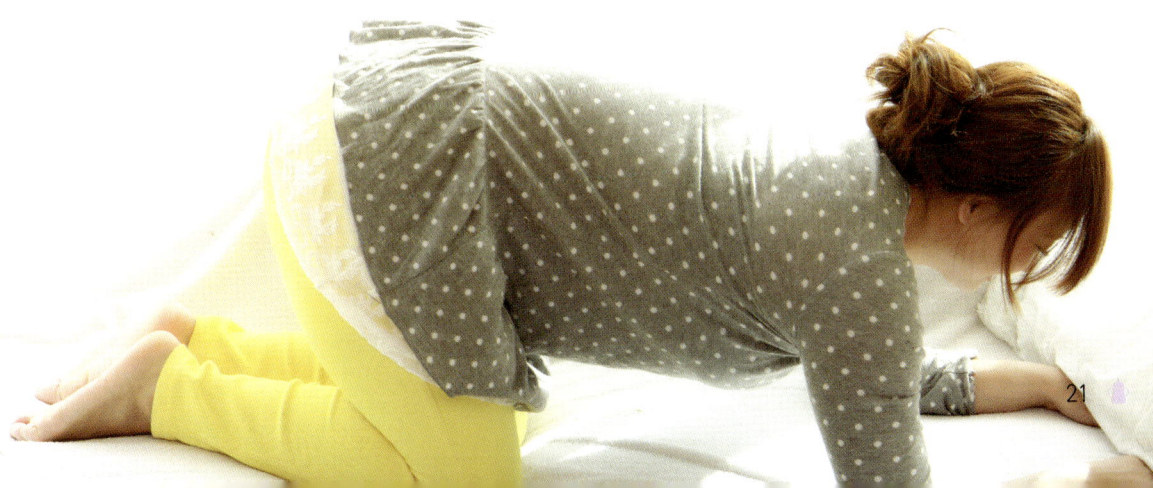

产后第一次排便

产后最初几天,妈妈几乎都会有便秘的困扰。这是因为肠道和腹部肌肉松弛的缘故。所以,顺产的妈妈从分娩当天就可多多地补充水分,多吃些青菜水果来加以改善。

产后第一次下床

顺产妈妈

顺产妈妈在产后练习坐起来后即可下床活动。为安全起见,妈妈第一次下床,应有家属或护理人员陪伴协助,下床前先在床头坐 5 分钟,确定没有不舒服再起身。下床前,要先吃点东西才能恢复体力,以免晕倒。产后 24 小时可以随意活动,但要避免长时间站立、久蹲或做重活,以防子宫脱垂。

万一有头晕现象,要立刻坐下来,可以把头向前放低,在原地休息一会儿。

剖宫产妈妈

剖宫产的妈妈在术后 24 小时可以坐起。要多坐少睡,不能总躺在床上。

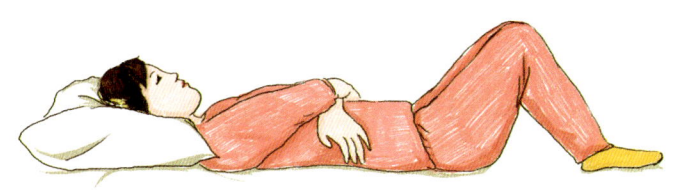

会阴的清洁和伤口的护理

分娩后,当你愉快地迎接新生命到来,并予以无微不至的照顾时,也别忘了多照顾自己。一般在产后一两周内伤口疼痛会逐渐减轻,但是若伤口疼痛有越来越严重的情况,则要检查有无伤口感染情况。

会阴的清洁

按医生建议每日进行清洗,卫生巾要及时更换。产后 24 小时内若感到会阴或肛门有下坠不适感、疼痛感,应请医生诊治,以防感染和血肿发生。

产后擦洗会阴每天至少 2 次,大便后加洗 1 次。用棉球蘸无菌清水或生理盐水,先擦阴阜及两侧阴唇,最后擦肛门,不可由肛门开始向前擦,擦洗后换上消毒的卫生垫。

剖宫产或者会阴侧切的妈妈每天都会有护士帮你清洗、消毒外阴,无侧切的自然产妈妈则需要自己操作或找家人帮忙。

若会阴切开的伤口部位疼痛时,用双膝并拢的办法,可减轻疼痛。

	护理需要注意以下要点
1	及时更换卫生巾,至少 4 小时更换一次
2	每次大便后清洁会阴(将煮沸的开水冷却到 40℃),采用坐姿,由前往后冲洗
3	勤换内裤,换下的内裤一定要及时洗干净再曝晒

❋小贴士

◎定时量体温避免产褥热

产后发热是大事,不要以为只是小小的头痛脑热就等闲视之。如果发现体温超过 38℃就一定要当心。妈妈在分娩后的 24 小时内,由于过度疲劳,可能会发热到 38℃,但这以后,体温都应该恢复正常。如有发热,必须查清原因,适当处置。

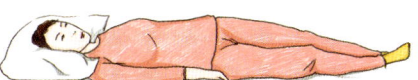

↑ 躺卧时,应卧向伤口的对侧,如会阴伤口在左侧,应向右侧卧,以防恶露流入伤口,增加感染机会。

伤口的护理

自然分娩一般会留下阴道撕裂伤,或者会阴侧切留下的伤口。自然分娩产后并发症少,相对复原速度比剖宫产来得快,通常约 1~2 周疼痛感都已消失。虽然手术很小,但因伤口位于尿道口、阴道口、肛门交汇的部位,还因产后的一些特殊情况很易发生伤口不愈,所以应在护理上也有需要特别注意的地方。防止外阴感染。

	注意事项
1	勤换卫生垫,避免湿透
2	每天要用温水勤冲洗会阴部
3	产后早些下床活动,多吃新鲜蔬菜水果,不吃辛辣食物
4	当发生便秘难解时,不要进气用力,可用开塞露帮助通便
5	拆线后的几天内,避免做下蹲用力动作
6	坐位时身体重心偏向右侧,以防伤口受压切口表皮错开
7	避免摔倒或大腿过度外展
8	术后最初几日内应采取右侧卧位

剖宫产妈妈需要注意什么

剖宫产不同于顺产,它是要在小腹部做一条长10厘米的切口,手术伤口较大,创面广,其常见的并发症有发热、子宫出血、尿潴留、肠粘连等。所以术后加强自我保健,对于顺利康复是很重要的。

缓解产后疼痛

如果在进行剖宫产的时候,使用了硬膜外麻醉或者腰麻,麻醉师可能会再加一些吗啡,这样可以在产后长达24小时的时间里,为你提供很好的镇痛效果,而且不会有使用全身麻醉剂之后头重脚轻的感觉。

你可能会对你怀抱中的新生命感到既陶醉又不知所措。但是,你还要应付腹部出现的疼痛。毕竟,你要从一个腹部手术中慢慢恢复。剖宫产后,通常需要在医院住3～4天才能回家。

小贴士

◎ 到底要不要用止痛泵

有的剖宫产妈妈因为要母乳喂养,常常会拒绝使用止痛泵。手术后的伤口还是很疼的,在适度的前提下建议还是使用止痛泵。

止痛泵给药的剂量和速度是由机器控制的,所以注入你体内的剂量是安全的,不会超量。

剖宫产产后6小时

坚持补液
妈妈在分娩期间消耗多、进食少、血液浓缩，加之孕期血液呈高凝状，故易形成血栓，诱发肺栓塞。术后3天内需输液，补足水分。

及时哺乳
宝宝饿了，护士会把他抱给妈妈，妈妈一定要将这最珍贵的初乳喂给宝宝。宝宝的吸吮还可以促进子宫收缩，减少子宫出血，使伤口尽快复原。

禁食
在术后6小时内应当禁食。这是因为手术容易使肠子受刺激而使肠道功能受到抑制，肠蠕动减慢，肠腔内有积气，因此，术后会有腹胀感。为了减轻肠内胀气，暂时不要进食。

注意阴道出血
剖宫产子宫出血较多，家属应经常看一下阴道出血量，如远超过月经量，应通知医生，及时采取止血措施。

防腹部伤口裂开
咳嗽、恶心呕吐时应压住伤口两侧，防止缝合处裂开。

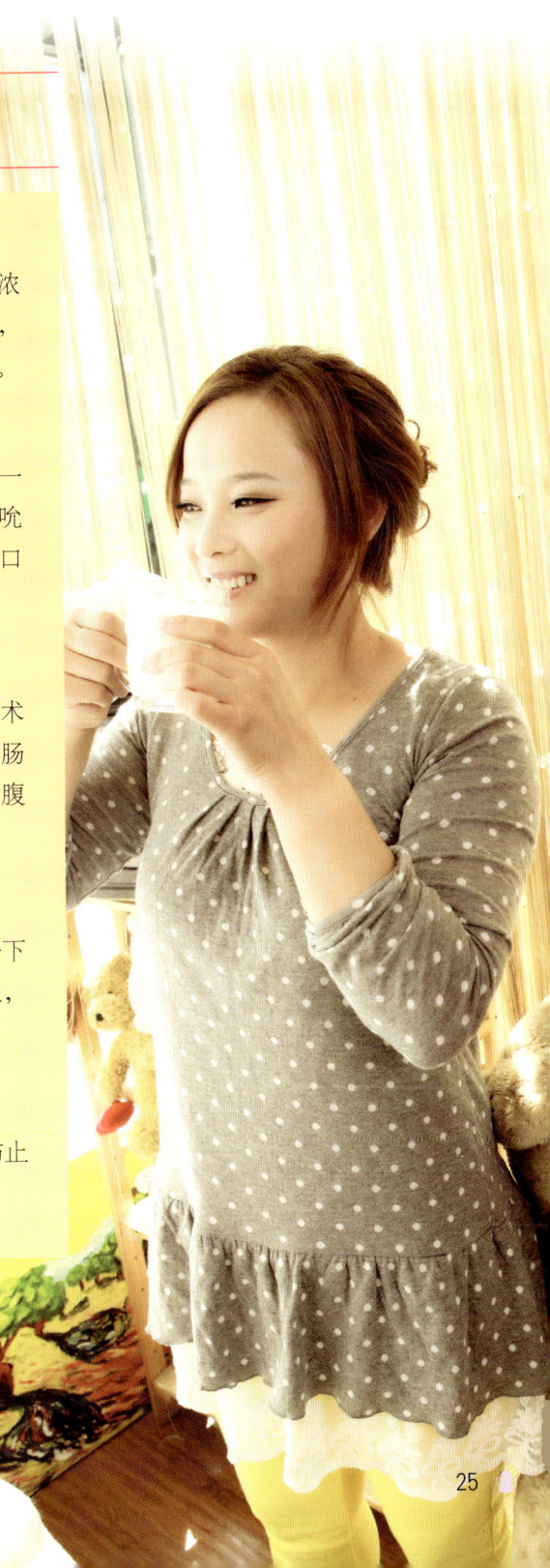

产后进食

剖宫产6小时后可以饮用一些促排气的汤，如萝卜汤等，以增强肠蠕动，促进排气，减少腹胀，同时也可以补充体内的水分。

一些容易发酵产气多的食物，如糖类、黄豆、豆浆、淀粉类食物，应该少吃或不吃，以防腹胀更加严重。术后第二天才可以正常地吃粥、鲫鱼汤等半流质食物。

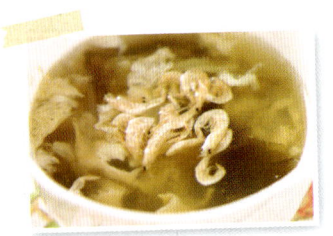

←术后6小时可进食些蛋花汤、藕粉等流质食物。

尽早活动

麻醉消失后，上下肢肌肉可做些收放动作，术后6小时就可起床活动。这样可促进血液流动和肠胃活动，可防止血栓形成，还可防肠粘连。

妈妈在家人或护士的帮助下可以改变体位，翻翻身、动动腿。术后知觉恢复后，就应该进行肢体活动，24小时后应该练习翻身、坐起，并下床慢慢活动。条件允许还应该下地走一走，运动能够促进血液循环，使伤口愈合更加迅速，并能增强胃肠蠕动，尽早排气，还可预防肠粘连及血栓形成而引起其他部位的栓塞。

预防伤口感染

剖宫产的伤口在下腹10厘米，愈合约需1周。肥胖的妈妈由于皮下脂肪较厚，容易发生伤口感染。

剖宫产伤口的照顾必须遵循两个原则：

1. 保持干爽。

2. 在手术隔天视情况换药，但是不可天天换，以免伤口刚愈合又撕裂。由于伤口会疼痛，要特别注意翻身的技巧。

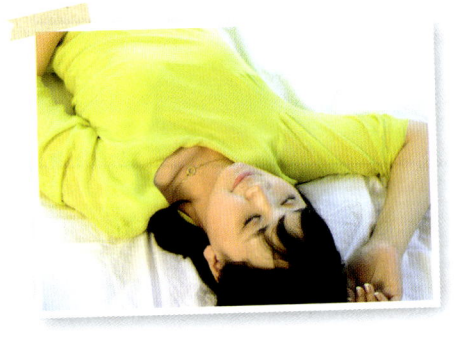

	防止伤口感染可以这么做
1	第一周内不可接触过冷的水，洗脸、洗手也要用温水
2	伤口一周内尽量保持干爽并视情况换药，若有渗湿或出血应马上通知护理人员
3	伤口疼痛可视情况服用止痛药
4	7天内不可将伤口弄湿，洗澡需采用擦澡的方式
5	伤口未愈合前切勿弄湿，万一弄湿的话，必须立即擦干
6	翻身的时候，用一手扶住伤口，另一手抓住床边扶栏，利用手部力量翻身（而不是腹肌的力量）
7	下床时先围上束腹，用手脚的力量将身体移到床边，然后请家人帮忙摇高床头，侧身扶住床沿，先放下一只脚，再放另一只脚，之后坐5分钟再下床，家属在旁适时扶助
8	千万不要因为伤口疼痛就不动，应该适当做些恢复运动

简单的恢复动作

适当做一些活动可以使气血畅通，加强腹壁肌肉和盆底支持组织的力量，有利于产后恢复。健康的产妇，24小时可下床做一些活动。有感染或难产的产妇可推迟2～3天以后再下床活动。

手指屈伸运动

从大拇指开始，依次握起，然后再从小拇指依次展开。两手展开、握起，展开、握起。握起时要用力，反复进行。

转肩运动

臂屈，手指触肩，肘部向外侧翻转。返回后，再向相反方向转动。

背、腕伸展运动

两手在前握住，向前水平伸展。

手仍向前伸展，背部用力后拽。两肘紧贴耳朵，两手掌压紧。坚持5秒，放松。

两手在前相握，翻掌向外，同样向前伸展。坚持5秒，放松。

脚部运动

脚掌相对，脚尖向内侧弯曲，再向外翻。
两脚并拢，脚尖前伸。紧绷大腿肌肉，向后弯脚踝。呼吸2次后，撤回用在脚上的力。
两脚并拢，右脚尖前伸，左脚踝后弯，左右交替。

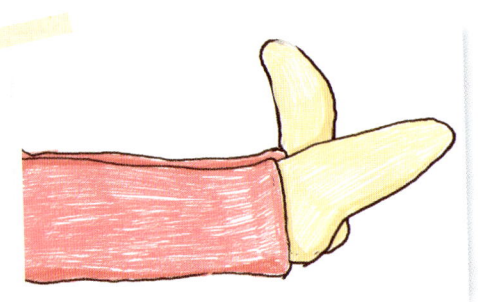

✿ 小贴士

◎注意事项

要循序渐进，从轻微动作开始，逐渐加大运动量；做操之前要排空大小便；要在伤口恢复好后再做；要量力而行，以不过度疲劳为限。

孩子的六个第一

第一阶段的大部分时间都会在医院中度过，要多卧床休息。这个阶段妈妈和宝宝的肌肤接触是很重要的，尽量和宝宝多接触。

第一声啼哭

孩子的第一声啼哭很重要，这说明他小小的肺部已经开始工作了。产科医生会用器械吸宝宝的嘴巴和鼻腔，以清除残留在里面的黏液和羊水，从而确保鼻孔完全打开畅通地呼吸。然后，护士用毯子把孩子包起来放在你身上，让你们亲近一会儿，如果你是剖宫产，护士会把孩子抱起来给你看。如果胎儿早产或是出现呼吸困难，就会立刻被送入新生儿特护病房，接受检查、处置。

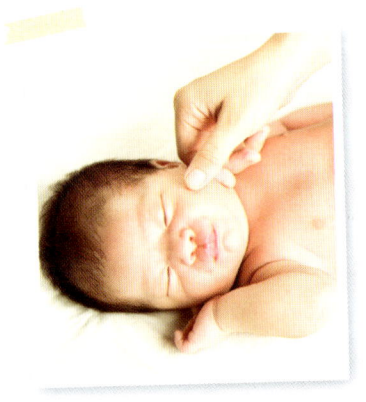

第一次体检

阿普加评分
宝宝在出生后的1～5分钟，需要接受人生中的第一次测试评分，这被称为阿普加评分。

进行体检
护士会给宝宝称体重、量身长，护士会用听诊器检查新生儿的心脏和肺部，给他测体温，并检查他是否有异常症状，如脊柱裂等。护士还会再次测量孩子的身长、体重和头围，然后给他洗个温水澡。

维生素K注射
通常新生儿体内的维生素K水平较低，研究表明，注射维生素K可以有效预防新生儿出血危险。

新生儿新陈代谢筛查
从宝宝的脚跟提取微量血液样本，用以检测宝宝是否患有某些疾病。

听力疾病筛查
听力测试帮助父母在宝宝的成长早期就发现宝宝是否存在听觉问题。

乙肝疫苗
一般医院都会建议给新生儿注射乙肝疫苗，这是宝宝的第一次防疫接种。乙肝疫苗注射包括3针，第二针和第三针应该在出生后的18个月以内完成。

眼睛护理
一般来说，所有的新生儿在出生后都需要滴眼药水来预防其在分娩过程中可能受到的感染。

第一次小便

一般来说，宝宝会在24小时之内第一次排尿，健康的孩子也有在48小时后才排尿的。若你在白色尿布上看见红色尿液也大可不必惊慌，这是由于尿中含有尿酸盐的缘故。

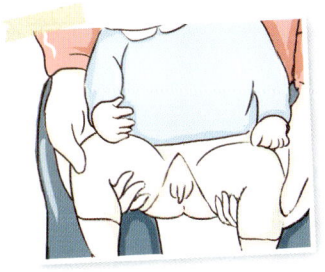

← 由于小宝宝的膀胱肌尚未发育完全，他的排尿次数多，一天内排尿20次以上也是正常的。

第一天的睡眠

正常情况下，宝宝第一天的睡眠时间在20小时左右。但不排除个体差异，有的宝宝的睡眠时间也会在15～20小时。宝宝的睡眠非常重要，不必因为担心宝宝饿而特意叫醒他吃奶。

如果宝宝一直哭闹无法入睡或是很容易醒来，那么就要好好检查一下是不是有什么地方出问题了：宝宝有没有吃饱？是不是尿布湿了？睡眠坏境太吵……特别要提醒的是，不能给宝宝包裹得太多，否则会热得睡不着。

另外，新生儿不需要枕头。最好让宝宝采取侧卧位，尤其在喂奶后应让宝宝向右侧卧，平时可以采取左侧卧。经常变换体位，可防止宝宝睡偏头。

第一次喂食

母乳喂养是最好的选择，但产后第一天妈妈很可能没有泌乳，这个时候就考虑先给宝宝喂食温开水或奶粉。

在喂食奶粉之前可以先给宝宝喂食10毫升左右的温开水或浓度5%的淡葡萄糖水。用小勺碰触宝宝的嘴角，宝宝就会张嘴来喝。如果是泡奶粉，第一次可以先泡30毫升，这个量只是在母乳喂养之前的一种尝试，量绝对不能过大，以免影响到宝宝吮吸母乳的欲望。实际上，新生儿在前3天是不需要多少食物的，实在不必担心。

小贴士

◎初次喂食最好用小勺

必须注意的是，在宝宝没有吮吸母乳之前的所有喂食都不要用奶瓶，而是用小勺。因为奶嘴相对乳头更容易吮吸，出奶量也更大，小宝宝在接触了奶嘴之后就会抵触乳头。

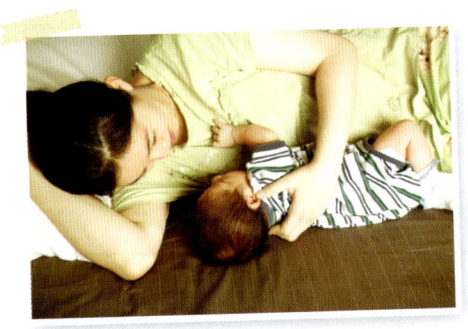

第一次大便

新生儿即使出生后没有进食东西，在出生后 6～12 小时也会拉出胎便。胎便通常没有臭味，状态黏稠，颜色近墨绿色，主要由宝宝在胎内吞入的羊水和胎儿脱落的上皮细胞、皮脂以及胆汁、肠道分泌物等组成。这些积存了 9 个月的胎便必须借着频繁的排便才能清除干净，一般需要延续 2～3 天，每天 3～5 次，浓重的墨绿色才能消失。

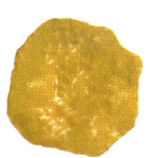

教会新生儿吮吸母乳

这个阶段妈妈要和宝宝多接触，此外还要学习母乳喂养的正确方法。宝宝出生后，应尽早进行哺乳，这样可以促进母亲乳汁分泌。要掌握正确姿势，吸乳不是一步到位的，需要妈妈仔细观察，做好练习。

母乳喂哺的姿势

妈妈可以坐在床上或椅子上给宝宝喂奶。宝宝 3 个月之前不宜采用卧位哺乳的方式，以免妈妈睡着了，乳房堵住了宝宝的口鼻造成窒息。

无论选择哪种姿势，请确定宝宝的腹部是正对自己的腹部。这有助于宝宝正确地吮吸。

侧抱法

哺乳时侧向抱着孩子，用妈妈的手腕支撑着宝宝的颈部，颈部来回扭动不利于宝宝的吸吮。采取侧抱便能让宝宝的嘴正好对着乳头。

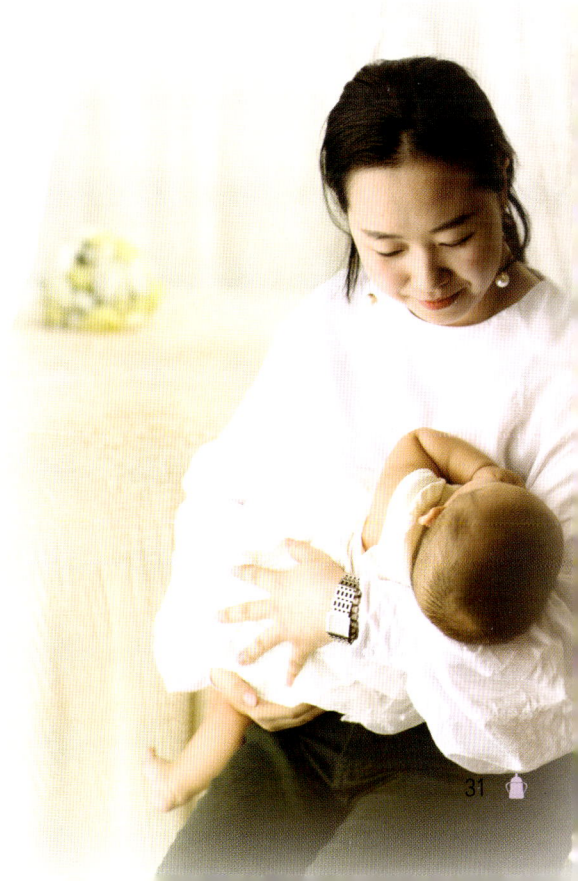

❋ 小贴士

◎要确保宝宝的吮吸正确

用乳头触碰宝宝的嘴唇，此时宝宝会把嘴张开。把乳头放入宝宝口内，使宝宝身体靠近自己，并且使其腹部面向并接触你的腹部。宝宝的嘴唇和牙龈要包住乳晕。一定不要让宝宝只用嘴唇含住或吸吮乳头，这样可以避免乳母的不舒适。

如果宝宝吃奶的姿势正确，嘴唇应该在外面，而不是内收到牙龈上。可以看到宝宝的下颚在来回动，并且听到轻微的吞咽声。

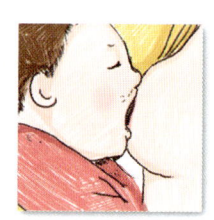

足球式抱法

这个姿势最适合剖宫产的妈妈。妈妈坐在椅子上或床上，把胳膊放在枕头上，把宝宝的身子夹在胳膊肘下，宝宝的腿直指着妈妈靠背的地方，同时让宝宝的头枕在妈妈的手上，就像抱一个足球一样。

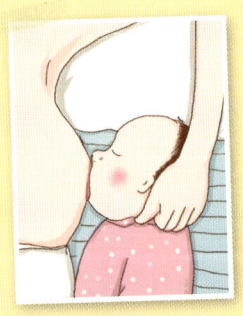

← 乳头平陷或者乳房发硬，宝宝就很难含住乳头。在喂奶之前，可以多花几分钟热敷乳房，再挤出一些奶，使乳房变软，乳头外突一些，宝宝也就可以把乳晕含在嘴里了。

乳头被咬破或疼痛怎么办

这个阶段妈妈还要注意保护乳头，不要总用一侧乳房喂宝宝。哺喂时要注意保持乳头清洁，防止宝宝过分吮吸将乳头吸伤。哺喂前要把手洗干净。

学会抱宝宝

看其他妈妈抱宝宝时很轻松，轮到自己时可能不知道拿这个软软的小宝宝怎么办，不敢抱、不会抱……这些都没关系。适应只是时间和抱的次数的问题。

如何抱起新生儿

抱起仰卧的宝宝
1. 一只手轻轻地放在宝宝的头下方。
2. 另一只手从对侧，轻轻地放在宝宝的下背部和臀部上方。
3. 慢慢将宝宝抱起来。
4. 将宝宝的头小心地转到你的肘弯或肩膀上，让宝宝的头有依附。

抱起俯卧的宝宝
1. 先将一只手放在宝宝的胸部下方，用前臂支住宝宝的下巴，再将另一只手放在他的臀下。
2. 慢慢地抬高宝宝，并让他转向你靠近你的身体，那一只支撑宝宝头部的手向前滑动，直到他的头躺在你的肘弯，另一只手则放在他的臀下和腿部。

抱起侧卧的宝宝
1. 一只手轻放在宝宝的头颈下方，另一只手放在臀下。
2. 将宝宝挽进你的手臂，慢慢地抬高宝宝。
3. 将宝宝靠着你的身体抱住，然后将宝宝的前臀滑向你的头下方，让宝宝靠在你的肘部。

如何放下新生儿

仰卧放下
1. 将一只手放在宝宝的头颈下方，然后用另一只手托住宝宝的臀部，慢慢地放下宝宝，手一直扶住他的身体，直到他完全接触到床铺为止。
2. 从宝宝的臀部抽出你的手，用这只手稍稍地抬高宝宝的头部，然后轻轻地抽出你的另一只手，再慢慢地将宝宝的头部放在床上。

侧着放下
1. 让宝宝躺在你手臂里，宝宝的头靠在你的肘部。
2. 将宝宝放在床上后，轻轻地抽出你在他臀下的那只手。
3. 抬高宝宝的头，抽出你放在他头下的另外一只手，轻轻地放下他的头。

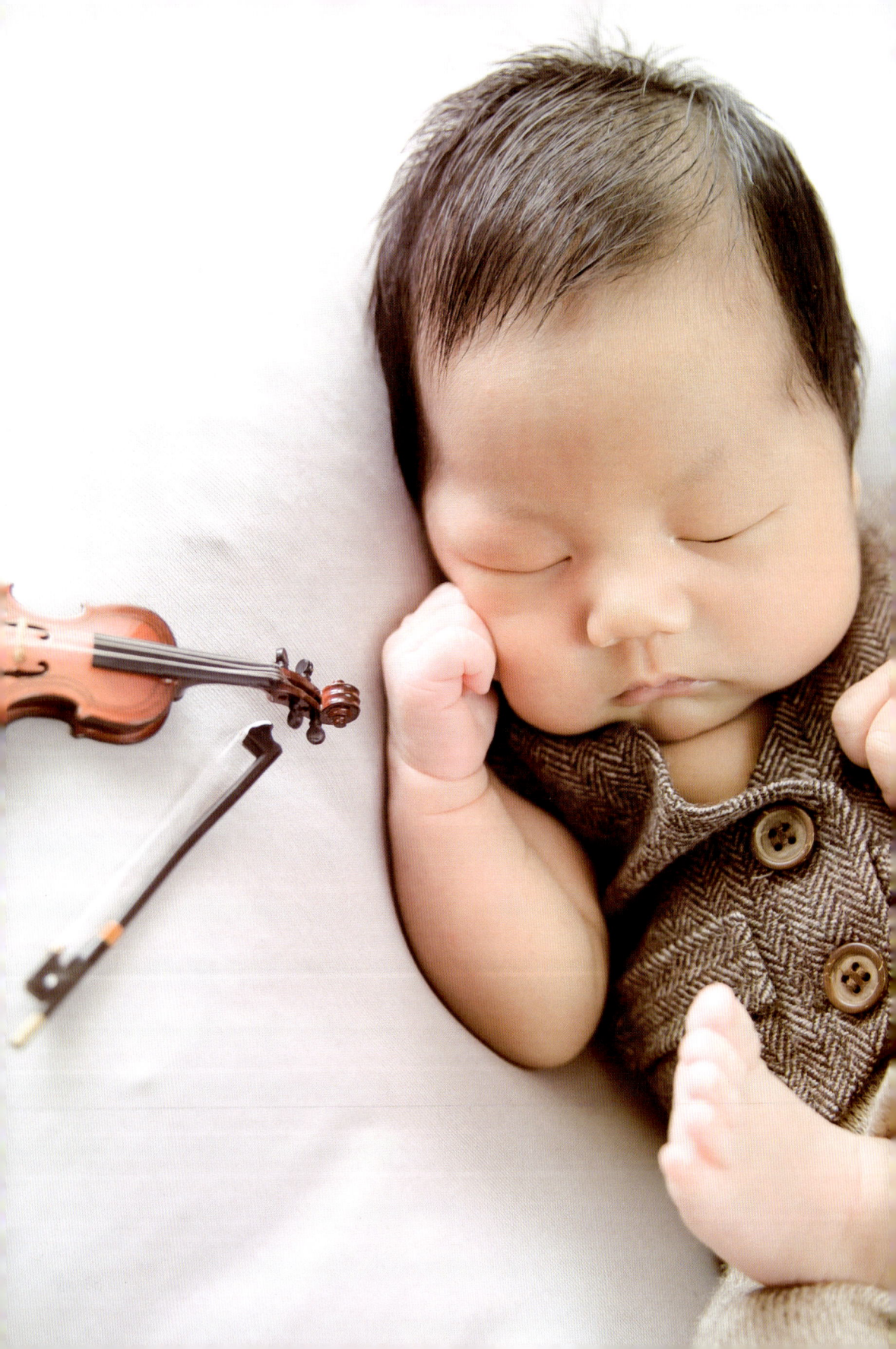

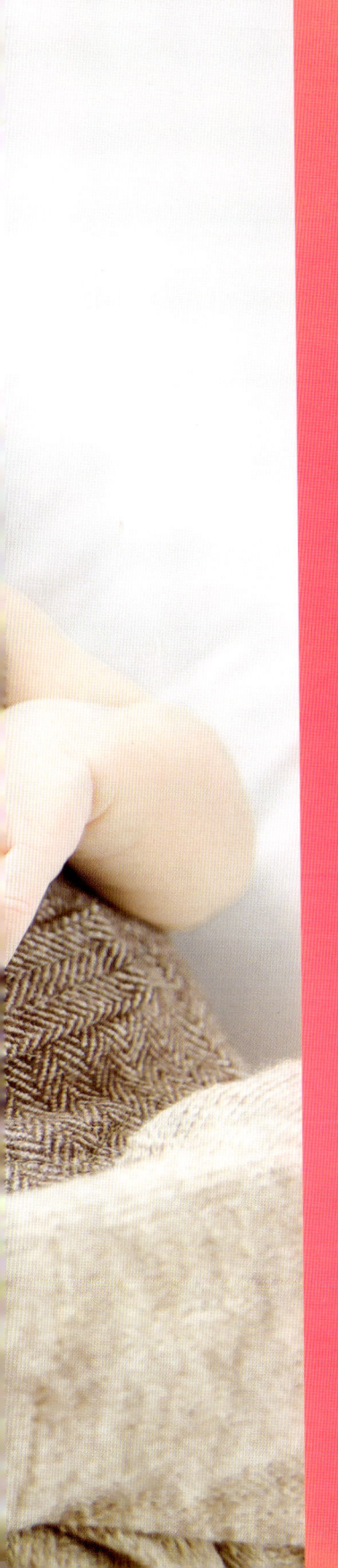
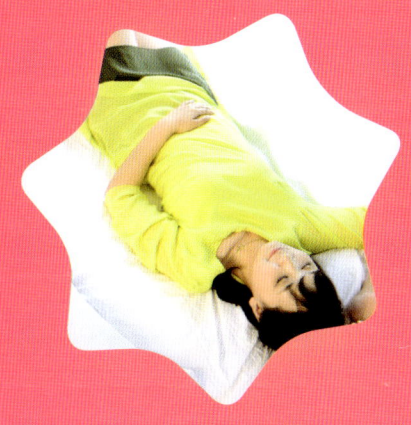

第三章

月子期的第二阶段
（8~14天）

怎么才能让自己的乳汁增多

目前绝大多数的妈妈都明白哺喂母乳的各种好处而坚持母乳喂养。问题是有许多妈妈为自己的奶水不足而烦恼不已。有关乳汁不足的各类问题，其实都是可以改善的。

适当做一些按摩

可使用乳头矫正的方法，以左手或右手的食指及拇指放在乳晕两旁，先往下压，再向两旁推开；或是以乳头为中心点，采取左右、上下对称的方式按摩，这种方法会使乳头较易突出。另外，也可在分娩前注意乳房及乳头的保养。

乳房和乳头的清洁平时不需要使用香皂和浴液，只要在洗澡的时候用清水冲洗就足够了。

让宝宝多吸吮乳头

妈妈的奶水越少，越要增加宝宝吮吸的次数；由于宝宝吮吸的力量较大，正好可借助宝宝的嘴巴来按摩乳晕。宝宝跟母乳的关系是从出生后开始的。新生儿被抱到妈妈胸前时，自然而然地就会开始寻找乳头。

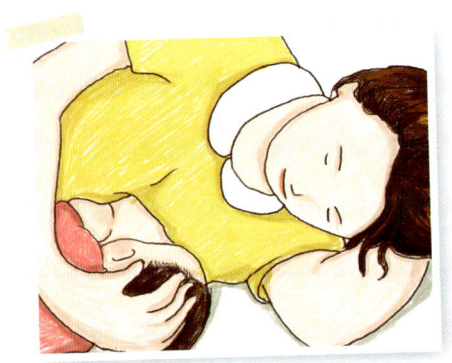

←妈妈一定不要因为刚开始没有乳汁就不让宝宝吸吮，应该让他多多接触乳头。

如何判断母乳是否充足

判断依据	判断标准
哺乳情况	能够听到连续几次到十几次的吞咽声；两次喂哺间隔期内，宝宝安静而满足；宝宝平均每吸吮2～3次就可以听到下咽一大口的声音，如此连续约15分钟就可以说明宝宝吃饱了
排泄情况	宝宝大便软，呈金黄色糊状，每天排便2～4次，尿布24小时湿6次或6次以上
睡眠情况	如果吃奶后宝宝安静入眠，说明宝宝吃饱了。如果吃奶后还哭，或者咬着乳头不放，或者睡不到两小时就醒，则说明奶量不足
体重情况	新生儿每周平均增重150克左右，2～3个月的宝宝每周增长200克左右
精神状态	宝宝眼睛很亮，反应灵敏
乳房情况	从妈妈乳房的感觉看，喂哺前乳房比较丰满，喂哺后乳房较柔软且妈妈有下奶的感觉

做好产后的清洁护理

新妈妈在分娩后身体虚弱，洗头、洗澡都有受寒和感染的风险，其实处理适当，这些风险是可以避免的。民间认为坐月子不能洗头、洗澡，甚至连刷牙都被禁止，其实这些是不对的。

做好口腔清理

因为受雌激素的影响，妈妈在坐月子里会牙龈水肿、充血，刷牙时容易发生牙龈出血，这就是旧习俗认为产妇不能刷牙的原因。其实坐月子期间月子餐顿数多，甜食多，加上产妇吃了就睡，很容易形成龋齿以及牙龈炎等。产妇应该和平时一样，养成天天刷牙的习惯，还要加强口腔护理。

选择软毛牙刷，刷牙前要用温水泡软刷毛。刷牙要用温开水，要采用竖刷法。

月子期可以适当淋浴

一般分娩后 7 ~ 10 天就可以淋浴了，出院后刚开始几天可以用擦澡的方法先过渡一下，行剖宫产的妈妈也要等到伤口恢复比较好以后再洗澡。

准备工作

1. 关好门窗，避免对流风，室温及浴室内温度调节到 26 ~ 32℃。
2. 调节水温到 39 ~ 41℃，备好洗浴用品：浴液、洗发液、浴巾等。
3. 洗澡后出来的环境温度，最好保持恒温。

注意事项

1. 产后洗浴禁用浴盆，避免生殖道逆行感染；若不具备淋浴条件，妈妈可以用温水擦洗。
2. 洗澡次数尽量减少，最多一天一次；但是阴部的冲洗必须每天进行。
3. 洗浴的时间不能太长，控制在 10 ~ 20 分钟为宜，最好是将洗头、洗澡分开进行。
4. 洗澡过程中必须有人看护或在外面等候，谨防妈妈在洗浴过程中晕倒。

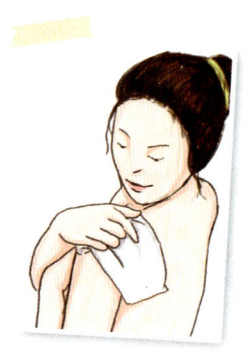

产后乳房护理

产后乳房千万不要强力挤压，否则会导致乳房内部软组织挫伤，形成增生。最好佩戴专门的哺乳胸罩，防止日后乳房下垂。乳房和乳头清洁时不需要使用香皂。

乳房胀痛怎么办

倘若乳房极度膨胀，疼痛剧烈，难以忍受，可采取下列措施：
1. 用乳罩将乳房向上兜起托住。
2. 哺乳前，用湿毛巾热敷乳房或在湿毛巾上放个热水袋以促使乳汁畅通。
3. 哺乳间歇，用湿毛巾冷敷乳房以减轻局部充血，夏季可用冰袋。

选择合适的胸罩

产后就可以换上专门的哺乳胸罩了。除了能让哺乳变得更为方便以外，还起到了很好的保护作用。另外一种塑身胸罩，即修饰胸部曲线，使胸部挺立、防止双乳下垂，建议妈妈在月子结束后再穿。

产后的睡姿以仰卧位为佳，尽量不要长时间向一个方向侧卧，这样不仅容易挤压到乳房，也会造成双侧乳房发育不平衡。

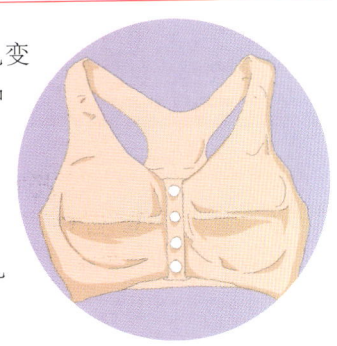

对乳房的清洁护理

在正常哺乳结束以后，要用温清水将乳房和乳头擦拭干净。切忌使用香皂和酒精之类的化学用品来擦洗乳头，否则会导致乳房局部防御能力下降、乳头干裂而导致细菌感染。

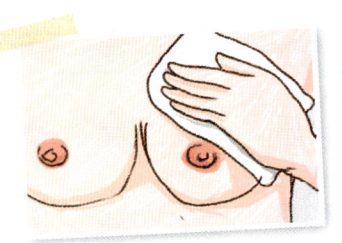

←可以先用温水将乳晕和乳头擦洗干净，然后把毛巾稍稍拧干，呈环绕形地敷在乳房上（露出乳头）。

→两条毛巾交替使用，每2～3分钟更换一次毛巾，反复做15分钟，敷至皮肤呈微红色，即达到效果。每次喂奶前半小时操作。

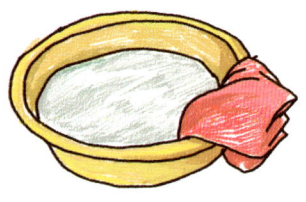

月子期洗澡的注意事项

目前许多家庭都有电热水器，热水来源不成问题，在卫生间舒舒服服洗个淋浴已不是什么奢望。但不论擦澡或淋浴，都要注意以下几点。

洗澡时间

夏季产后 3 天便可擦浴，冬季宜在 1 周后再擦洗。如果产后会阴部无伤口，疲劳已基本恢复，在产后 1 周可淋浴。如果会阴切口大或裂伤严重，腹部有刀口，则须等到伤口愈合后才能淋浴，在此期间可以进行擦浴。洗浴时间不要过长，5～10 分钟即可，浴后赶快擦干身体，穿好衣服，以防感冒。

要保护好头部，防止吹风着凉，否则头部血管受到冷刺激会骤然收缩，引发产后头痛。

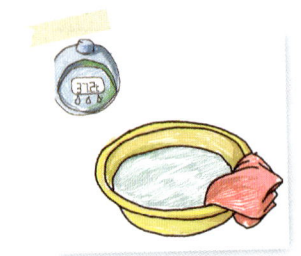

洗澡方式

洗澡时一定要洗淋浴，切不可盆浴，以免污水进入产道引起感染。如果身体比较虚弱，不能胜任站立洗淋浴，可采取擦洗的办法；身体状况好的新妈妈，可在家中的卫生间，在家人的帮助下洗淋浴。

室温和水温

夏季室温就可以，冬季以 36～38℃较为适宜。水温也要合适，夏季水温相当于体温，即 37℃左右就行，不能因贪凉而用凉水冲澡，否则易患月经不调、身痛等疾病。冬季应当高一些，但水温也不宜过高，一般在 45℃左右，因温度过高，室内弥漫大量的水蒸气，容易缺氧，引起头晕、恶心、站立不稳等症状，妈妈身体本来就虚弱，更容易发生这种症状。

在饥饿或饱食后不宜立即洗澡。洗后如有饥饿感应吃点东西，以补充耗损的气血。

🌸 小贴士

◎ 月子里能不能洗澡

月子期间不但能洗澡，而且要经常洗澡，理由如下：

1. 妈妈在分娩时大量出汗，产后代谢旺盛，许多代谢的废物要排出体外。还有恶露不断排出，再加上产后泌乳、乳房胀，还会滴奶水，不及时清洗，会使汗液、奶渍及污垢在皮肤上堆积，容易出现皮疹。

2. 分娩后体力消耗大，免疫功能降低，容易引起皮肤感染。因此要比平时更讲究卫生，也就是说洗澡是非常重要的。

如何预防产后抑郁症

大多数产妇在分娩后10天内，都会有一段时间情绪异常，心理不稳定，情绪低落，有哭泣悲观的现象，称为产后抑郁状态。对于产后抑郁，着重于预防，从怀孕开始，一直到分娩以后。

产后抑郁症产生的原因

社会因素

现代社会的"小家庭"越来越多，女性生孩子后，家中可以帮忙的亲属极为有限，因此，妈妈对孩子由谁来看护的问题常常产生焦虑情绪。如果自己来照看，害怕失去工作。如果自己不照看，又没有合适的人选。

生理因素

女人从怀孕至分娩，体内激素水平发生很大的变化，多数专家认为产后抑郁的发生可能与雌激素、孕激素的变化相关。另外，妈妈本人的健康状况较差对产生抑郁情绪也有很大影响。

心理因素

抑郁心理的女性，对母亲角色缺乏认同，对自己的母亲角色产生冲突和适应不良，无法克服做母亲带来的压力。

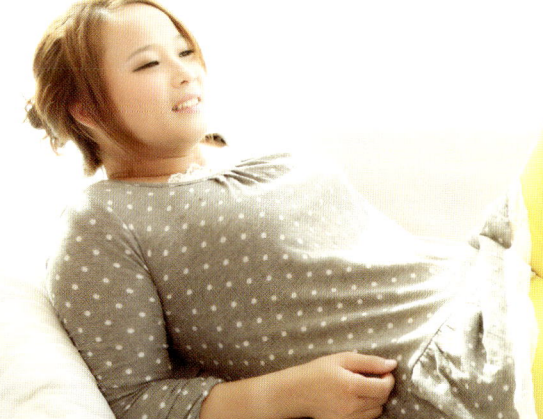

如何缓解产后抑郁

凡事不必求完美

不要事事力求完美,敞开心胸,尽力而为就能从过程中体会到真正的乐趣。别给自己太多压力,并尽量将丈夫和家人能承担的家事或育儿责任交付给他们,为自己找到好帮手,这样就能轻松很多。

如果心情不好,想哭的话,不要勉强自己,如果哭泣真的能使自己恢复活力,那么就大哭一场来释怀吧!

消除不必要的担心

有些妈妈由于宝宝总是会出现这样或那样的问题,而自己又没有育儿经验,怕家人埋怨自己而抑郁。

其实,新生儿体质虚弱有些小毛病也都是十分正常的,至于没有育儿经验可以慢慢地学习。不必过分地担心。

加强夫妻亲密关系

新妈妈应迅速认识到,每一对伴侣都是凡人,都有自己的缺陷和毛病。把人们对亲密关系的期望值调整到现实的水平,重新点燃夫妻恩爱的火花,使爱情在彼此宽容中扩大。

发脾气之前,先冷静下来,把自己的辛劳和对丈夫的期待都诚恳地告诉他,通过良好的沟通,或许他会理解并有所改善。

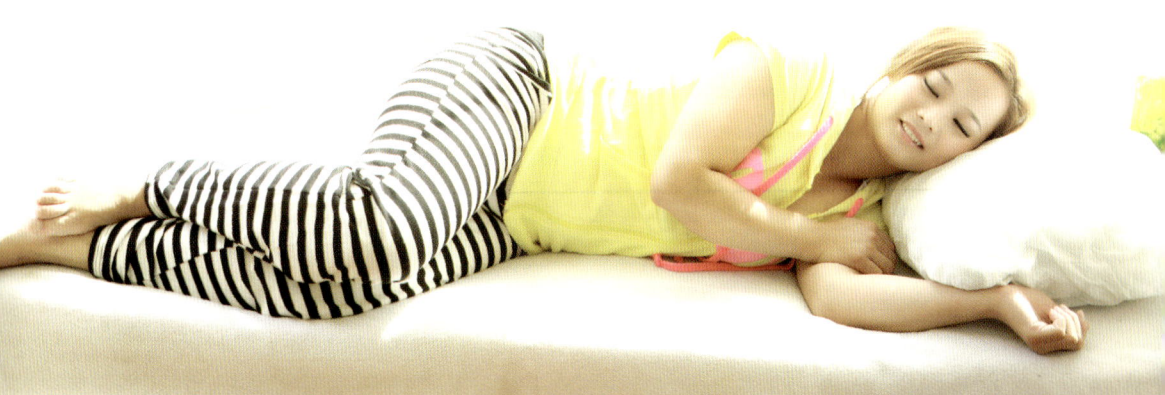

我是否患了产后抑郁症

生完孩子之后，妈妈容易得产后抑郁症，但不是所有的妈妈都会上升到产后抑郁症的程度。下面是产后抑郁症的典型表现，请自我对照一下，就知道是否患了产后抑郁症。

具体表现	判断标准
整日无精打采	结束了分娩，又要开始适应当妈妈的生活，虽然知道有一大堆事要做，但却提不起一点儿精神来。过着得过且过的日子，感觉生活特别的没意思，严重者还可能离家出走
喜欢伤心落泪	有时是因为过于疲惫，有时只是为了别人的一句无心之言，就会觉得伤心而掉泪。多数时候没有特别悲伤的事，就不自觉地泪流满面
经常烦躁不安	有时候，一点小事都可能成为导火线，莫名其妙地烦躁起来。这可能是由于生活方式的改变和照顾宝宝的辛劳而引发的烦躁情绪，丈夫、婆婆，甚至连小宝宝都可能会成为吵架对象
进行自我封闭	多了一个小家伙，难免少了一些自由。如果身体恢复得很差，坐月子的时间很长，更让新妈妈深感压力。这样的压力之下，会让人觉得自己好比"笼中鸟"，无论如何也快乐不起来
爱发脾气	每个人的脾气大小不同，但是有的妈妈脾气特别的大，忙碌的育儿生活让其烦躁不堪，脾气也越来越大。而有些丈夫又不会分担家事或在育儿生活中完全帮不上忙，因此造就了爱发脾气的妈妈
有虐待倾向	面对哭闹不止的宝宝，面对孤独、缺乏商谈对象的育儿生活，有时就会让妈妈陷入痛苦之中，甚至产生虐待宝宝的倾向

有的妈妈，心理变化是很大的，甚至产生一种矛盾的念头，又爱又恨她的宝宝，有些妈妈甚至会拒绝喂食她的宝宝或对宝宝显得不关心。家人对妈妈及新生儿无微不至的关怀，可以减轻妈妈精神上的负担，避免产后抑郁症的发生。

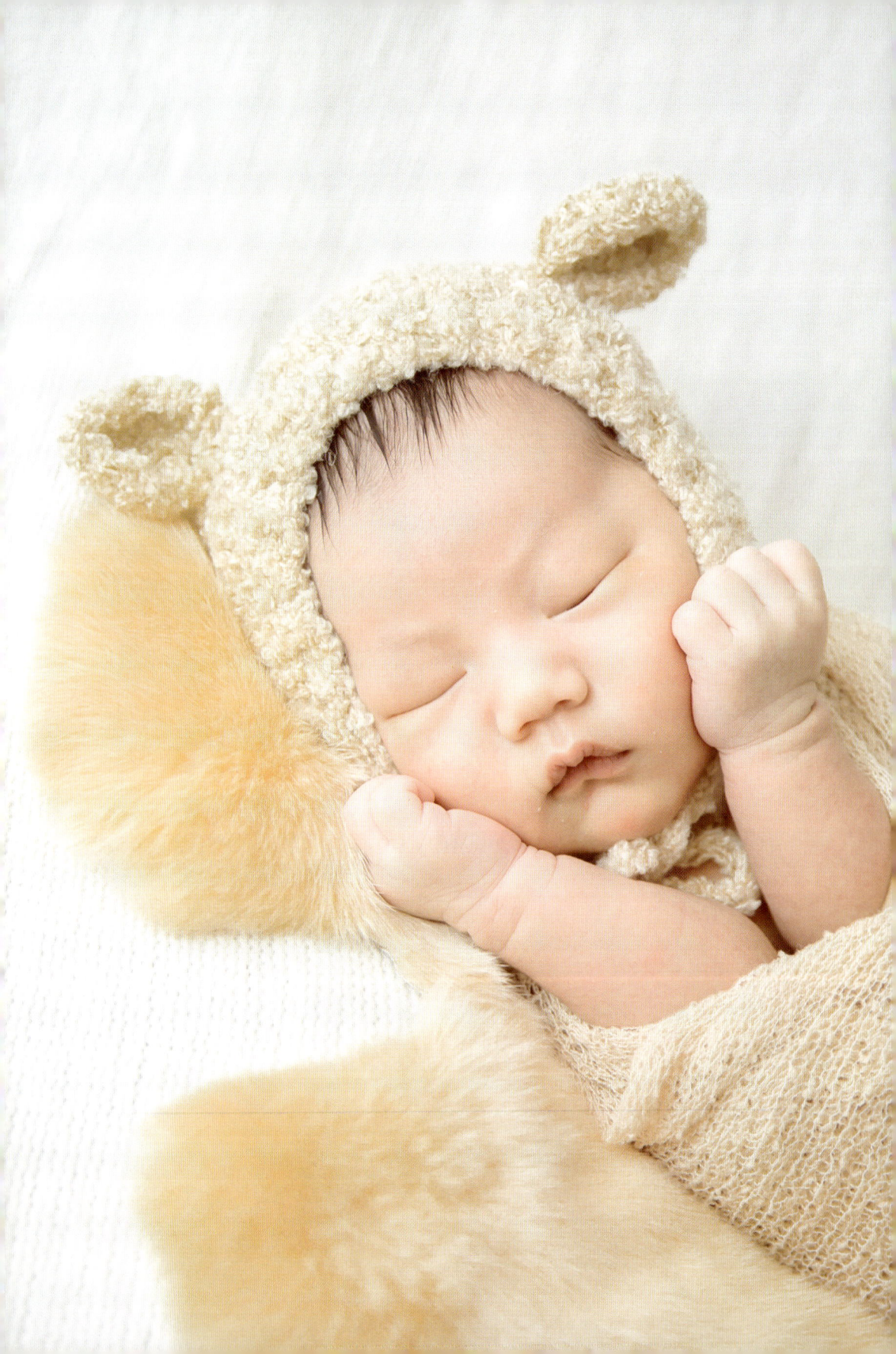

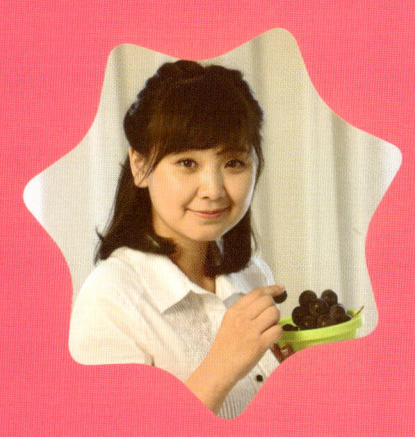

第四章

月子期的第三阶段
(15～28天)

预防产后脱发

妈妈要用宽齿木梳经常梳头,也可用10根手指像梳子一样梳理头发,以改善头皮血液循环,增加毛囊的营养供给,防止脱发和促进新发生长。一旦发生产后脱发,可在医生指导下服用谷维素、B族维生素、钙剂、养血生发胶囊、首乌片等药物。

什么是产后脱发

产后脱发现象在医学上叫分娩性脱发。有35%～40%的妇女在坐月子期间会有不同程度的脱发现象,这是正常新陈代谢的现象。

产后脱发的注意事项

保持快乐心情

防止产后脱发首先要保持情绪稳定,要相信不但脱发会停止,而且脱落的头发还会长出来。

如果缺乏自信、顾虑重重,这种精神压力只能把事情搞得更糟。丈夫在妻子产后要更加勤快,拿出实际行动来帮助和支持妻子恢复身体的正常状态,如照料宝宝、解除妻子思想上的忧虑。这不但减轻了妻子的负担,也增加了夫妻之间相亲相爱的感情。

注意饮食调理

将黑芝麻炒熟、捣碎,添加适量的糖拌匀,每次食1～2汤匙,一日2～3次,持续食用1个月左右,会有明显效果。因黑芝麻能补肾填精、乌须黑发。

要经常洗头

产后,女性体内激素逐渐恢复了平衡状态,头发开始多油。再加上精神紧张,头发和头皮的含油量会更多。所以,要经常洗头。

改善失眠的方法

造成失眠的原因很多，精神紧张、兴奋、抑郁、恐惧、焦虑、烦闷等精神因素常可引起失眠。生活有规律，定时上床，晚餐不宜过饱，睡前不饮茶、咖啡等刺激性饮料。增加卵磷脂类保健食品的摄入，调节神经功能，有助于改善睡眠。

序号	改善方法
1	治疗失眠不能依赖药物，应该注意消除引起失眠的原因，力求心理平衡，结合体疗改善体质，效果将会更好
2	劳逸适度，改变不良生活习惯。戒烟、酒，忌辛辣刺激食品，如咖啡、浓茶等。晚餐不要吃得过饱
3	睡前半小时不再用脑，在安宁的环境中听听柔和优美的音乐。难以入睡者还可以进行一些外出散步之类的可放松精神的活动
4	上床前以40～50℃温水洗脚后，搓揉脚底片刻。冬天更应该将脚部搓至温热
5	食醋1汤匙，倒入1杯冷开水中调匀饮用，可以催眠入睡并睡得香甜
6	用莲子、龙眼、百合配粟米熬粥，有助眠疗效
7	血虚失眠的妈妈，可常服藕粉，或用小火煨藕加适量蜂蜜，每日1次对失眠有较好的疗效
8	心虚、多汗、失眠的新妈妈，用猪心1个切开，装入党参、当归各25克，同蒸熟，去药，吃猪心并喝汤，有良效
9	临睡前吃一个苹果，或在床头柜上放上1个剥开皮或切开的柑橘，让失眠的妈妈吸闻其芳香气味，可以镇静中枢神经，帮助入睡
10	洋葱适量捣烂，装入瓶内盖好，临睡前放在枕边嗅闻其气，一般在片刻之后便可入睡

让眼睛更亮

对眼睛容易疲劳的新妈妈，可在三餐饭前及睡前，将毛巾蘸上温水进行热敷。经常吃些动物的肝脏，还有蜂蜜、胡萝卜、黄绿色蔬菜，能使眼睛更明亮，因为这些食物中都富含维生素A和B族维生素。

为什么生完孩子后视力会下降

女性在妊娠、分娩过程中体力和精力的消耗都很大，这对肝、肾都会造成一定影响，因此会不同程度地出现气血两亏、肝肾两虚的现象，个别新妈妈还因产后失血过多而造成贫血，这些情况对视力都会带来很大影响。

中医认为，肝开窍于目，肝肾不足可影响到视力，所以妈妈常有眼睛容易疲劳、视物时间稍长就有头晕眼花等感觉。有此种症状的妈妈可适当服用一些杞菊地黄丸等有补肝肾、调气血作用的中成药，并注意适当休息，静心养目，视力一般是可以很快恢复的。另外，中药枸杞、菊花等对恢复视力也很有帮助。

在预防上，产后可常服些维生素E和维生素B_1。同时不要在强光和光线阴暗处看书报，有利眼睛的养护。

对眼部进行按摩

对眼睛容易疲劳的新妈妈，在三餐饭前及睡前，可以用毛巾热敷于眼部数分钟，然后施行眼部的按摩。

1. 首先闭上眼睛，张开双手，将双手中指从鼻梁由下往上推至额中间的发际。

2. 以拇指指腹放在眉头下凹处，稍用力压、揉、但不能压到眼球。

3. 两中指仍保持往下压在发际，拇指渐向两侧按压，直到眼尾上方。如果眼睛疲劳，压起来会有痛觉，但仍要继续指压，直到不痛为止。

乳房胀痛怎么办

新妈妈产后乳房胀痛时,有三种情况发生:乳汁淤积、淤乳、乳腺炎。虽然这三种情况都会导致乳房胀痛,但形成原因却各不相同。若没仔细了解而处理失误,恐怕会造成母乳育儿的挫折感。

乳汁淤积和淤乳

乳汁淤积是指在产后3～4天时,乳房突然胀痛,这是由于血液充塞乳房所致。淤乳是因乳汁流出管道的一部分被阻塞所致,使得乳房内囤积乳汁。乳腺炎是因淤乳时,乳房胀满乳汁而使得细菌进入引起乳腺发炎。

可用冷敷,减缓血液流动,然后再予以按摩使血液流动。不必担心用冷敷而导致母乳分泌降低。就算冷敷1～3天使得乳房分泌功能暂时停止,但乳腺组织并未因此萎缩。约一周后,一切可恢复正常。

乳腺炎

在母乳授乳期发生的乳腺炎,叫作产褥乳腺炎。产褥乳腺炎是由于淤乳处置不当引起化脓,或从乳头伤口进入化脓菌引起感染。表现为乳房红肿发硬、疼痛剧烈,体温可达39℃以上。

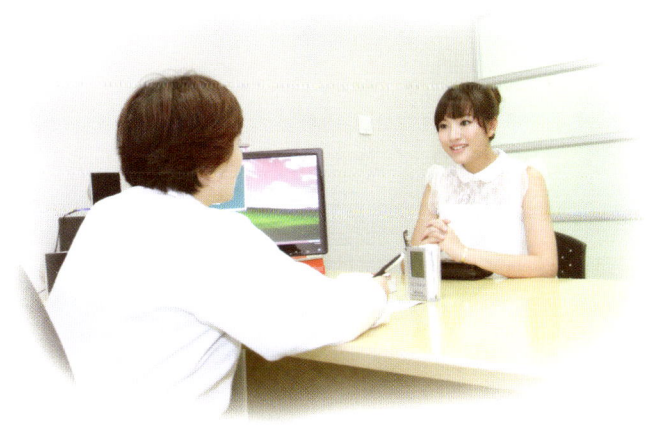

在产褥期4～7日左右容易引起乳汁滞留、发热，因此在每次哺乳后要将乳房挤空。乳房发硬或疼痛剧烈时，尽早请医生诊治。在治疗初期，要常挤乳或用冷毛巾暂时冷敷，病情会减轻一些，若情况严重还可以遵照医嘱使用抗生素和消炎剂。预防方法与淤乳和乳头皲裂相同，做乳头和乳房的按摩，保持清洁，乳房内不要积存乳汁。

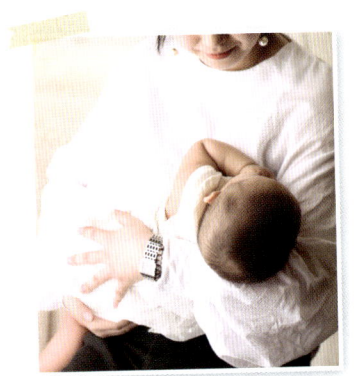

乳房基底部的按摩

用一只手从乳房下面扶住，用另一只手轻轻地挤压乳晕部分，让其变得柔软。用拇指、食指和中指3根手指垂直胸部夹起乳头，轻轻向外拉，尽量把乳房往中间靠，让两个乳头靠近。通过这样的方法，让乳房基底部获得比平时更多的活动。

把大拇指放到腋下，剩下的手指从乳房底下横着托住，把两个胳膊肘向内收紧，让胸部挺起来。用两只手掌把乳房包住，然后像是在揉面团似的，朝着每只手的手指方向揉动乳房。

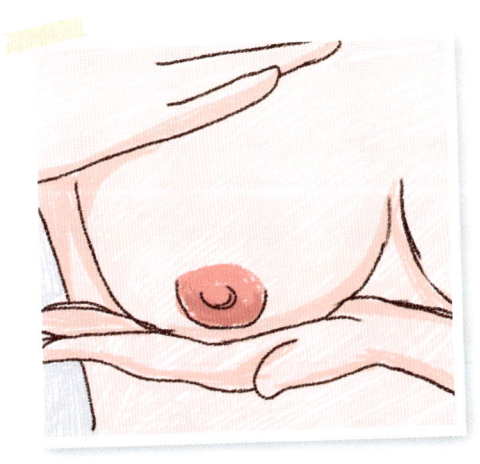

夜里喂奶应注意什么

喂夜奶是每个妈妈必然经历的事情，在给宝宝夜间喂奶时需要注意一些问题。下面介绍夜里喂奶需要注意的问题，帮助妈妈正确进行夜间喂奶。

注意喂养姿势

夜晚乳母的哺喂姿势一般是侧身对着稍侧身的宝宝，妈妈的手臂可以搂着宝宝，但这样做会较累，手臂易酸麻，所以也可只是侧身，手臂不搂宝宝进行哺喂；或者可以让宝宝仰卧，妈妈用一侧手臂支撑自己俯在宝宝上部哺喂，但这样的姿势同样较累，而且如果妈妈不是很清醒时千万不要进行，以免在似睡非睡间压伤宝宝，甚至导致宝宝窒息。

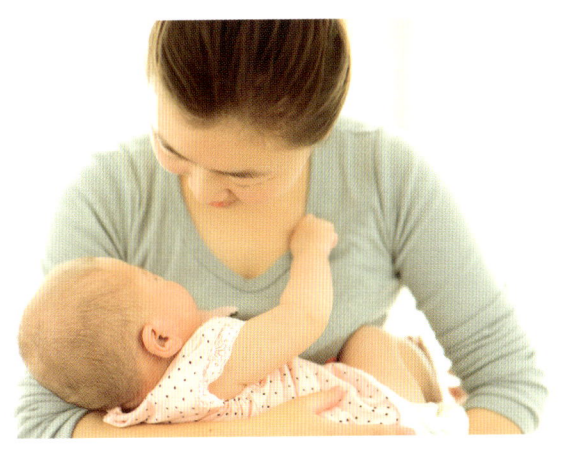

不要让宝宝含着乳头睡觉

晚上哺喂不要让宝宝含着乳头睡觉，以免造成乳房压住宝宝口鼻使其窒息，也容易使宝宝养成过分依恋妈妈乳头的娇惯心理。另外，产后新妈妈自己身体会极度疲劳，加上晚上要不时醒来照料宝宝而导致睡眠严重不足，很容易在迷迷糊糊中哺喂宝宝，所以要格外小心，以防出现意外。

如何预防宝宝尿布疹

宝宝的皮肤特别娇嫩敏感,很多的刺激物质包括尿液、粪便,或是潮湿环境,都会对宝宝的皮肤产生刺激,进而发炎、溃烂,而形成尿布疹。为了预防尿布疹,专家给我们支了以下几招:

选择好纸尿裤

要选择全纸的或棉质柔布,吸汗和透气性佳的款式,搓一搓,听听声音;比较薄的,大概一块饼干厚,要有松紧搭扣的,腰围有部分加宽,或是大腿附近的剪裁有增加伸缩功能的;吸水量大的。

便后清洁宝宝屁股

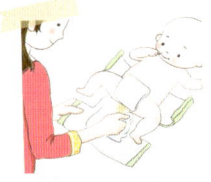

↑先拿掉宝宝的旧尿布,垫在宝宝屁股底下,然后用柔软湿巾擦净宝宝的粪便。

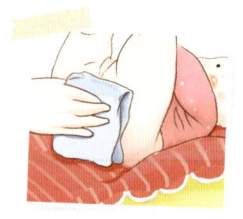

↑使用第一盆温水,将残留下来的脏东西擦干净。

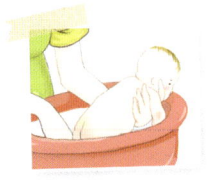

↑使用第二盆温水,淋洗宝宝的臀部。

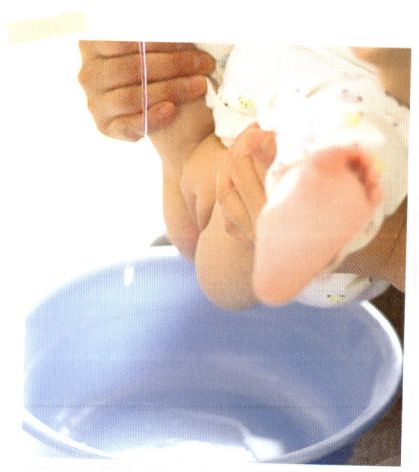

做好宝宝的臀部护理

做好预防工作

可扑少许爽身粉。父母先把粉倒在手心里，再扑在宝宝腹股沟、臀部等处，这样可以保护宝宝的眼睛不进粉末。

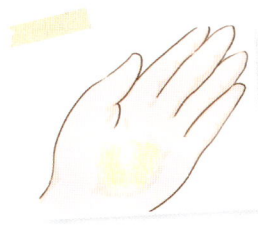 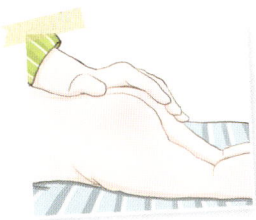

已发生红臀时

可在局部涂护臀膏，如5%鞣酸软膏。在棉签上先挤上一点软膏，采取滚动方式在宝宝红臀处涂抹，范围要超过红臀。注意经常保持宝宝臀部干燥。护理后应给宝宝更换干净的纸尿裤。

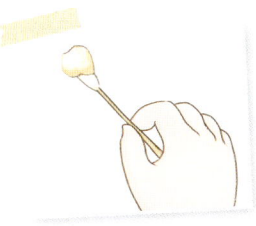 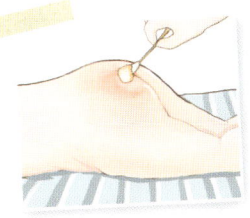

每次便后都要用温水洗净宝宝的臀部。室温保持在24～28℃，水温控制在35～38℃。

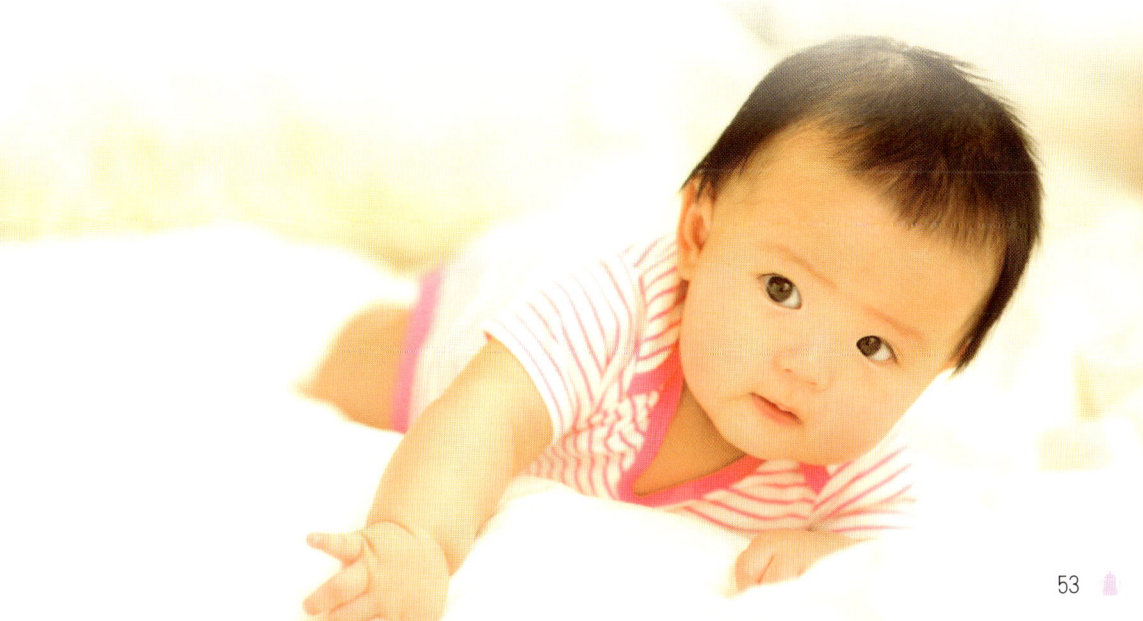

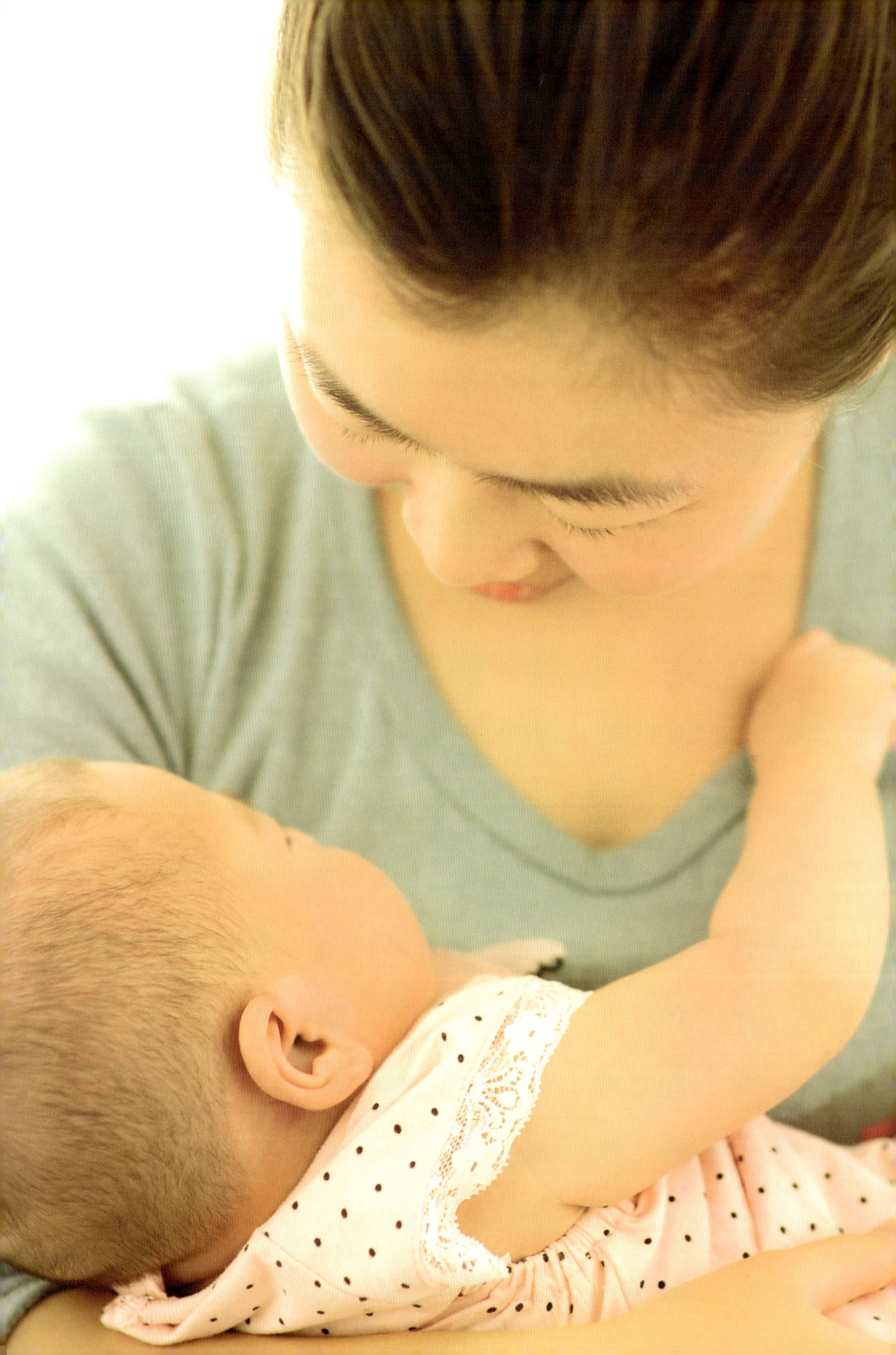

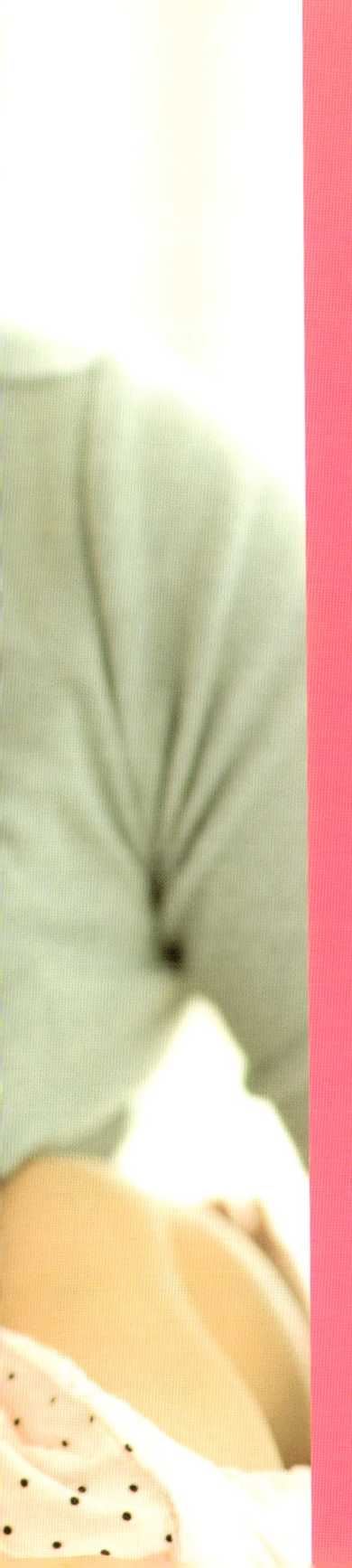
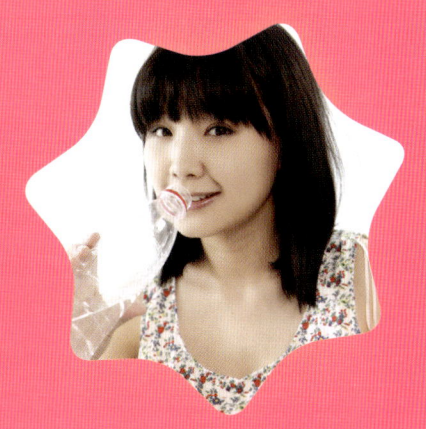

第五章

月子期的第四阶段
（29～42天）

产后记着做检查

度过了难熬的"月子",你的身体复原了吗?你自己感觉良好是一回事儿,可是身体内部各个脏器究竟恢复得如何,这还需要去医院做产后检查。

量体重

体重是人体健康状况的基本指标,过重或过轻都是非正常的表现,一旦超过限度会带来很多健康隐患。体重测量可以监测妈妈的营养摄入情况和身体恢复状态,时刻提醒新妈妈注意,防止不均衡的营养摄入和不协调的活动量危害身体健康。

乳房检查

由于乳房充满乳汁,产后乳房变得非常丰满、娇嫩。每天和宝宝嫩嫩的脸蛋、小嘴接触,而乳房的外表又非常"柔弱",常常抵不住一些哪怕是轻微的伤害。乳胀、乳房疼痛等常常会来困扰妈妈,严重的可能感染乳腺炎,威胁乳房健康,甚至影响泌乳系统,造成乳汁潴留,而乳房分泌的乳汁又直接影响着宝宝的健康。因此,给乳房做检查,不仅是对妈妈的保护,对宝宝的健康成长来说也是一道保障。

内科检查

对于有产后并发症的妈妈,如患有肝病、心脏病、肾炎等,应该到内科检查。对于怀孕期间有妊娠期高血压疾病的产妇,则需要检查血和尿是否异常,检查血压是否仍在继续升高,如有异常,应积极治疗,以防转为慢性高血压。另外,对于产后无奶或奶少的妈妈,应请医生进行哺乳指导。

妇产科检查

需要检查盆腔器官，观察子宫是否恢复正常，阴道分泌物的量和颜色是否正常，子宫颈有无糜烂，会阴和阴道的裂伤或缝合口是否愈合等。进行剖宫产的妈妈，应注意检查腹部伤口愈合情况，以及子宫与腹部伤口有无粘连。

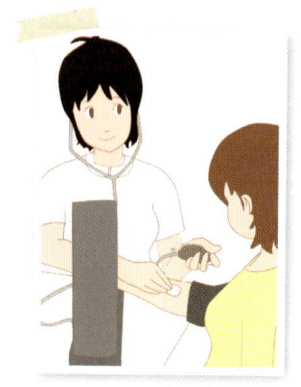

什么时候可以开始性生活

如果夫妻还希望像以前一样过和谐的性生活，就需要往后推迟一段时间，待妈妈心理和生理恢复后再进行，这时爸爸得有点耐心，帮妈妈摆脱生理和心理障碍。

产后何时开始性生活

如果在分娩过程中做过剖宫产或侧切手术，一定要根据伤口愈合的情况来决定能否进行性生活，最好请医生检查之后再决定。如果恶露持续时间较长，那一定要等恶露彻底消失之后才能开始性生活。

剖宫产8周以后，如果身体恢复得很好，就可以开始过性生活。但开始时，不要过分疲劳，切忌避免激烈的动作。

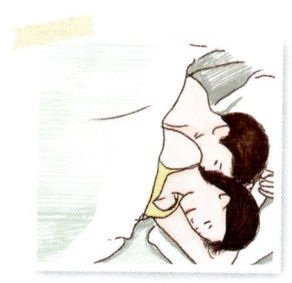

产后采取哪种避孕方式

随着医学技术的发展，产后在选择何种避孕措施上已拥有很大的自由度。不愿意上环的，可以吃避孕药、打避孕针、采用皮下埋植或者用避孕套。但从专家角度来看，上环仍是最佳的避孕方式。上环的避孕率高，最利于身体恢复。并且不影响哺乳，而吃避孕药、打避孕针以及皮下埋植都属于激素用药，会通过乳汁进入宝宝体内，对宝宝的成长发育不利。

是否一定要避孕

卵巢是分泌雌激素的，被抑制后分泌雌激素减少，就不能较好地促进卵泡发育，也就抑制了排卵，这就是哺乳期间不容易怀孕的原理所在。但是也会发生意外。由于妈妈吃得都比较好，营养丰富，而且有的新妈妈是一半母乳喂养一半人工喂养，所以卵巢功能恢复得可能比较早、比较好，在这样的条件下，完全有可能在产后一至两个月就排卵。即使是全母乳妈妈，没断奶就来月经的也不少见。

没有哺乳的妈妈，产后42天后就可能恢复月经，而且大部分都是有排卵的月经。此时过性生活不避孕，怀孕的概率就会大大增加。

上班族妈妈怎样给宝宝哺乳

现在由于生活节奏快、工作忙碌等原因，一些上班族妈妈很难保证为宝宝按时哺乳，有时不得不采用母乳代用品。眼看产假到期，如何做到工作、哺乳两不误？

准备好备奶工具

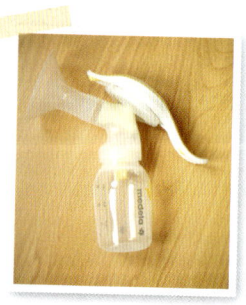
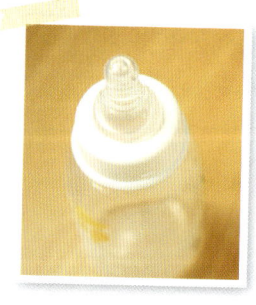
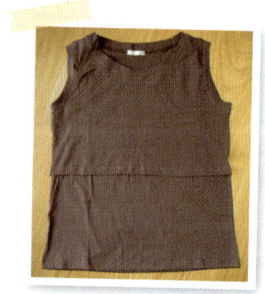

→1.吸奶器：电动和手动吸奶器都是上班族妈妈的好帮手，可选择方便携带的迷你款型。

→2.储奶容器：选择奶瓶等储奶的容器时要注重密封性。将挤出的母乳放入储奶容器后，要标注日期，以方便管理。

→3.哺乳衣：哺乳衣是上班族妈妈备奶的必备物品。要选择开口隐蔽且使用方便的哺乳衣。

让宝宝适应奶瓶

妈妈上班前应该提前1~2周的时间让宝宝适应奶瓶，以免宝宝一时无法接受奶瓶喂养。如果宝宝拒绝奶瓶，不要勉强，可在宝宝饥饿时再进行奶瓶喂养。

合理安排好挤奶时间

单位的远近、工作的紧张度以及妈妈自身奶水的多少都会对挤奶时间有所影响。妈妈一定要合理安排挤奶的时间，一般情况下每天可挤奶3次。挤奶太频繁容易影响奶水的质量。

	参考挤奶作息表
9:00	开始上班
12:00	午休，利用这个空当时间，选择一个合适的挤奶地点挤奶
15:00	选择一个适当时机挤奶
17:00	能不加班时尽量不加班，最好能回家亲自喂宝宝

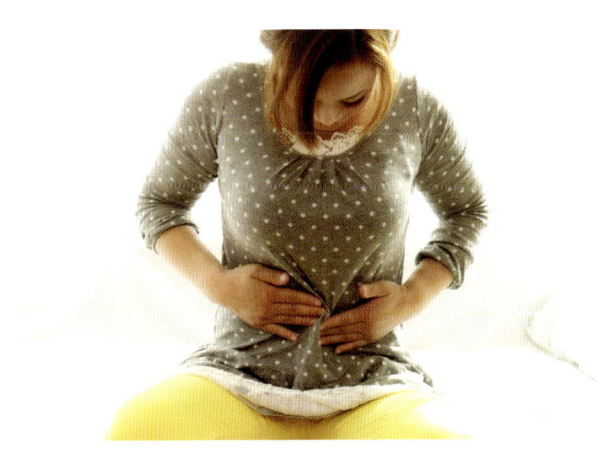

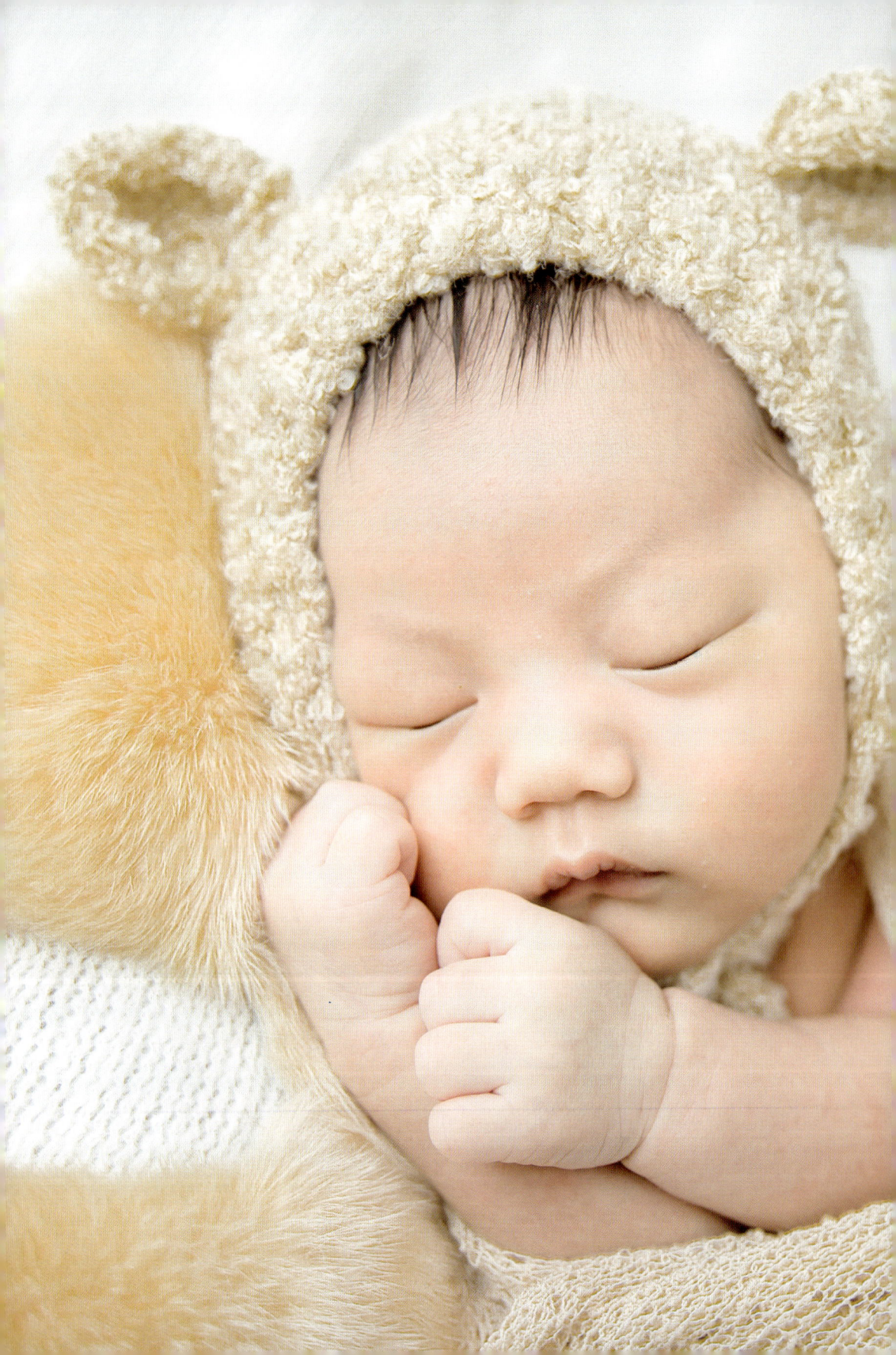

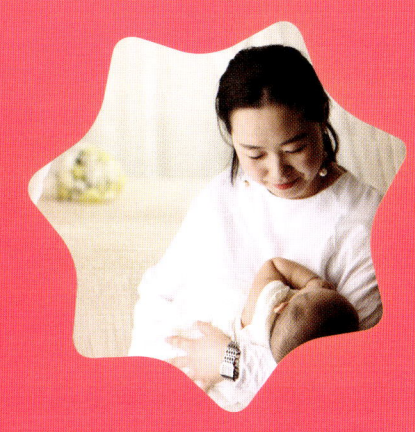

第六章

月子期的健康护理

子宫脱垂

分娩造成宫颈、宫颈主韧带与子宫骶韧带的损伤及分娩后支持组织未能恢复正常为主要原因。此外,产褥期多喜仰卧,且易并发慢性尿潴留,子宫易呈后位,子宫轴与阴道轴方向一致,遇腹压增加时,子宫即沿阴道方向下降而发生脱垂。

造成子宫脱垂的原因

分娩时产道过度伸展,支持子宫正常位置的韧带、筋膜、肌肉发生损伤和撕裂;宫口未开全即向下屏气用力;难产、急产、滞产等导致盆底组织损伤;如提肛肌及会阴体裂伤,裂伤后还未能及时缝合,产后保健又不理想,就成为子宫脱垂的常见原因。

分娩时未能很好保护会阴,产后又未能及时修复,导致子宫的支持组织松弛或撕裂,从而为子宫脱垂创造了条件。

产妇原来体质就虚弱,产后由于经常咳嗽、便秘,腹压增加而引起。

子宫脱垂的临床表现

产妇自觉腹部下坠、腰酸,走路及下蹲时更明显,严重时脱出的块物不能还纳,影响行动。子宫颈因长期暴露在外而发生黏膜表面增厚、角化或发生糜烂、溃疡。患者白带增多,并有时呈脓样或带血,有的发生月经紊乱,经血过多。

根据脱垂的程度可分为3度	
Ⅰ度	子宫脱垂无须治疗,注意休息即可恢复
Ⅱ度	Ⅱ度子宫脱垂分轻、重两型: ①轻Ⅱ度——子宫颈及部分阴道前壁翻脱出阴道口外 ②重Ⅱ度——宫颈与部分宫体以及阴道前壁大部或全部均翻脱出阴道口外
Ⅲ度	指整个子宫体与宫颈以及全部阴道前壁及部分阴道后壁均翻脱出阴道口外

子宫脱垂的预防和治疗

如果属于早期脱垂或症状较轻者，可取平卧位或稍坐一会儿，即可使会阴部恢复常态；也可使用运动疗法，如缩肛运动，一缩一放地进行，每次10～15分钟，每天2次。可采用针灸、中药外用和内服、子宫托等综合治疗。

除此之外，产后24小时应开始做俯卧体操，每天2～3次，每次15分钟，这样可使子宫位置尽快复原到正前倾位。

产褥期发热

产妇在月子里发热比较常见，而且原因也相当多。遇见发热现象要高度重视，不能像对待普通人那样处理。产褥期间出现发热，首先要看发热出现的时间。如果从产后24小时起，到10天之内的发热，应多考虑为产褥感染。

产后发热的原因

产妇在刚生过孩子的24小时内，可以发热到38℃，但这以后，任何时候的体温都应该是正常的。如有发热，必须查清原因，适当处置。

发热的最常见的原因是产褥感染。因为产妇体力比平时差，又有流血，子宫口松，阴道内本来有的细菌或外来的细菌容易在有血时滋生，并容易上行到子宫和输卵管。

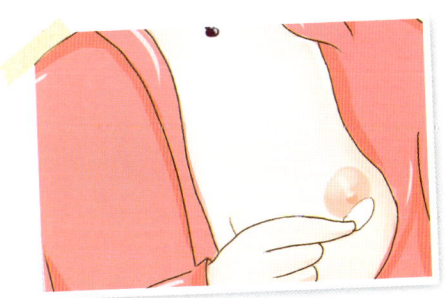

这时恶露有味，腹部有压痛，如果治疗不及时，可能转为慢性盆腔炎，长期不愈。

发热的另一个常见的原因是乳腺炎，可以发热到39℃以上，乳房有红肿热痛的硬块。乳腺炎往往是乳汁排出不畅，在乳腺内淤积成块，再加上乳头有裂口，细菌进入惹起祸患。

引起产褥期发热的原因及治疗方法

乳腺炎引起的发热

如果发热是在产后3～10天，加上乳房有红肿痛热，并且乳房还有硬结，疼痛很明显，则可能是急性乳腺炎引起的发热。急性乳腺炎多发生在产后2～6周。常常引起产妇发热，重者伴有寒战；患侧乳房表现为局限性红、肿、热、痛，并有硬结，触痛明显；血象白细胞数增多，以中性粒细胞为主。

除了请西医诊断治疗外，也可采用中医对乳房肿痛部位用中药敷贴的方法。一般经抗感染治疗，多数患者体温可降至正常。必要时要进行手术切开引流。

泌尿系统感染

如果产妇发热伴有小便频繁、小便时疼痛等症状，可能是产褥期尿路感染，根据所出现的症状及尿化验检查，即可做出诊断。

泌尿系统感染经过合理治疗及卧床休息，3～5天后体温即可降至正常。也可采用抗生素及中药治疗。

产褥期感冒

如果产妇发热伴有鼻塞、流涕、咽痛、咳嗽等症状，要考虑可能是产褥期感冒。因为产后产妇体质虚弱，在月子期间发生的感冒如果拖延治疗，很可能会引起肺炎，所以应请医生及时治疗。一般经对症治疗，体温就会下降。

产后痔疮

女性产后痔疮长期不治会导致病菌入侵血液引起阴部、乳腺、盆腔及附件炎症，甚至直肠癌、心脑血管等疾病。所以产后痔疮一定要重视，并尽早治疗。

产后患痔疮的原因

产后易患痔疮的原因，是由于产后子宫收缩，直肠承受胎儿的压迫突然消失，使肠腔舒张扩大，粪便在直肠滞留的时间较长，容易形成便秘，加之在分娩过程中扯破会阴，造成肛门水肿疼痛等。

因此，产后注意肛门保健和预防便秘是防止产后患痔疮的关键。

产后痔疮的预防方法

多食粗纤维食物

一些妈妈产后怕受寒,不论吃什么都加胡椒,这样很容易产生痔疮。同样,过多吃鸡蛋等精细食物,也会引起大便干结,粪便在肠道中停留时间较长,不但能引起痔疮,而且对人体健康亦不利。

因此,产妇的食物一定要搭配芹菜、白菜等膳食纤维较多的食品,这样消化后的残渣较多,粪便易排出。

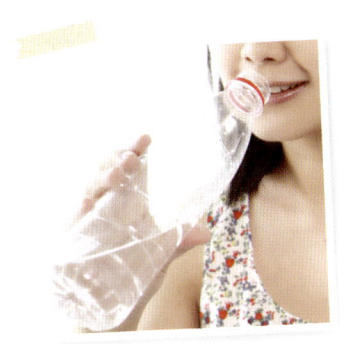

勤喝水、早活动

由于产后失血,肠道津液水分不足,以致造成便秘,而勤喝水、早活动,可增加肠道水分,增强肠道蠕动,预防便秘。

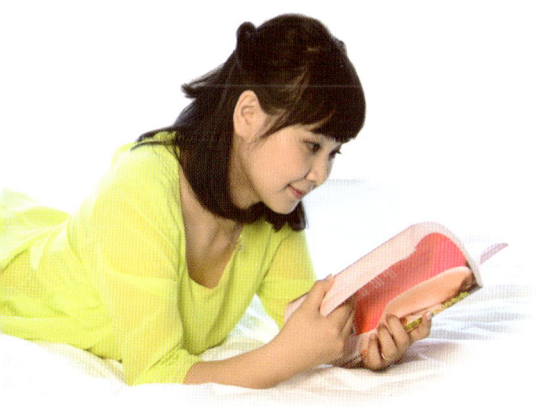

用药物坐浴或软膏治疗

患有痔疮的产妇,产后应用药物坐浴或软膏治疗。痔翻出过大,在痔的表面涂些油膏,用手指将充血水肿部分慢慢推送肛门内,待水肿消退后,病情就会减轻,大约1个月,红肿和疼痛都会消失。

早排便、早用开塞露

产后应尽快恢复产前的排便习惯。一般3日内一定要排一次大便,以防便秘;产后,不论大便是否干燥,第一次排便一定要用开塞露润滑粪便,以免撕伤肛管皮肤而发生肛裂。

勤换内裤、勤洗浴

这样做不但保持了肛门清洁,避免恶露刺激,还能促进血液循环,消除水肿,预防外痔。

要积极防治尿潴留

产后尿潴留是产科常见并发症之一,要想积极预防治疗产后尿潴留,先要找到产生尿潴留的原因。从原因入手,就能更好地预防和治疗。

产后尿潴留产生的原因

1. 产后腹压下降或腹壁松弛,加上膀胱肌肉张力差,对内部的张力增加不敏感,使之无尿意。
2. 有些产妇在分娩过程中,产程延长,胎儿娩出的过程压迫膀胱,膀胱受伤,使膀胱肌肉张力下降。
3. 排尿不及时,使膀胱内潴尿过多,膀胱过度膨胀,导致膀胱感受性下降,出现排尿困难。
4. 产后膀胱失去妊娠子宫的承托作用,膀胱与尿道之间形成一定角度,增加了排尿阻力。
5. 有的产妇会阴伤口疼痛,对排尿有恐惧心理,尿道反射性痉挛,使排尿困难。分娩时使用硬膜外麻醉、腰麻,可影响排尿功能。
6. 产妇于产前患泌尿系统感染或因产后导尿发生感染,使尿道发生充血、水肿等,也可以导致尿潴留。

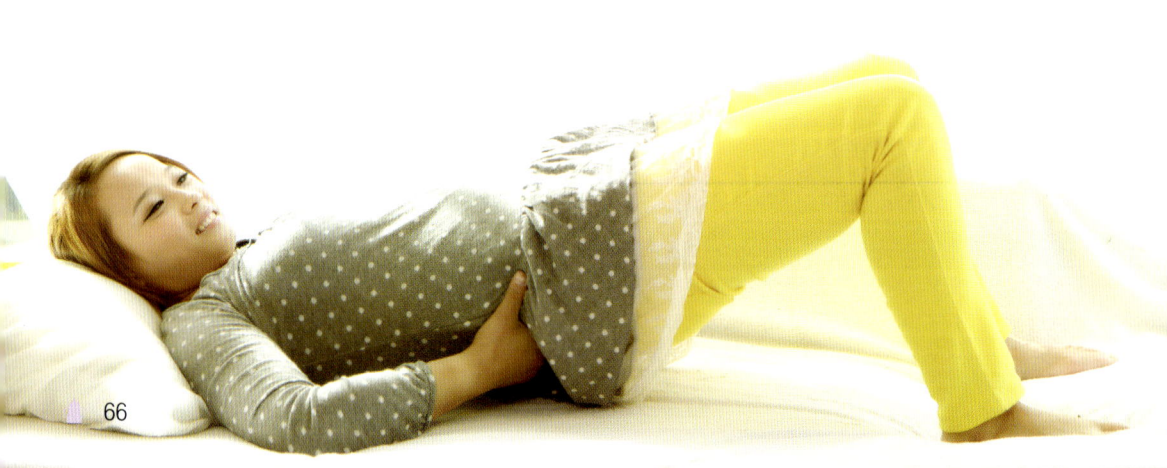

积极防治尿潴留

	防治尿潴留的方法
1	积极防治尿路感染。对妊娠末期的明显水肿和泌尿系感染,应积极治疗
2	预防尿路水肿。分娩时应避免滞产,尤其第二产程,一般不要超过2小时,以免胎头(臀)过久压迫膀胱和尿道
3	产前、分娩中、产后需要导尿时,应严格遵守常规,减轻对膀胱、尿道的刺激
4	积极排尿。产后4小时内即主动排尿;小便时采取半蹲半立的姿势
5	精神放松,树立信心,采取自己习惯的排尿体位
6	常用温水冲洗外阴部。同时让产妇听流水声以诱导排尿
7	热气熏蒸外阴部。取蹲位,将盛有开水的水盆置于会阴部,利用水蒸气刺激尿道周围神经感受器而促进排尿
8	在有尿意而不能排出时,可用拇指按压关元穴,持续1分钟即可促进排尿
9	在产后短时间内多吃些带汤饮食,多喝红糖水,使膀胱迅速充盈,以此来强化尿意

要避免产后手腕痛

女性在妊娠期间身体关节及韧带松弛,以适应妊娠期体重的增加。由于腕管的水肿有时会与手部的神经粘连,导致这种压迫症状可以延续到产后。有些顺产的女性由于分娩时双手用力不当也会发生产后腕管的损伤。

产后手腕痛的原因

产妇虽然不做重体力劳动,但长时间重复单一的劳动,如冷水洗衣服、洗尿布及抱孩子等均容易引起手腕痛。另外,产妇体内的内分泌激素波动也可能与手腕痛有关。产后手腕痛虽然不是大病,但也是很让人觉得难受的,所以对其的防治也不能忽视。

产后手腕痛的调治

1. 应避免腕部的冷水刺激，尤其是手腕部有肿胀时，更应注意，要注意保暖。
2. 痛的手腕部可用热敷，或用红花油涂擦，轻轻揉擦，每日4～6次。
3. 如果上述方法无效或症状加重时可用封闭疗法，用泼尼松龙5毫克加1%普鲁卡因1～2毫升鞘内注射，每周1次，共2～3次。治疗期间避免腕部过多活动。大多数病人经鞘内注射症状就可以消失了。

产后手腕痛的预防

1. 产后要注意家务劳动的合理安排，尽量避免重复劳动时间过长。
2. 当感到手腕部发酸发胀时，应注意休息，同时用两手交替按摩腕部，不适感消失后，再换一种劳动方式。
3. 在冬季不可用冷水洗衣物，每次洗涤后腕部以无酸胀感为度。

简单的按摩

1. 用一只手轻柔地按摩另侧腕关节2～3分钟。
2. 用拇指点按另侧腕关节痛点，同时另侧腕关节做旋转运动1～2分钟。
3. 双手五指相互交叉做摇腕运动，约2分钟。
4. 用一只手拇指按另一只手侧腕关节四周，按压2～3次后，再按另一侧腕关节。

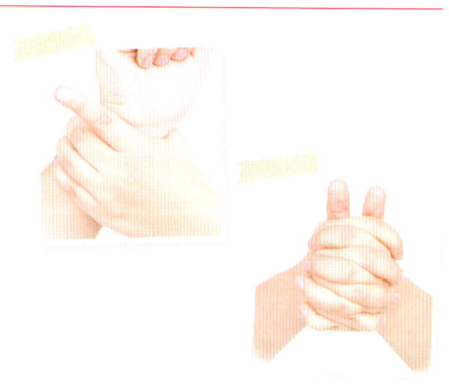

产后消化不良应引起重视

产后消化不良大多是饮食过多或不当引起的，尤其是食用油腻食物过多和过饱食用不易消化的食物。

产后消化不良的表现

消化不良的主要表现为常有肠胀气、腹泻、食欲缺乏、恶心、呕吐等现象。

产后消化不良产生的原因

产后为了弥补怀孕及分娩期间营养的损失，再加上哺乳宝宝，需要食用营养价值较高的食物。但是，食物中的营养成分一般都是大分子物质，不能直接被人体吸收利用，必须经过消化系统的机械消化和酶的化学消化，把它们变为简单的、可溶性的氨基酸、甘油、脂肪酸及葡萄糖等小分子物质，如此才能被人体吸收利用。

如果产后食用过多的油腻食物，超过了胃肠道的消化能力，那么食物不但不能完全被吸收利用，还增加了胃肠道的负担。如果再加上进食蔬菜、水果等较少，而且产后最初几天，卧床休息多，活动少，就可能引起消化不良。

产后消化不良的调治

减少摄入油腻食物

既然消化不良是因为饮食不当引起的，那么在治疗的时候，首先要减少油腻食物和不易消化的食物摄入，并多食新鲜蔬菜和水果，做到少食多餐。

饮食疗法

实践证明，产后用饮食疗法治疗消化不良效果很好，下面介绍几种食物，不妨试试。

1. 萝卜炖猪肉。萝卜具有健脾消食、降气利便的功能，主治气滞腹胀等。

2. 鲜橘子皮、绿豆煮水代茶饮用。主要用于粪便臭秽、热泻、肛门灼热等。

3. 西瓜。夏天饭后半小时内食用。此方主治热泻腹痛。

> **小贴士**
>
> ◎适当运动改善消化不良
>
> 如果产后消化不良，应做适量的运动，运动有助于改善消化不良。

防治产后尿路感染

产后泌尿道感染是产后并发症之一，主要原因就在于怀孕时会有大量的孕激素分泌，而高量的孕激素会抑制膀胱逼尿肌收缩，造成尿液潴留。产后尿路感染严重的话，将导致膀胱炎或急性肾盂肾炎。

尿路感染的原因

产褥期膀胱炎多数是由大肠杆菌感染引起，典型症状是尿频、尿急及尿痛，很少合并全身症状。尿液检查有大量的白细胞及细菌，但无蛋白，在尿沉渣中常可见到红细胞，偶尔肉眼可见到血尿，感染可向上扩展，导致肾盂肾炎。所以，产后尿路感染的防治也是非常重要的。

尿路感染的防治措施

1. 注意清洁卫生。要使用消毒的卫生巾，勤更换。解大小便后，要用消毒的卫生纸由前（外阴部）往后擦。大便后可用温开水冲洗肛门，防止细菌侵入外阴部。

2. 要早下床活动，不要憋尿，及时排出大小便。

3. 尿路感染后要静卧休息，多喝开水，食用易消化、刺激性小的食物。

4. 及早进行药物治疗。如果在哺乳期患了尿路感染，可选用对宝宝影响小的药物静滴。

尿路感染的食疗验方

1. 葵菜100克，葱白25克共放砂锅内，加水适量煮20～30分钟，去渣取汁，与淘洗的大米50克煮粥；或将葵菜洗净去筋，择嫩叶、茎，切成长段，葱切成花，以大米煮粥，熟时加入葵菜，继续煮至黏稠为度，放入葱花、盐各少许，拌匀即成。每日早晚温热食。有清热利尿、益心滑肠、通乳明目的作用，适用于尿路感染。

2. 鲜荠菜70～90克，洗净，加水，煎浓汁，每天1剂，分3次服用；或鲜荠菜60克洗净，切碎，加大米25～50克，煮粥吃。有抑菌、抗感染、退热、利尿、止血、解毒、促使恶露排出等作用。

牙齿松动，咀嚼无力

饮食中营养物质补充不足或缺乏，可导致产妇的骨质因缺钙变软，牙槽骨也会疏松软化，出现牙齿松动，咀嚼无力。

产后牙齿松动的原因

怀孕后期胎儿在体内迅速生长发育，加上产后需哺乳以供给新生儿的生长需求，这两个阶段对各种营养物质尤其是钙的补充明显增多。如果此阶段饮食中营养物质补充不足或缺乏，可导致产妇的骨质因缺钙变软，牙槽骨也会疏松软化，出现牙齿松动，咀嚼无力。

此外，一些传统的观念认为，产后不能刷牙漱口。如此导致了牙上的污垢不及时清除，增加龋齿、牙周炎等口腔疾病的发生概率，从而使牙齿松动加重，甚至造成牙齿脱落。

产后牙齿松动的调治

找到了牙齿松动、咀嚼无力的诱因，就应该进行积极的防治。牙齿松动事小，影响饮食事大。

1. 饮食中要多食蛋类、鱼类、贝壳类、豆类、小虾皮、海带、芝麻酱、新鲜蔬菜及水果，并多饮牛奶及乳制品等。

2. 平时要注意口腔清洁卫生，必要时补充药物钙片，这样就可防治牙齿松动的发生，也可及时预防产妇骨质疏松症。

	刷牙时需要注意
1	在孕期注意摄取钙质，保持口腔卫生，避免使牙齿受到损害
2	产妇身体较虚弱，正处于调整中，对寒冷刺激较敏感。因此，切记要用温水刷牙，并在刷牙前最好先将牙刷用温水泡软，以防冷水对牙齿及齿龈刺激过大
3	每天早起和睡前各刷 1 次，如果有吃夜宵的习惯，吃完夜宵后再刷 1 次
4	把食指洗净或在食指上缠上纱布，把牙膏挤于手指上并充当刷头，在牙齿上来回、上下擦拭，再用手指按压齿龈数遍。这种方法可活血通络、坚固牙齿，避免牙齿松动

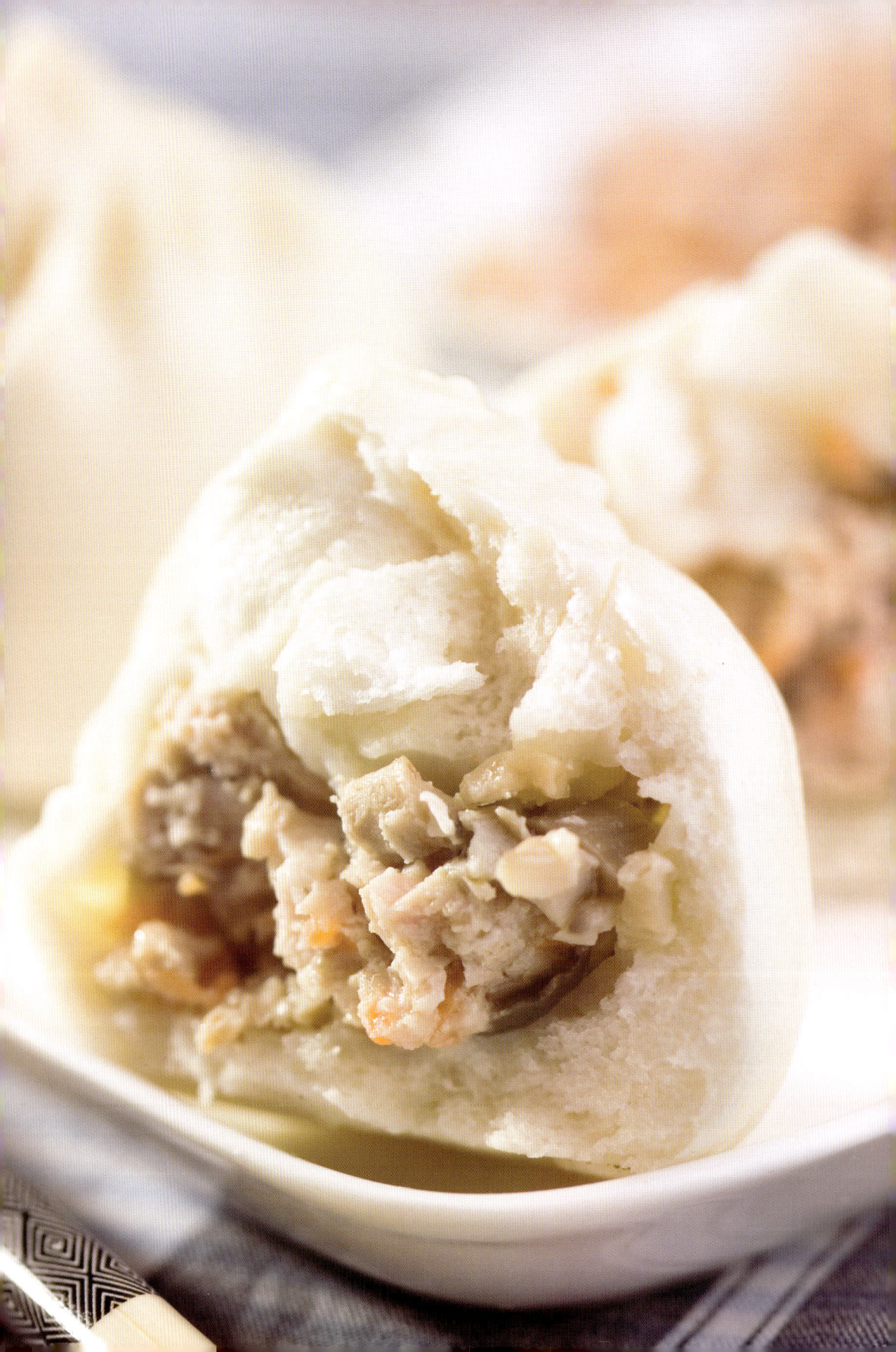

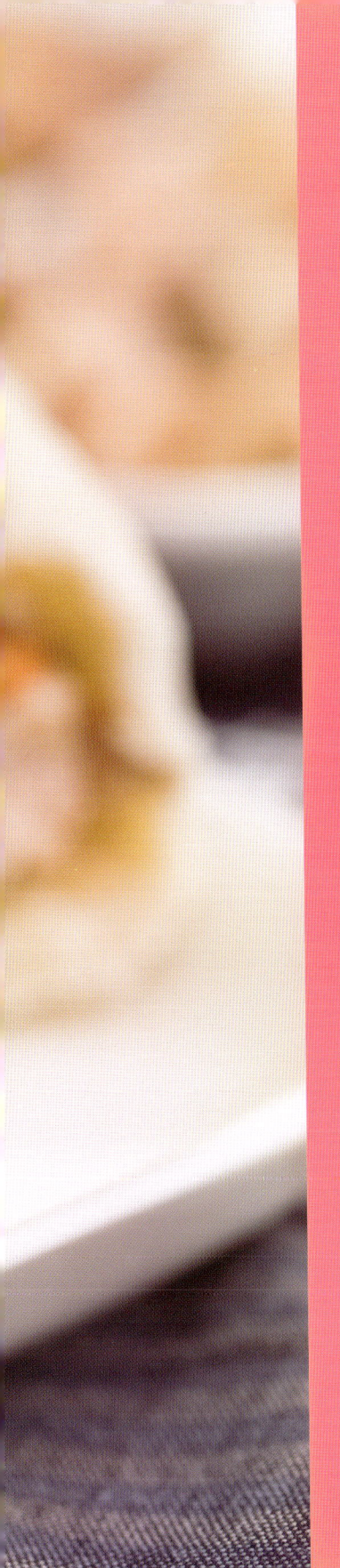
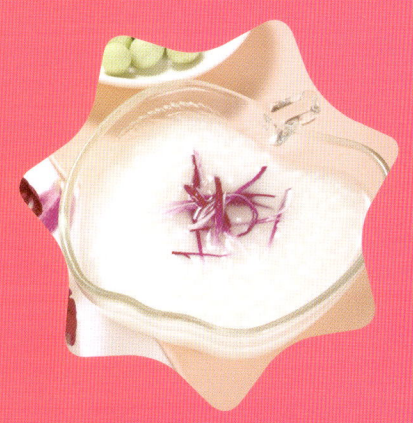

第七章

吃好月子餐

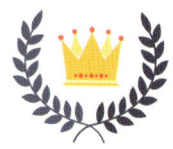 ## 产后第一周：代谢排毒

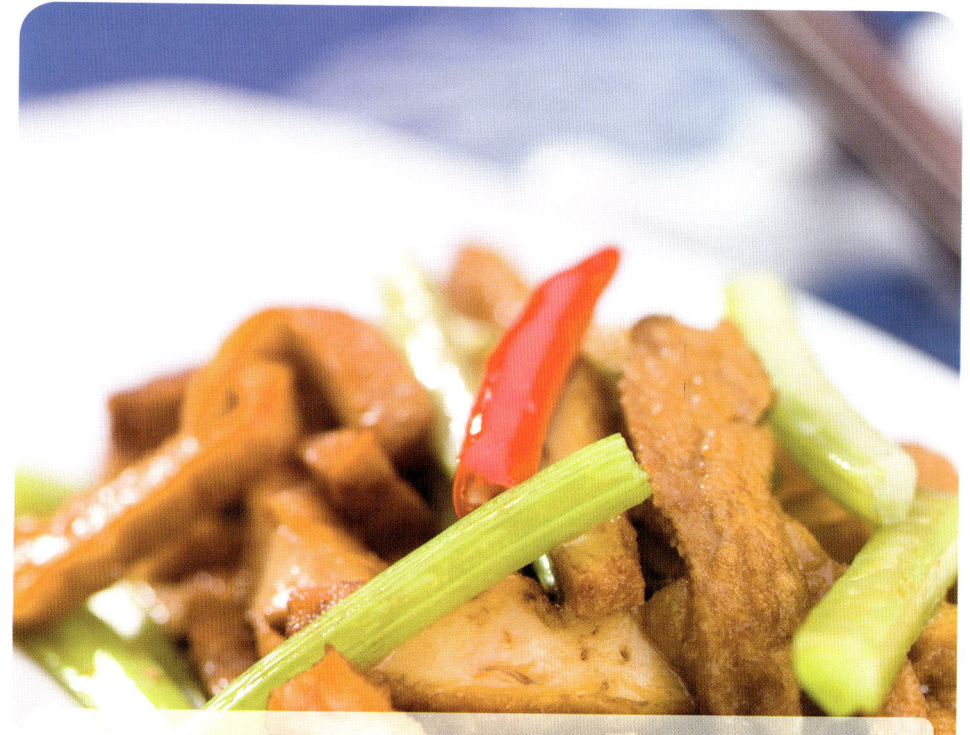

★芹菜炒豆干★

材料

豆干300克，芹菜100克，红椒条适量，植物油适量，葱末、姜末、胡椒粉、水淀粉、香油各适量，酱油1小匙，料酒1/2小匙，鲜汤50克。

做法

1. 将豆干洗净、切条，下入沸水中焯烫一下，捞出沥干，再放入热油中炸，捞出沥油；芹菜择洗干净，切段备用。
2. 锅中加适量底油烧热，先下入葱末、姜末、芹菜段炒香，再烹入料酒，加入豆干略炒，添入鲜汤，放入酱油、胡椒粉翻炒均匀，再用水淀粉勾芡，淋入香油即可装盘。

★ 香甜八宝粥 ★

材料

大米、黑米、腰豆、花生、绿豆、赤小豆各50克，莲子、大枣各10克，冰糖适量。

做法

1. 将大米、黑米、腰豆、花生、绿豆、赤小豆、莲子、大枣分别洗净，放入清水中浸泡6小时。
2. 坐锅点火，加入适量清水，放入大米、黑米、腰豆、花生、绿豆、赤小豆、莲子、大枣，用大火煮开。
3. 改用小火续煮30分钟，加入冰糖煮至冰糖溶化即可。

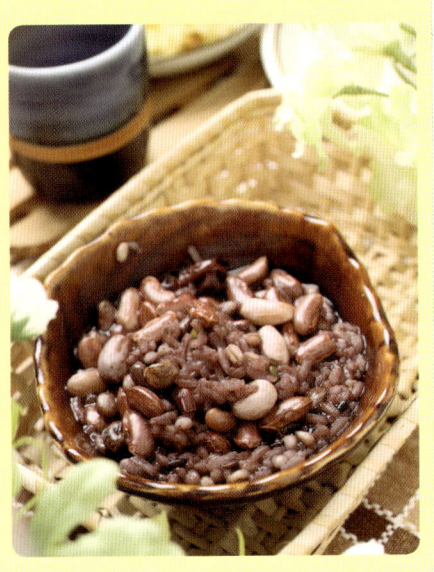

★ 红糖粥 ★

材料

大米100克，红糖适量。

做法

1. 将大米淘洗干净，去除杂质，再放入清水中浸泡6个小时。
2. 坐锅点火，加入适量清水，放入大米，用大火煮沸。
3. 改用小火煮约60分钟至米烂粥熟，然后加入红糖煮至溶化即可。

★ 菠萝橙汁 ★

材料

菠萝 1/2 个，橙子 2 个，蜂蜜 30 克。

做法

1. 菠萝去皮切块；橙子去皮去膜，取橙肉备用。
2. 将橙肉、菠萝、蜂蜜一同放入果汁机中搅打成汁。
3. 倒入杯中拌匀即可。

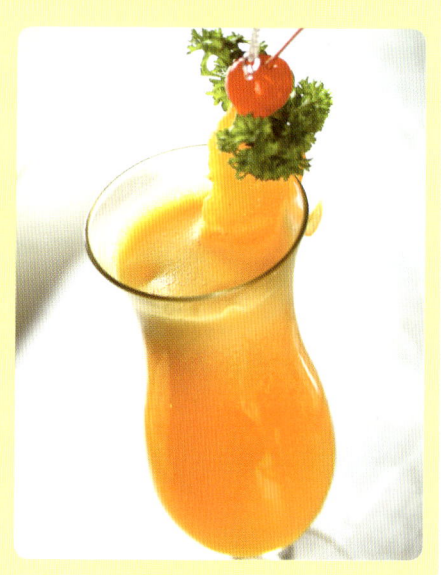

★ 枣莲炖鸡蛋 ★

材料

鸡蛋 1 个，红枣、莲子各 20 克，冰糖适量。

做法

1. 莲子用温水浸软，去心；红枣去核，洗净；鸡蛋煮熟，去壳备用。
2. 把所有材料放入炖盅内，加入适量沸水。
3. 将炖盅放入锅内，上盖用中火炖 1 小时便成。

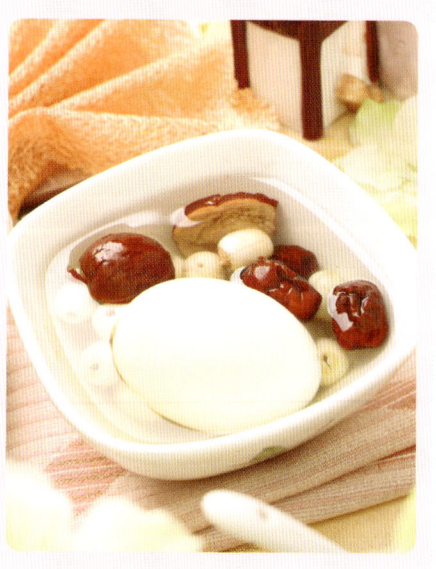

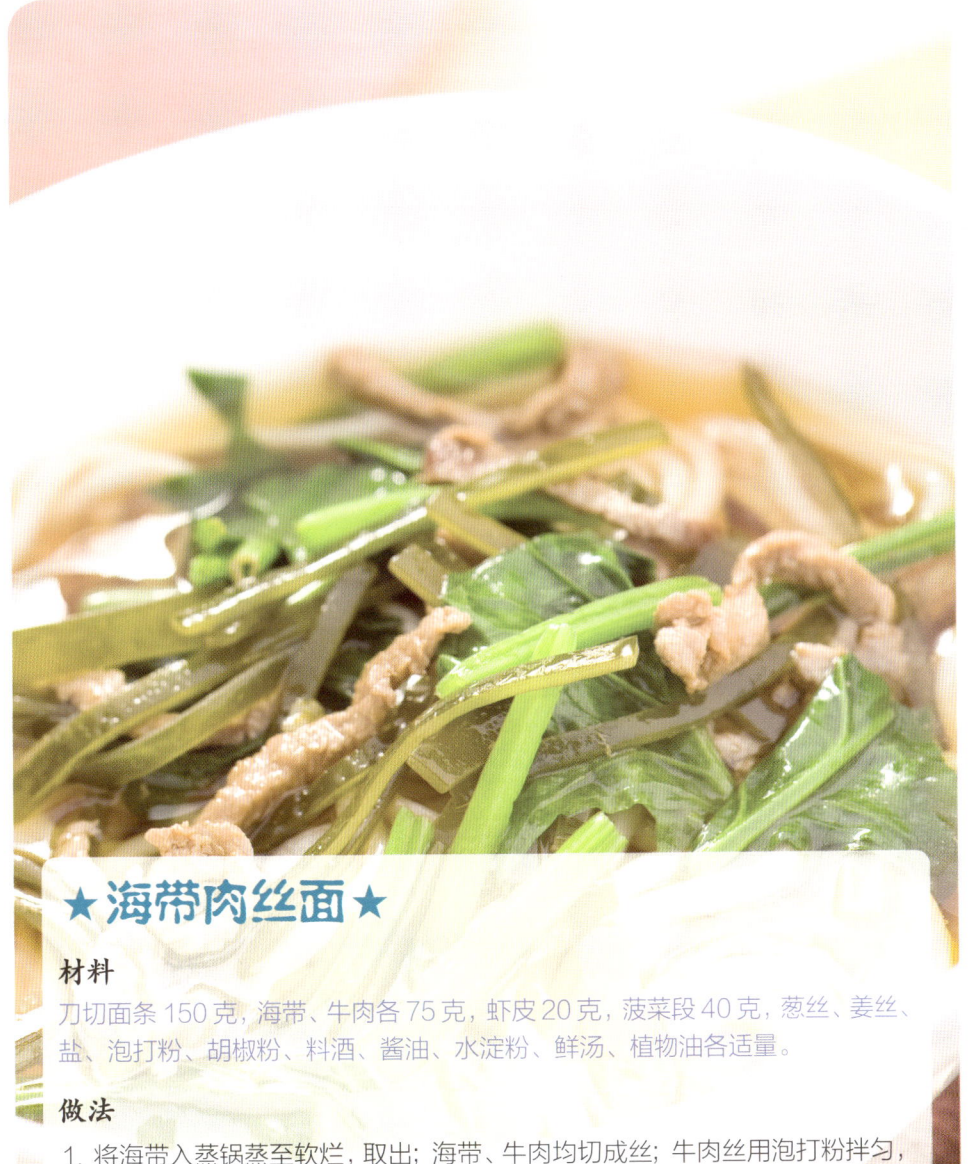

★ 海带肉丝面 ★

材料

刀切面条150克,海带、牛肉各75克,虾皮20克,菠菜段40克,葱丝、姜丝、盐、泡打粉、胡椒粉、料酒、酱油、水淀粉、鲜汤、植物油各适量。

做法

1. 将海带入蒸锅蒸至软烂,取出;海带、牛肉均切成丝;牛肉丝用泡打粉拌匀,再用水淀粉上浆;刀切面条入沸水中煮熟,捞出冲凉。
2. 锅中加油烧热,放入葱丝、姜丝炝香,再下入牛肉丝炒至变色,然后下入海带丝、料酒、酱油、鲜汤、虾皮、盐、胡椒粉炒透,再下入菠菜段炒熟,下刀切面条炒匀,出锅装盘即成。

★ 木耳炒肉 ★

材料

猪肉 150 克，木耳 100 克，胡萝卜片少许。葱花 10 克，盐 1 小匙，酱油 1 大匙，花椒水适量，水淀粉、植物油各 3 大匙。

做法

1. 木耳择去硬根，洗净，撕成小朵。
2. 猪肉洗净，切成小片。
3. 锅中加油烧热，放入葱花炒香，再放入肉片略炒，然后加入酱油、花椒水，放入木耳、胡萝卜片炒匀，加入盐调味，用水淀粉勾芡即可。

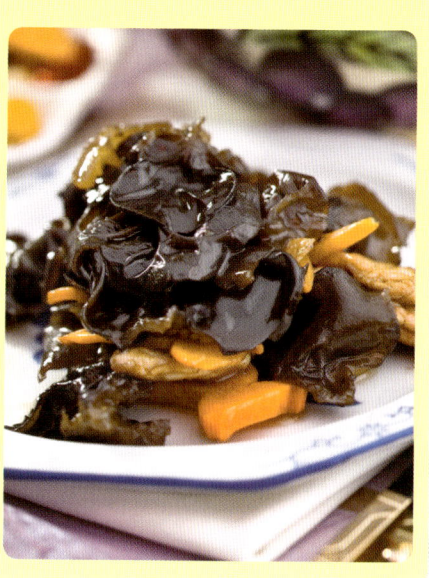

★ 葱香豆腐 ★

材料

豆腐 500 克，猪瘦肉 150 克，大葱 100 克，姜末 5 克，盐 1/2 小匙，白糖 1/2 大匙，酱油、料酒各 1 大匙，水淀粉 2 小匙，清汤 100 克，植物油适量。

做法

1. 豆腐洗净、切条，下入七成热油中炸至金黄色，捞出沥油；猪瘦肉洗净，切片；大葱洗净，切段。
2. 锅中留底油烧热，先下入肉片炒至变色，再放入葱段、姜末炒香，然后烹入料酒，加入酱油、白糖、盐、清汤，下入炸好的豆腐炒至入味，再用水淀粉勾芡，淋入明油即可。

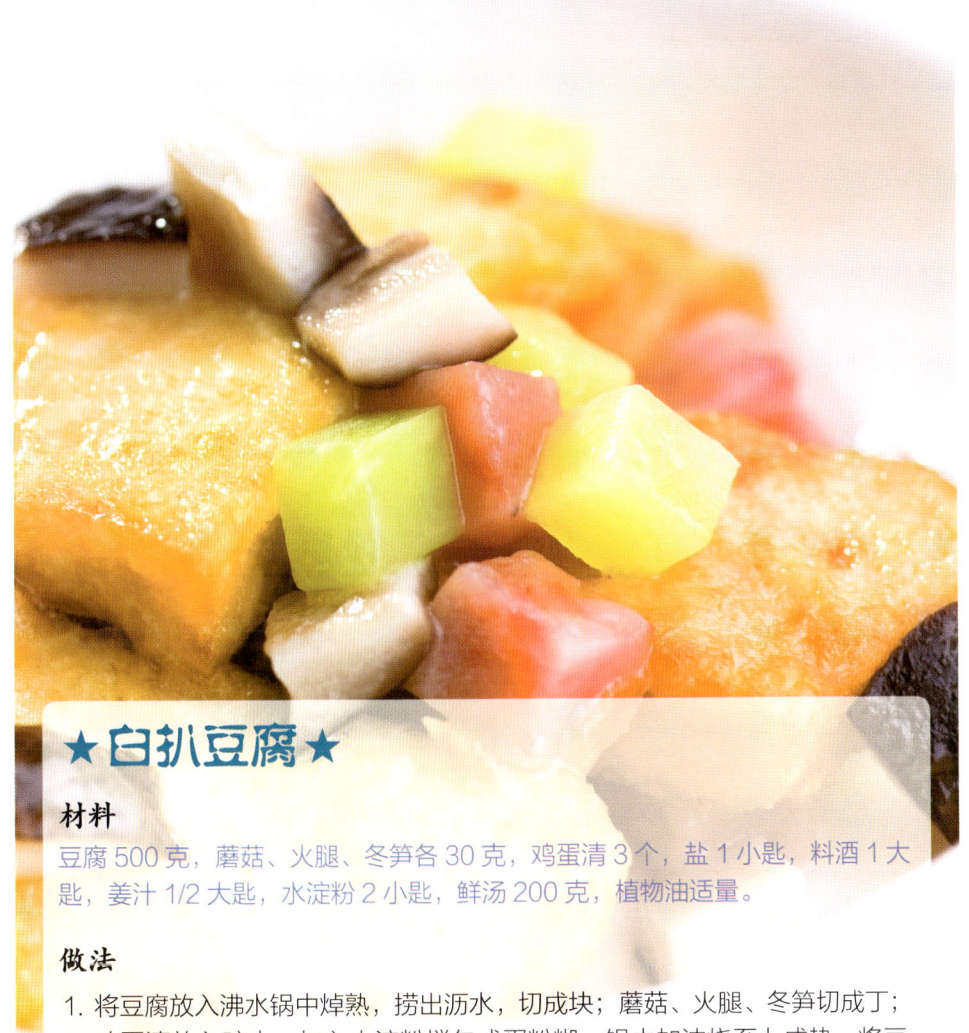

★ 白扒豆腐 ★

材料

豆腐 500 克，蘑菇、火腿、冬笋各 30 克，鸡蛋清 3 个，盐 1 小匙，料酒 1 大匙，姜汁 1/2 大匙，水淀粉 2 小匙，鲜汤 200 克，植物油适量。

做法

1. 将豆腐放入沸水锅中焯熟，捞出沥水，切成块；蘑菇、火腿、冬笋切成丁；鸡蛋清放入碗中，加入水淀粉搅匀成蛋粉糊，锅中加油烧至七成热，将豆腐片裹匀蛋粉糊，下入油锅中炸至硬结定形，捞出沥油。
2. 锅中加入少许植物油、鲜汤、姜汁、盐、料酒烧沸，放入蘑菇丁、火腿丁、冬笋丁、豆腐块，用小火焖烧至入味，再转大火收汁，用水淀粉勾芡，淋入少许明油，出锅装盘即可。

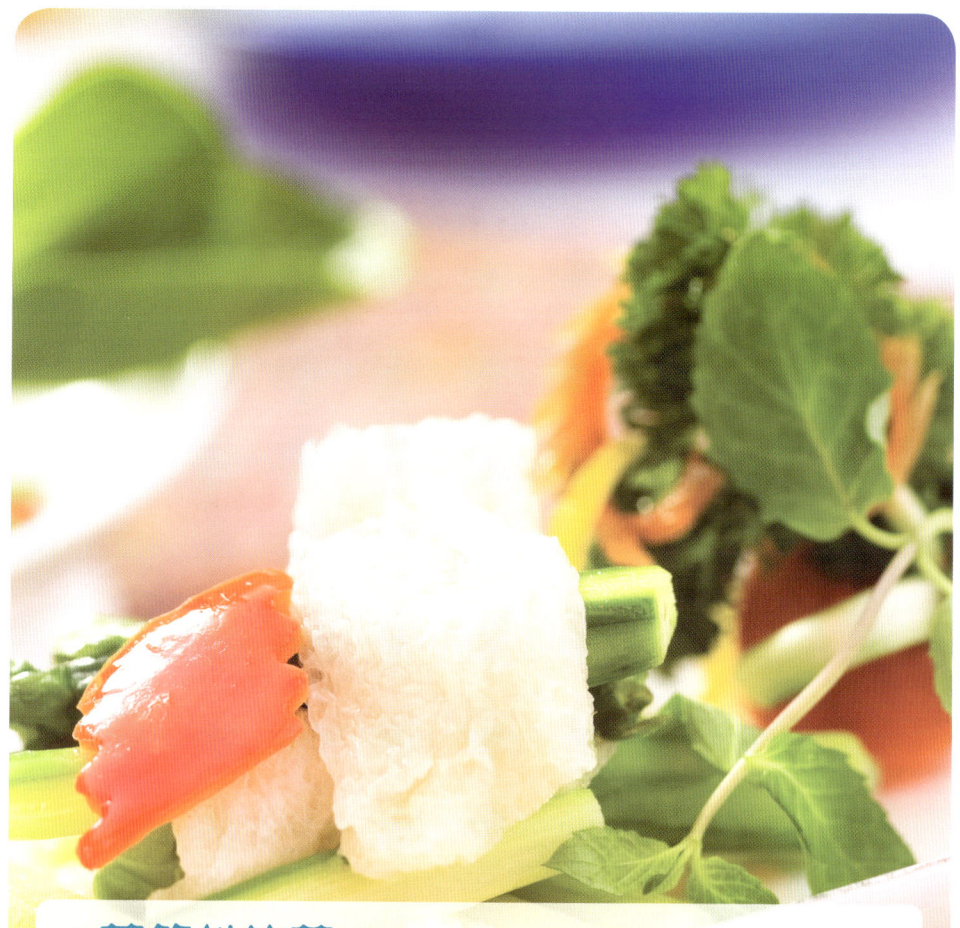

★芦笋扒竹荪★

材料

芦笋300克,竹荪200克,盐、蚝油各1小匙,香油少许,水淀粉、植物油各1大匙,鸡汤100克。

做法

1. 芦笋去根及老皮,洗净,切成长段,放入加有少许盐的沸水中焯熟,捞出沥干。
2. 竹荪洗净,切成4厘米长的段,放入沸水锅中焯透,捞出沥干,摆入盘中。
3. 锅中加油烧热,放入芦笋段略炒,再加入鸡汤、盐、蚝油,扒烧至入味,用水淀粉勾薄芡,淋入香油,倒入竹荪盘中即可。

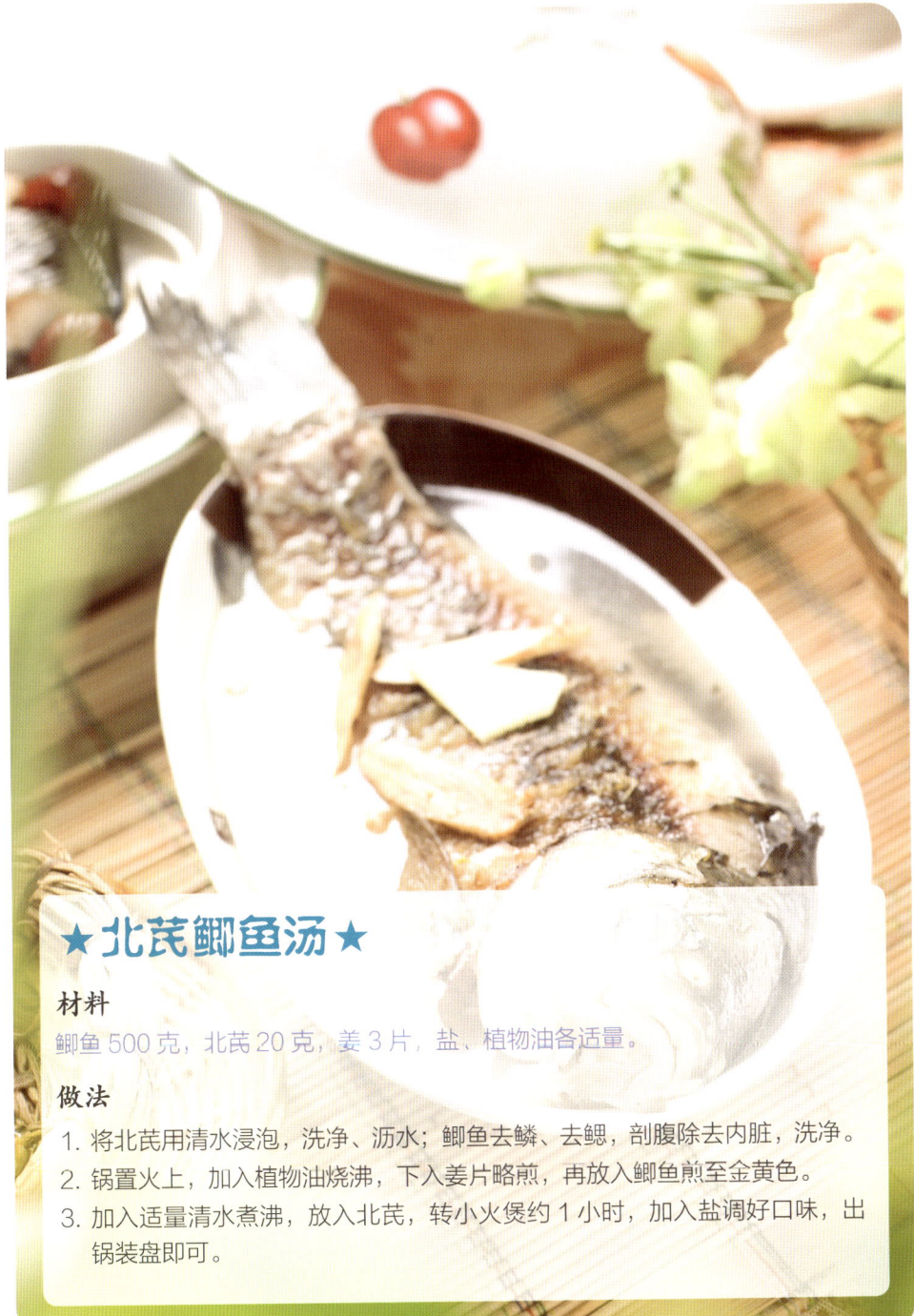

★北芪鲫鱼汤★

材料

鲫鱼 500 克,北芪 20 克,姜 3 片,盐、植物油各适量。

做法

1. 将北芪用清水浸泡,洗净、沥水;鲫鱼去鳞、去鳃,剖腹除去内脏,洗净。
2. 锅置火上,加入植物油烧沸,下入姜片略煎,再放入鲫鱼煎至金黄色。
3. 加入适量清水煮沸,放入北芪,转小火煲约 1 小时,加入盐调好口味,出锅装盘即可。

★ 冬瓜排骨汤 ★

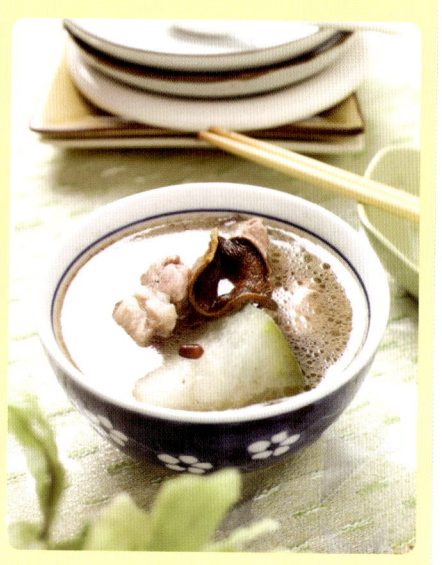

材料

冬瓜 600 克,猪排骨 500 克,赤小豆 60 克,陈皮 1 小块,盐适量。

做法

1. 猪排骨洗净,剁成小段,放入清水锅中烧沸,焯烫 5 分钟,捞出洗净。
2. 冬瓜去子,洗净,带皮切成厚块;赤小豆、陈皮分别洗净,用清水浸软。
3. 煲锅置火上,加入适量清水烧沸,再放入冬瓜块、排骨段、赤小豆、陈皮煮开。转小火煲约 2 小时,再加入盐调味,出锅装碗即可。

★ 玻璃笋片 ★

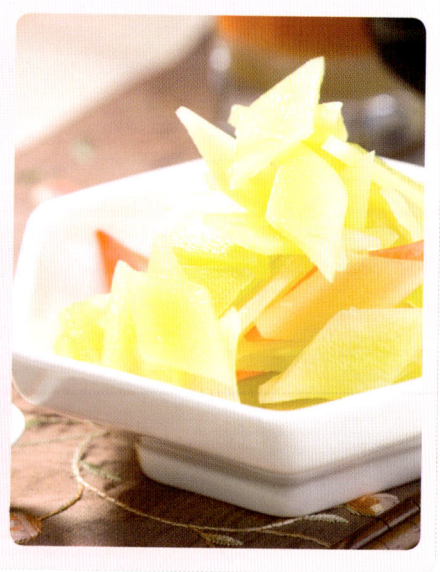

材料

青笋 200 克,胡萝卜 100 克,葱花 10 克,盐 1/2 小匙,熟芝麻 2 小匙,白糖少许,酱油 1 小匙,辣椒油 1 大匙。

做法

1. 将青笋、胡萝卜分别去皮,切成菱形片,放入沸水锅中焯烫近熟,捞入清水中投凉,沥干水分,放入盘中。
2. 取小碗,加入盐、白糖、酱油、辣椒油调匀成味汁,再放入葱花,撒上熟芝麻,倒入装有青笋、胡萝卜片的盘中拌匀即可。

★番茄面★

材料

面条150克,番茄1个,猪瘦肉、鲜虾仁、水发香菇、鲜鱼肉各25克,猪油、白糖、盐、料酒、清汤、水淀粉各适量。

做法

1. 将猪瘦肉、鲜虾仁、香菇、鲜鱼肉分别洗涤,整理干净,切成小丁;番茄去蒂,洗净,切丁备用。
2. 坐锅点火,加入清水烧开,先下入面条煮熟,再捞出过凉,沥干装碗,然后加入猪油、料酒拌匀备用。
3. 坐锅点火,加入猪油烧热,先放入番茄丁炒软,再加入盐、白糖、猪肉丁、虾仁丁、香菇丁、鱼肉丁、清汤烧熟,用水淀粉勾芡,倒入碗中即可。

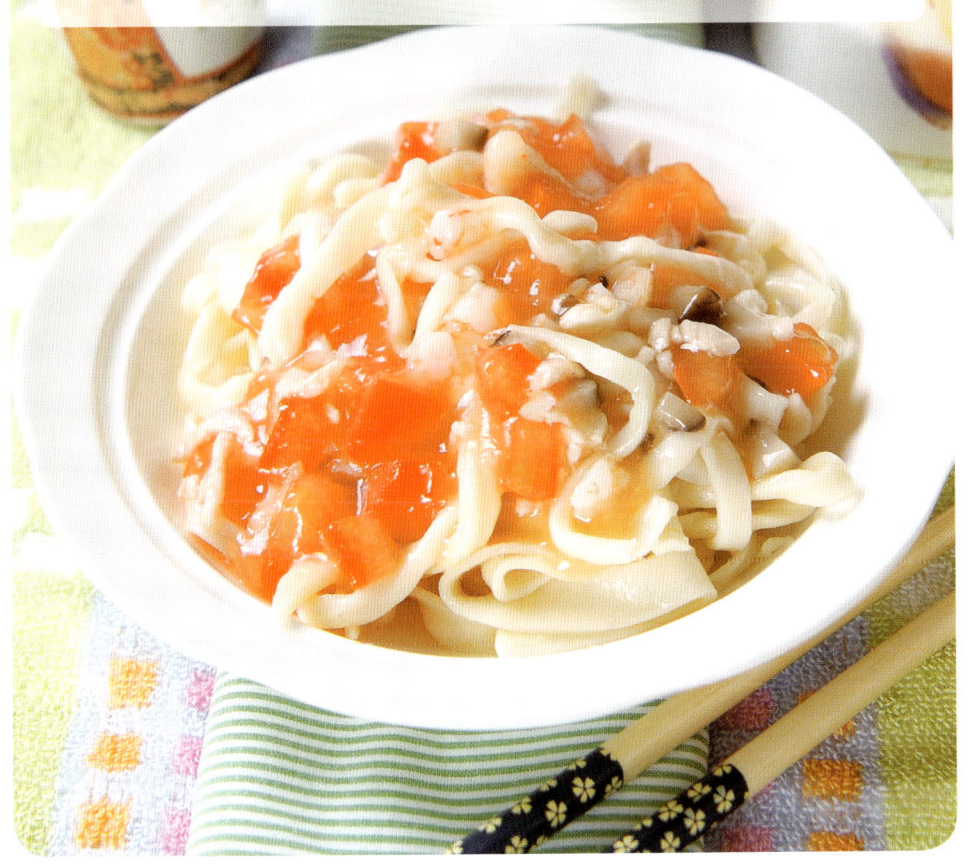

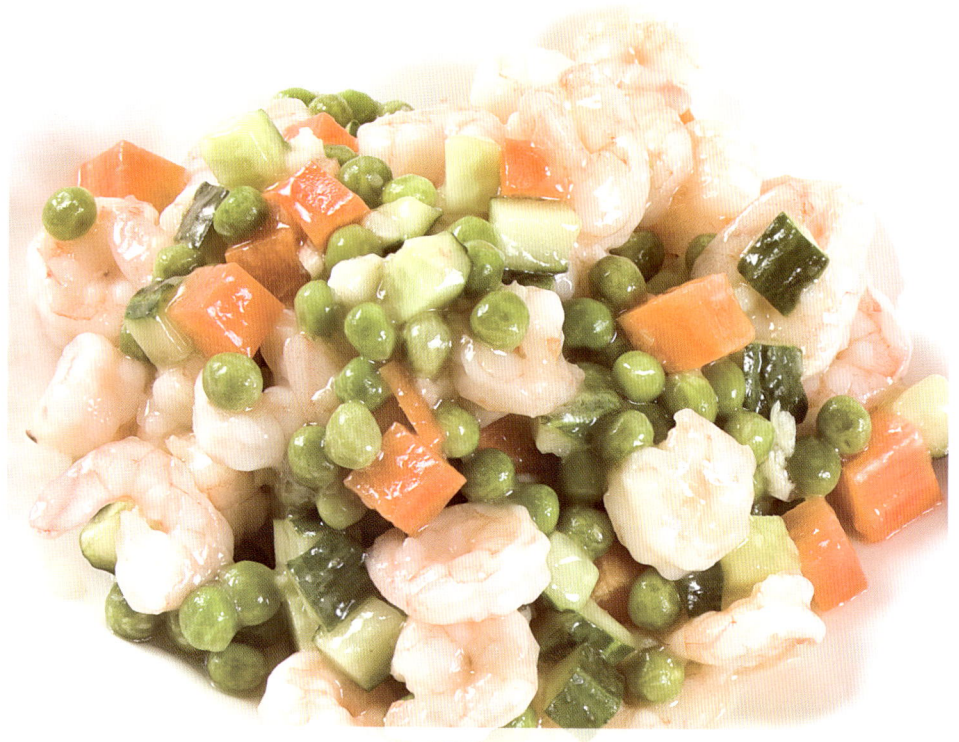

★ 清炒虾仁 ★

材料

虾仁 200 克，胡萝卜、黄瓜、豌豆各 25 克，葱末、姜末、蒜末各少许；盐 1/2 小匙，料酒 1 大匙，白醋、花椒油各 1 小匙，淀粉、熟猪油各适量。

做法

1. 胡萝卜去皮，洗净，切成 1 厘米大小的丁；黄瓜洗净，去皮，切成小丁；豌豆洗净，沥去水分。
2. 将盐、料酒、白醋放入碗中调匀成清汁；虾仁去沙线，放入淡盐水中浸泡，洗净，捞出挤净水分。
3. 将处理干净的虾仁放入碗中，加入盐、料酒调味，再放入淀粉上浆；锅中加油烧至四成热，放入虾仁滑散、滑透，倒出沥油。
4. 锅留底油烧热，下入葱末、姜末、蒜末炒香，放入胡萝卜丁煸炒，下入黄瓜丁、豌豆炒熟，再放入虾仁；烹入清汁，用大火快速炒匀，淋上花椒油即可。

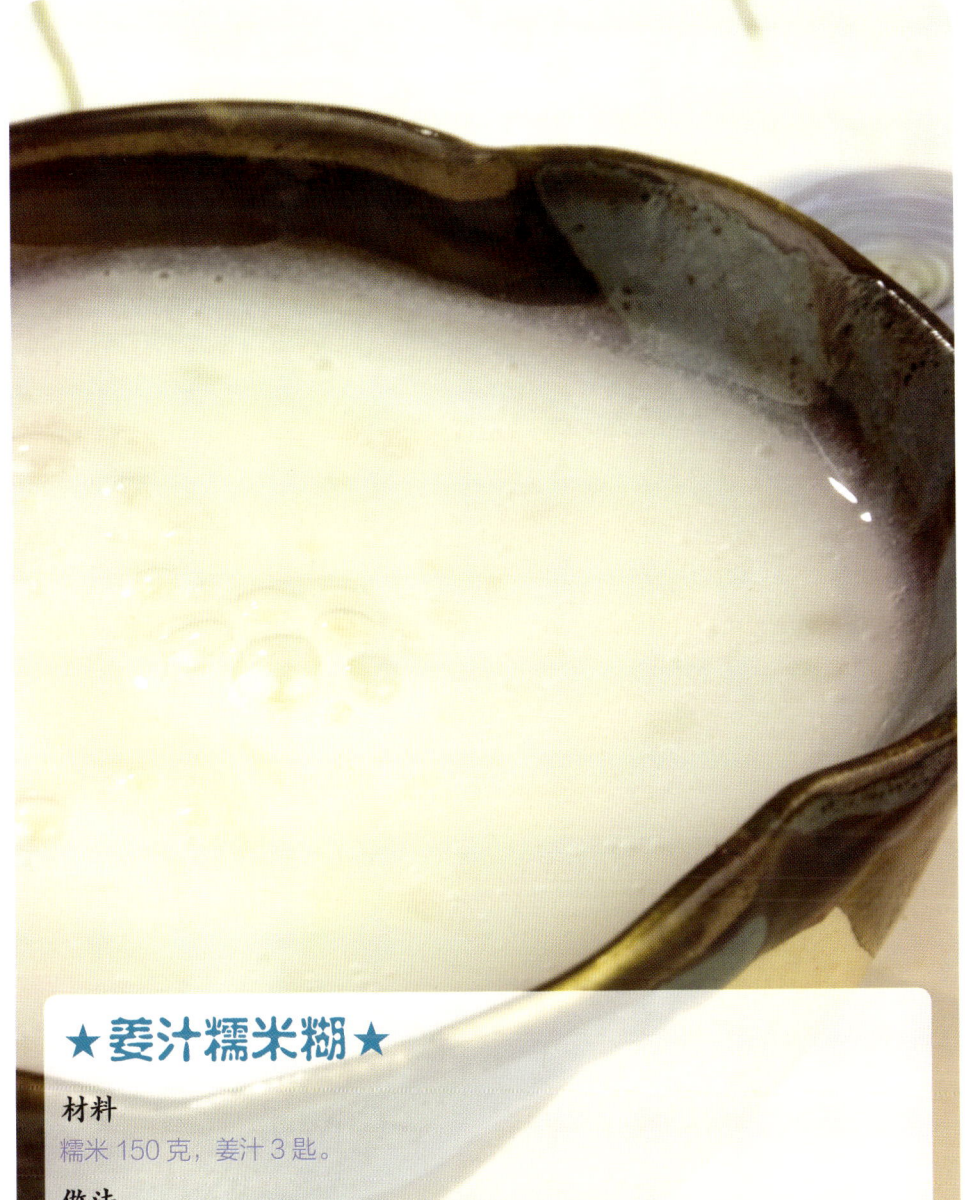

★姜汁糯米糊★

材料

糯米150克,姜汁3匙。

做法

1. 将糯米和姜汁共同放入锅中,用小火翻炒,炒熟后倒出,待糯米稍冷却后磨成细粉。
2. 食用时用开水将粉调成糊状即可。

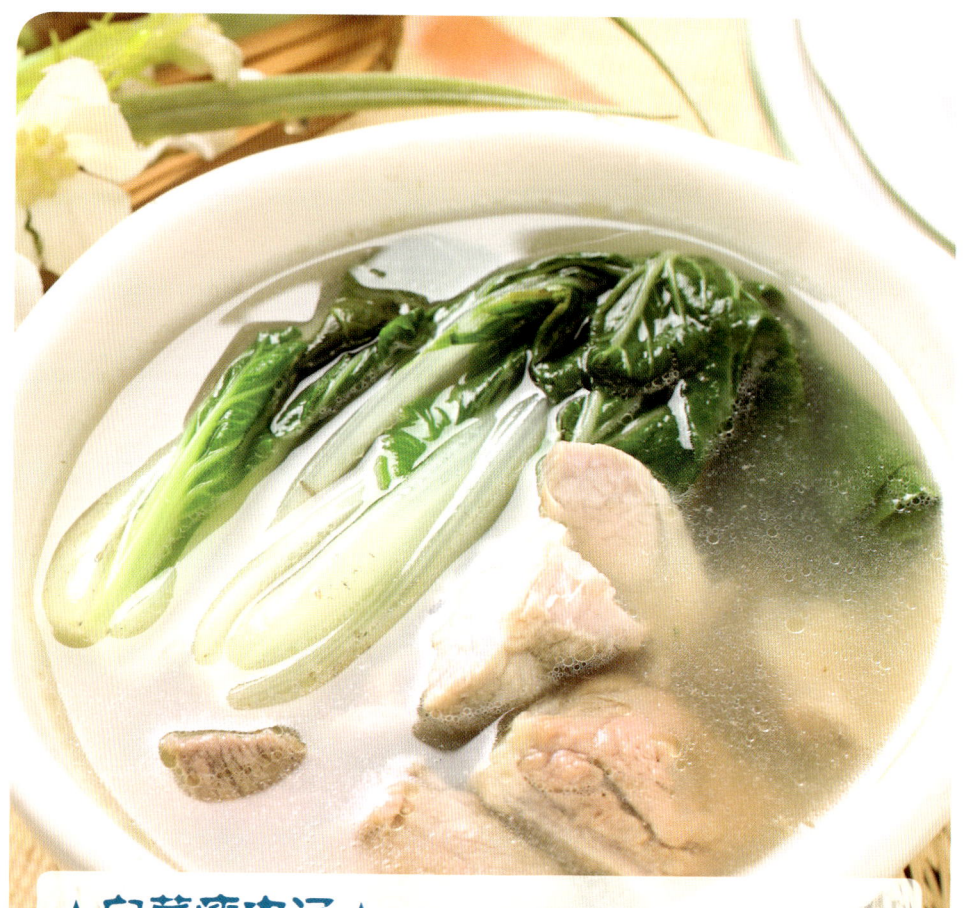

★白菜瘦肉汤★

材料

奶白菜 400 克，猪瘦肉 200 克，葱花 10 克，盐 1 小匙。

做法

1. 将奶白菜去根和老叶，用清水洗净，沥去水分；猪瘦肉洗净，切成厚片，放入沸水锅内氽烫一下，捞出。
2. 净锅置大火上，加入适量清水烧沸，先放入奶白菜氽烫至熟，捞出奶白菜，放在汤碗内。
3. 汤锅内加入猪肉片，转小火煮约 10 分钟至熟烂，然后加入盐调味，出锅倒在氽烫好的奶白菜上即可。

★ 小米龙眼粥 ★

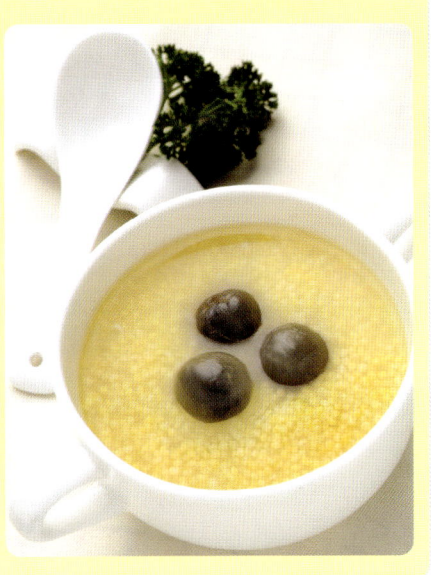

材料

龙眼肉 30 克，小米 100 克，红糖少许。

做法

1. 小米淘洗干净，龙眼肉洗净。
2. 将锅置火上，放入适量清水、小米、龙眼肉，先用大火煮沸，再改用小火煮至粥熟，调入红糖即可。

★ 比萨三明治 ★

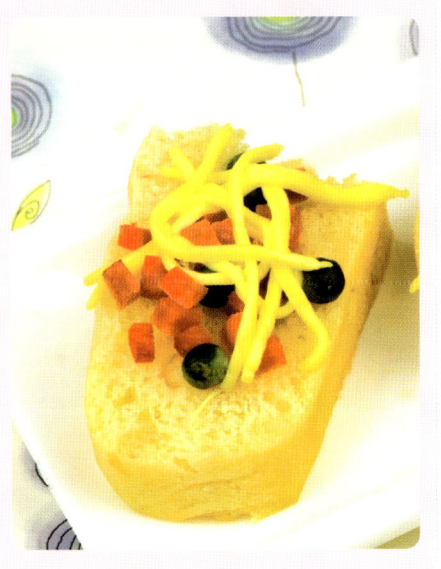

材料

厚片吐司 1 片，青豆粒 1 大匙，罐头凤梨 1 片，热狗 1 小根，乳酪丝 3 大匙。

做法

1. 凤梨及热狗切丁。
2. 吐司先放入烤箱烤 1 分钟。
3. 烤过的吐司上面放青豆粒、凤梨丁、热狗丁，最上层铺乳酪丝，放入预温的烤箱中以 190℃烤至表面金黄即可。

★什锦包子★

材料

面粉 400 克，酵母 4 克，猪肉 150 克，鸡肉、水发海参、水发蘑菇、胡萝卜各 100 克，葱末、姜末各 10 克，盐、五香粉、酱油、鸡汤、香油、植物油各适量。

做法

1. 猪肉、鸡肉、海参、蘑菇、胡萝卜均切成末，锅中加入植物油烧热，下入猪肉末、鸡肉末、海参末、蘑菇末、胡萝卜末煸炒至熟，再加入调料炒拌均匀，出锅晾凉成什锦馅料。
2. 将面粉加入酵母、温水揉成面团，略饧，再搓成长条，揪成小面剂，擀成圆皮；然后放上什锦馅料，提褶收口捏成包子形，摆入蒸锅中，用大火蒸 15 分钟至熟，取出即成。

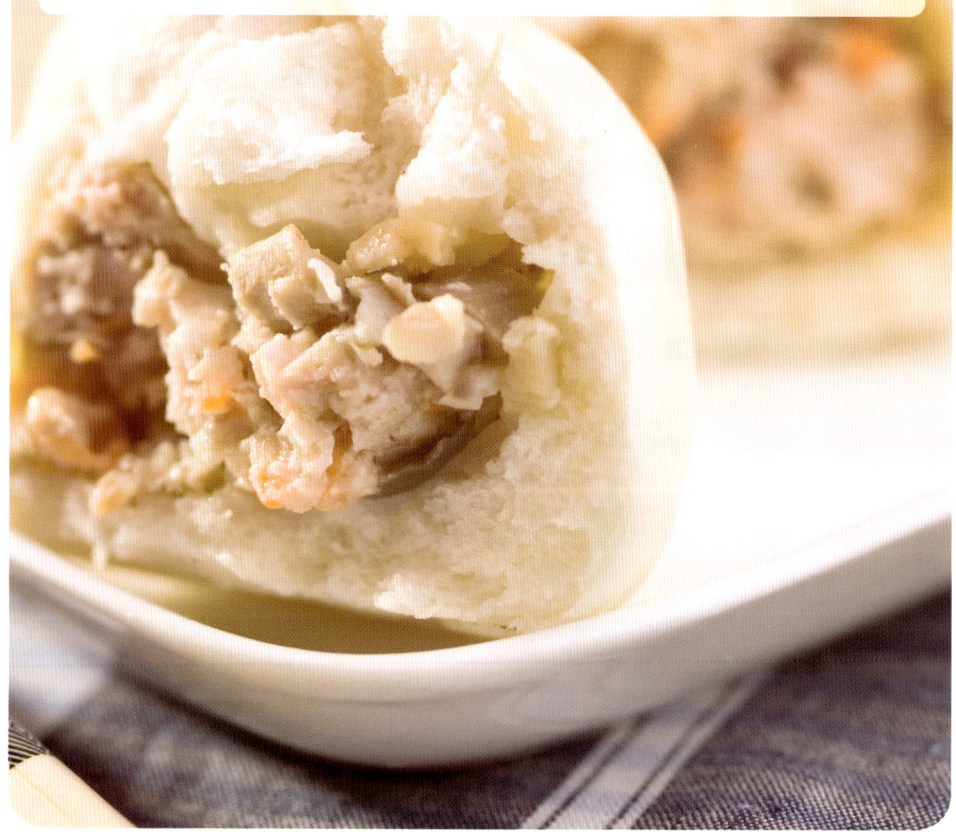

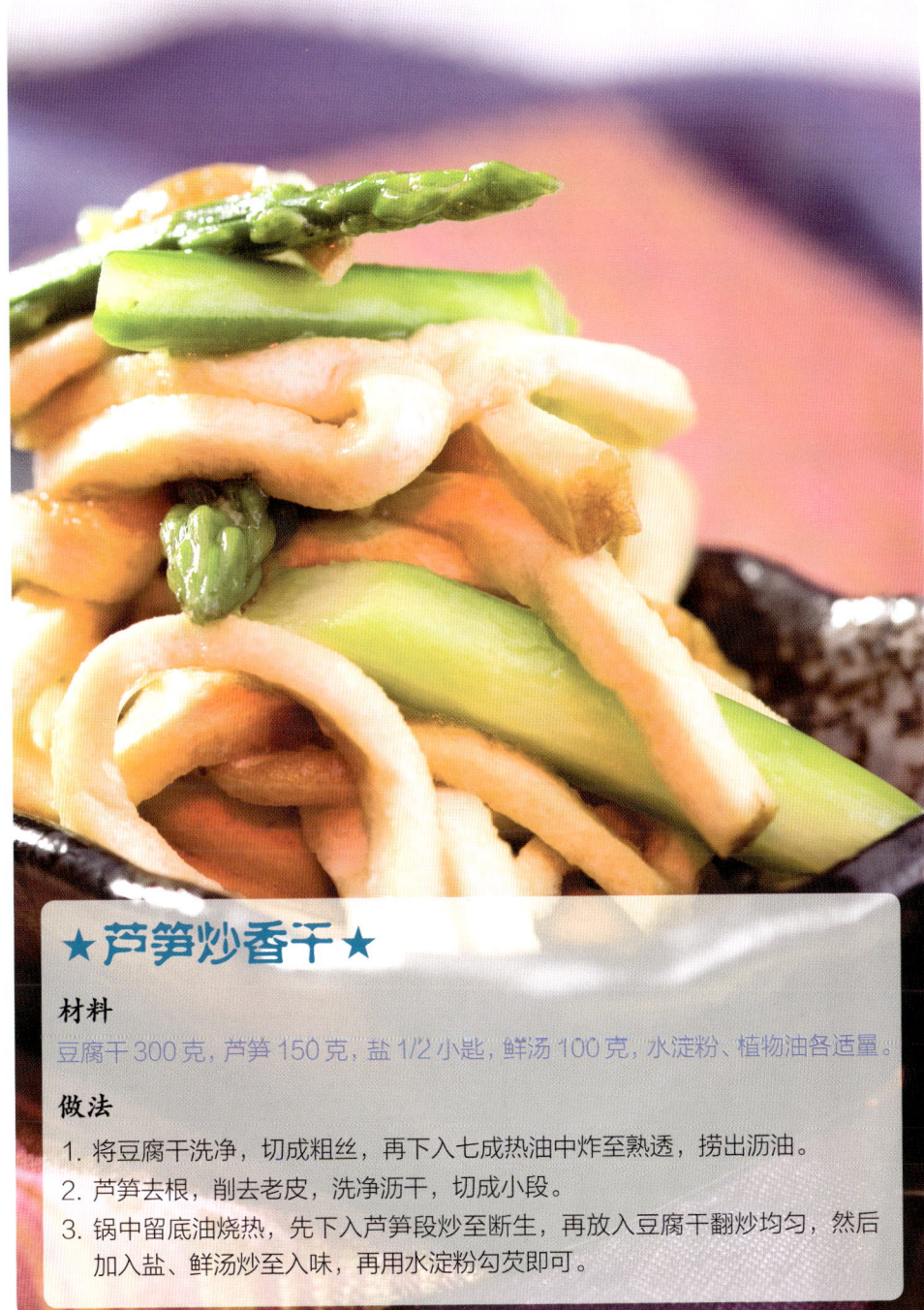

★芦笋炒香干★

材料

豆腐干300克,芦笋150克,盐1/2小匙,鲜汤100克,水淀粉、植物油各适量。

做法

1. 将豆腐干洗净,切成粗丝,再下入七成热油中炸至熟透,捞出沥油。
2. 芦笋去根,削去老皮,洗净沥干,切成小段。
3. 锅中留底油烧热,先下入芦笋段炒至断生,再放入豆腐干翻炒均匀,然后加入盐、鲜汤炒至入味,再用水淀粉勾芡即可。

★ 阿胶鸡蛋羹 ★

材料

鸡蛋3个，阿胶30克，米酒100克，盐适量。

做法

1. 先将鸡蛋打入碗里，用筷子均匀地打散。
2. 再把阿胶打碎放在锅里浸泡，加入米酒和少许清水用小火炖煮。
3. 待煮至胶化后往里倒入打散的鸡蛋液，加上少量盐调味，稍煮片刻后即可盛出。

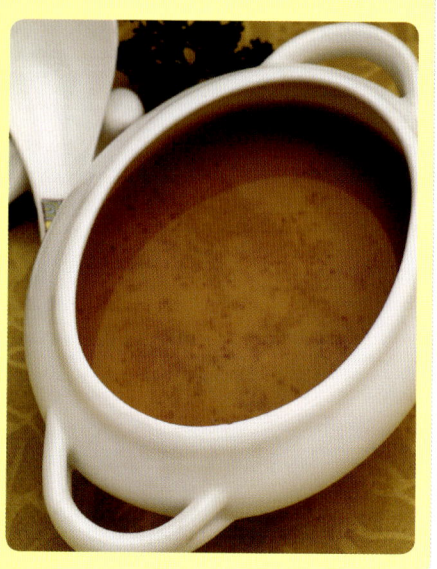

★ 大枣山药粥 ★

材料

大米100克，去核大枣10枚，山药10克。冰糖少许。

做法

1. 将大米淘洗干净；红枣洗净；山药去皮，洗净，切片备用。
2. 将大米、山药、红枣放入锅中，加入适量清水，先用大火烧沸，再转用小火炖至米烂成粥。
3. 将冰糖放入锅内，加少许清水，熬成冰糖汁，再倒入粥锅中，搅匀即可。

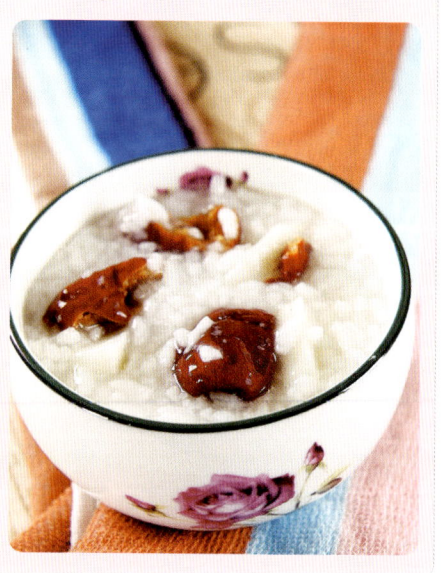

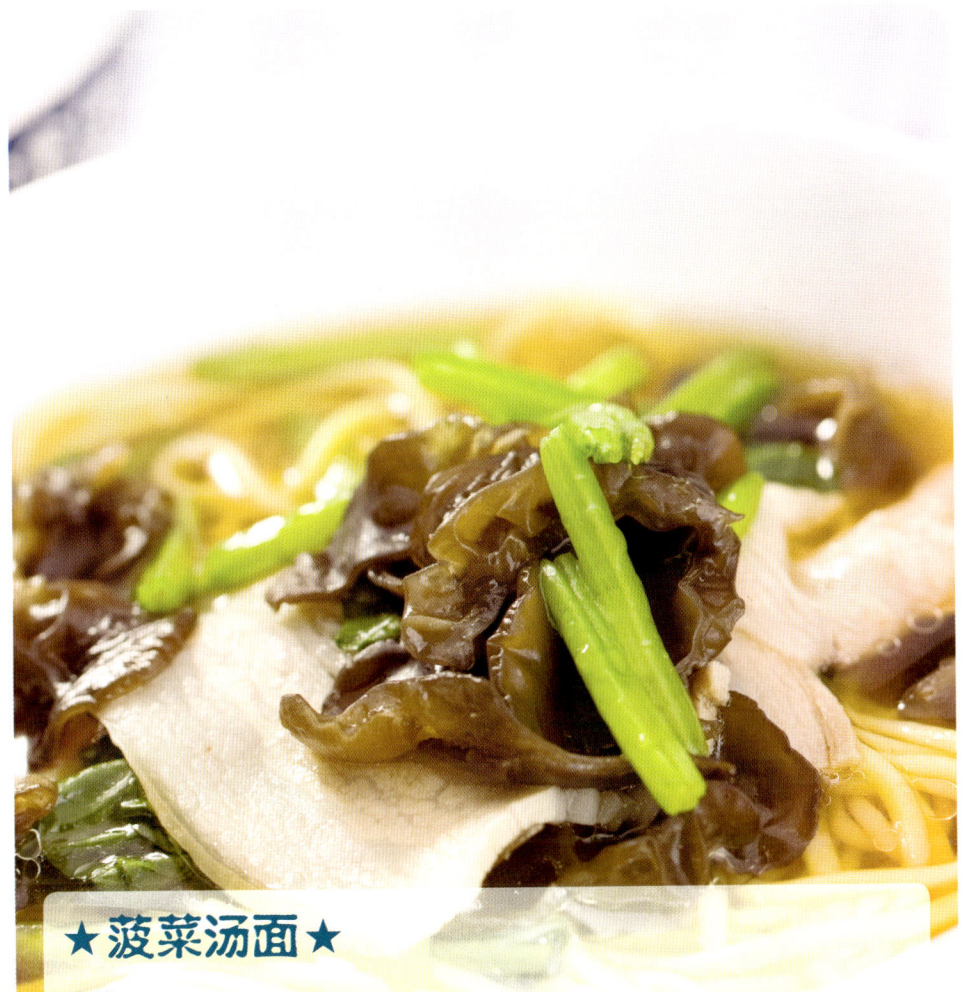

★菠菜汤面★

材料

玉米面条 200 克,熟猪五花肉 75 克,菠菜 50 克,水发木耳 20 克,葱末、姜末、酱油各 10 克,盐 1 小匙,猪骨汤 400 克,香油 2 小匙,植物油 3 大匙。

做法

1. 熟猪五花肉切成大薄片;菠菜、木耳分别择洗干净,菠菜切成段,木耳撕成小片。
2. 锅中加油烧热,下入葱末、姜末炝香,下入肉片炒出油,加入酱油、猪骨汤、盐、木耳片、菠菜段烧开,出锅装碗,淋入香油。
3. 锅中加水烧开,下入玉米面条煮熟,捞入菠菜汤碗内即成。

★ 龙眼糯米粥 ★

材料

糯米 80 克，龙眼肉 50 克，白糖适量。

做法

1. 糯米淘洗净，加入 5 杯水煮粥。
2. 粥将熟时，将龙眼肉剥散加入，稍微搅拌，续煮 12 分钟，加适量白糖调味即可。

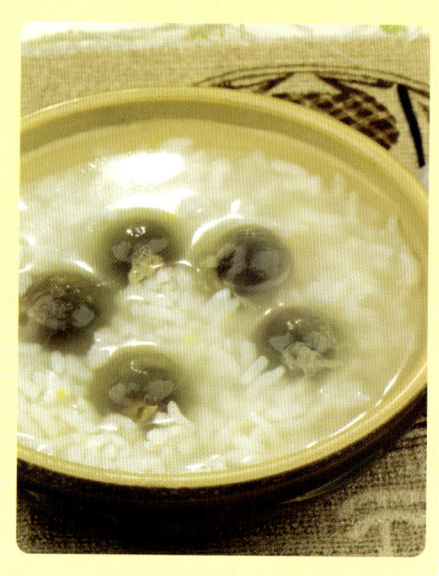

★ 荷花粥 ★

材料

荷花 15 克，大米 100 克。

做法

1. 当荷花盛开时，采摘荷花瓣，阴干后洗净，切成碎末备用。
2. 坐锅点火，锅内加入清水，放入大米，用大火煮至米粒开裂。
3. 等粥黏稠时，加入荷花末，用小火煮 1～2 分钟即可。

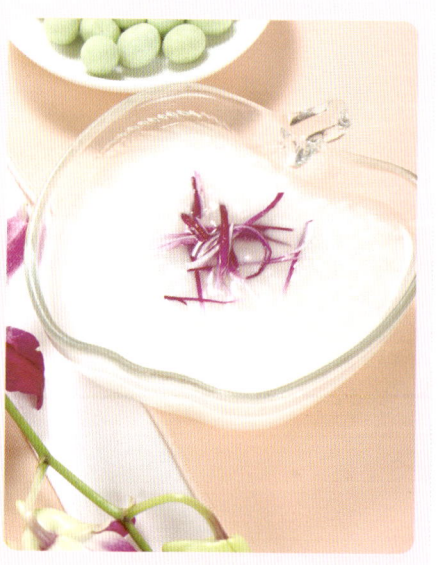

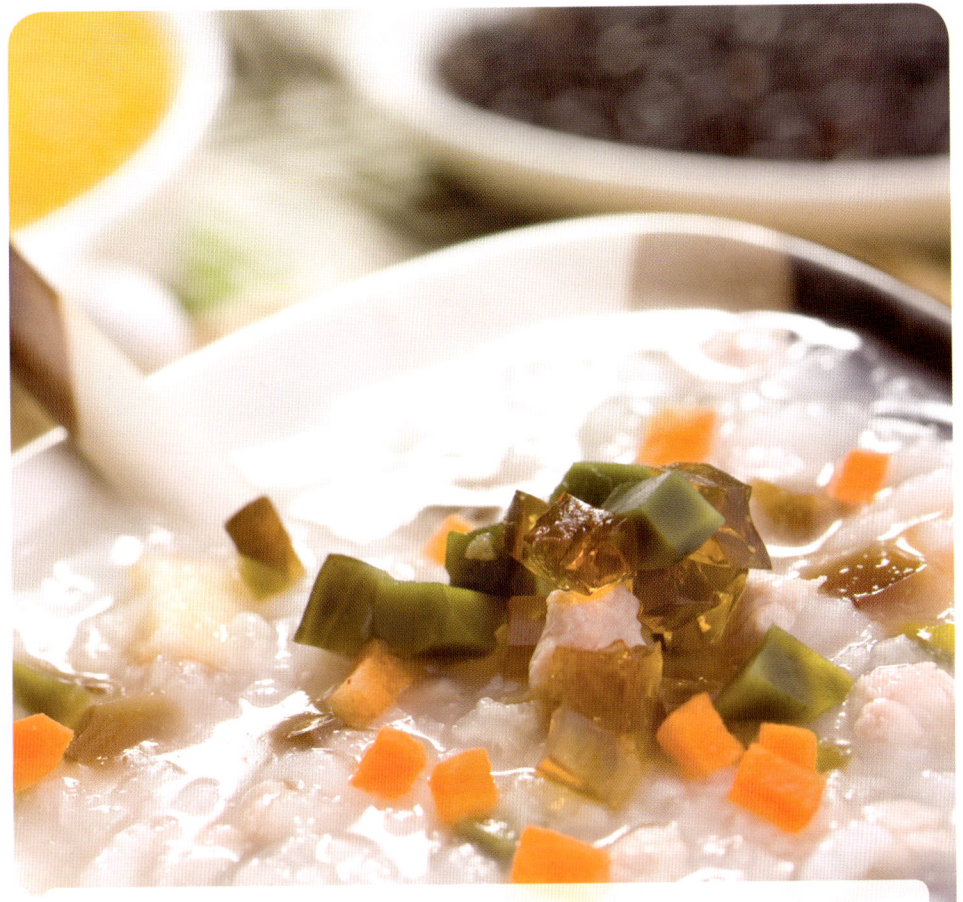

★ 皮蛋虾球粥 ★

材料

大米250克，虾仁100克，胡萝卜粒15克，松花蛋（皮蛋）1个，大葱15克，盐、胡椒粉各1小匙，香油2小匙。

做法

1. 将松花蛋（皮蛋）去壳，用清水冲净，切成小粒；大米淘洗干净，再放入清水中浸泡；大葱择洗干净，切成2厘米长的小段；虾仁去虾线，洗净，切成粒，放入开水中稍烫，捞出沥水。
2. 将大米放入锅中，加入适量清水煮成米粥，再放入虾仁、胡萝卜粒、松花蛋（皮蛋）粒、葱段煮约10分钟，然后加入盐、香油、胡椒粉调好口味即可。

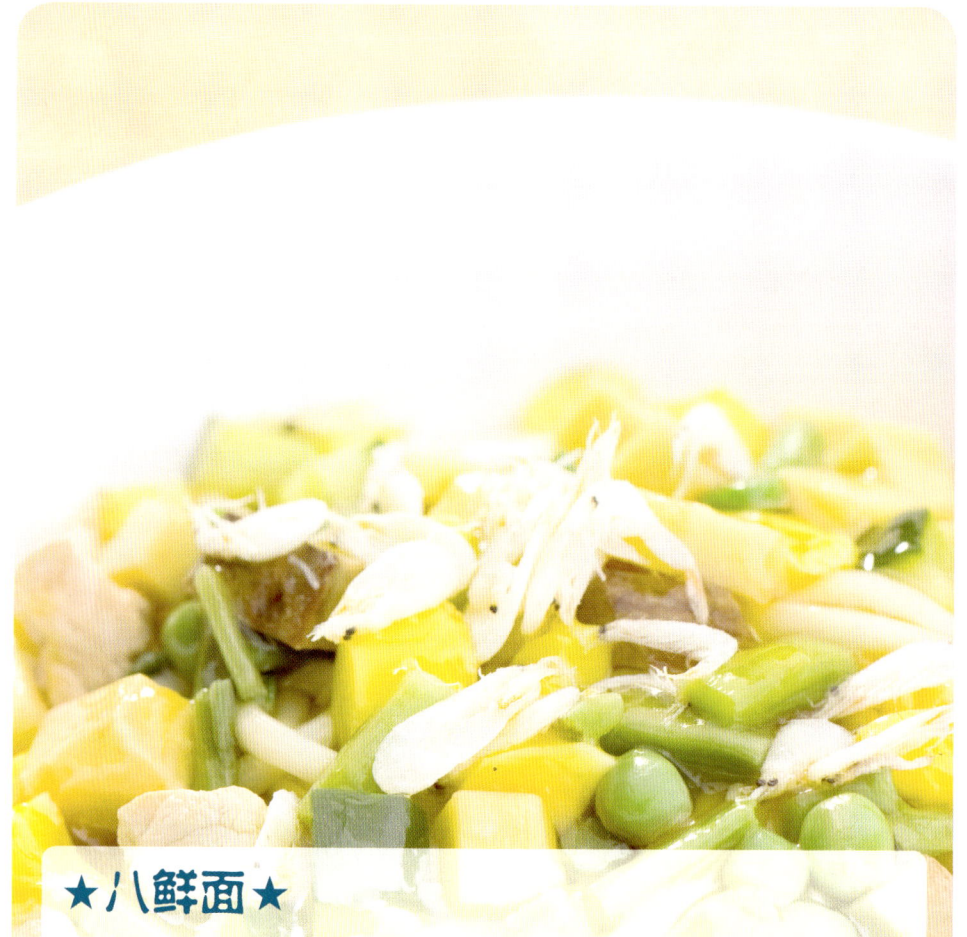

★八鲜面★

材料

面粉 500 克,黄瓜 150 克,猪瘦肉 125 克,蒲菜 50 克,虾皮、熟笋、青豆、熟鸡胸肉、熟鸡蛋羹各 25 克,盐 1 大匙,猪肉汤适量。

做法

1. 将面粉放入盆中,加入适量清水和好,擀成面皮,再切成面条,入锅煮熟,盛入碗中。
2. 熟鸡蛋羹、熟笋、熟鸡胸肉、黄瓜均切成小丁;蒲菜洗净,切成小段。
3. 猪瘦肉洗净,切成小丁,放入沸水锅中焯透,捞出沥水。锅中加入猪肉汤、虾皮、青豆、熟笋、蛋羹、黄瓜、蒲菜、猪肉丁、鸡胸肉丁烧沸,加入盐调味,出锅浇入面条碗中即成。

★ 粉丝鸡蛋汤 ★

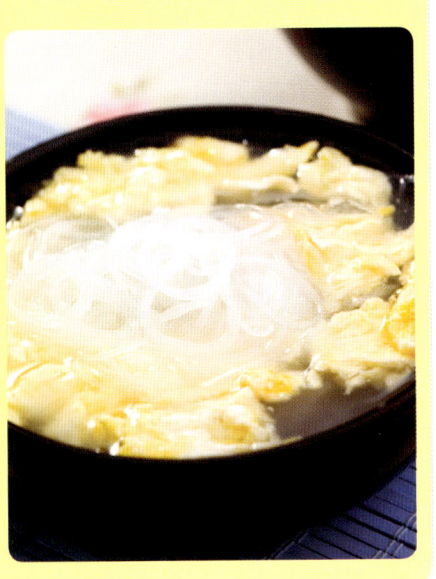

材料

粉丝100克，鸡蛋2个，盐1大匙，鲜汤500克，熟猪油2大匙。

做法

1. 鸡蛋磕入碗中，用筷子搅打均匀；粉丝放入温水中浸泡至软，再用清水洗净，切成小段。
2. 锅置火上，加入熟猪油烧至六成热，倒入鸡蛋液煎至呈黄色，稍拨散。
3. 添入鲜汤，放入粉丝烧开，待汤汁呈乳白色时，加入盐调味，出锅装碗即可。

★ 豆芽海带豆腐汤 ★

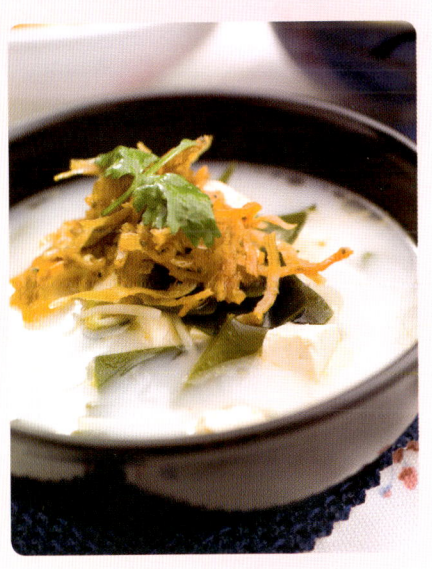

材料

豆腐2块，海带120克，绿豆芽100克，小鱼干60克，盐1小匙，胡椒粉2小匙，香油少许。

做法

1. 豆腐洗净，切成小块；海带用清水泡软，洗去杂质，捞出，切成小段；绿豆芽掐去头尾，洗净。
2. 锅置火上，加入适量清水烧沸，先放入小鱼干、豆腐块、海带段煮熟。
3. 放入绿豆芽稍煮，然后加入盐、胡椒粉调味，淋入香油，出锅装碗即可。

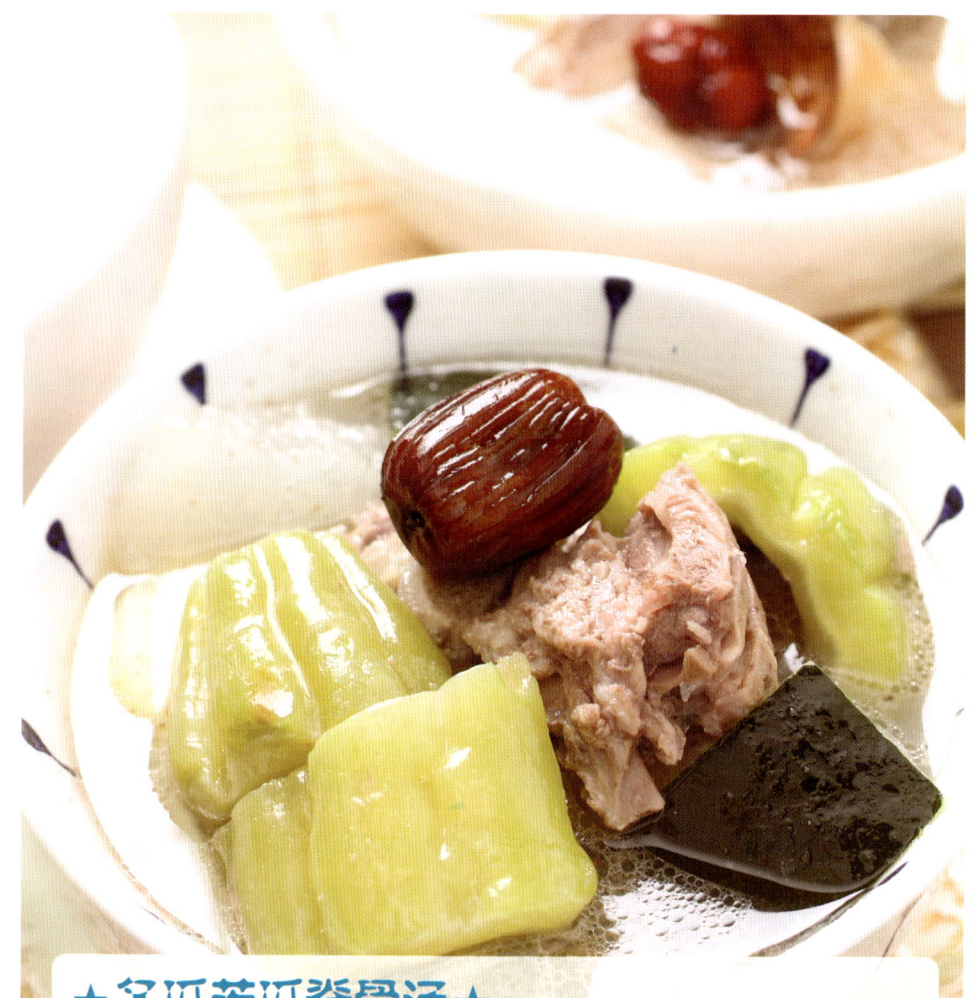

★冬瓜苦瓜脊骨汤★

材料

猪脊骨 750 克，冬瓜 500 克，苦瓜 300 克，蜜枣 15 克，盐适量。

做法

1. 猪脊骨洗净，剁成大块，放入清水锅中烧沸，焯烫出血水，捞出冲净。
2. 冬瓜、苦瓜分别清洗干净、去瓤，均切成大块儿；蜜枣洗净。
3. 锅中加入清水烧沸，放入猪脊骨、冬瓜、苦瓜煮沸，转小火煲约 3 小时，加入盐调味，装碗即可。

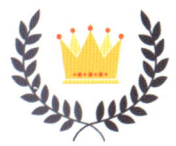

产后第二周：收缩内脏

★莲子百宝糖粥★

材料

莲子50克，百宝粥料100克，白糖适量。

做法

1. 将莲子用温水浸泡至软，去心；百宝粥料淘洗干净，放入清水中浸泡2小时。
2. 将百宝粥料放入锅中，加入适量清水，先用大火烧沸。
3. 再放入莲子，改用小火煲约1小时至米烂成粥，然后加入白糖煮至溶化即可。

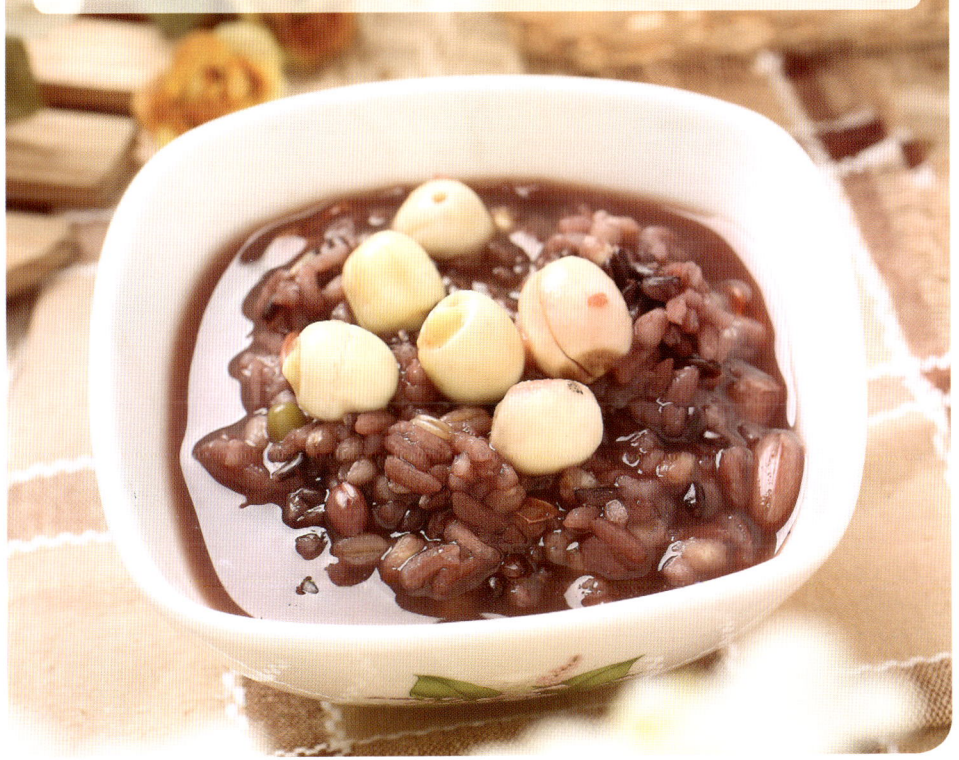

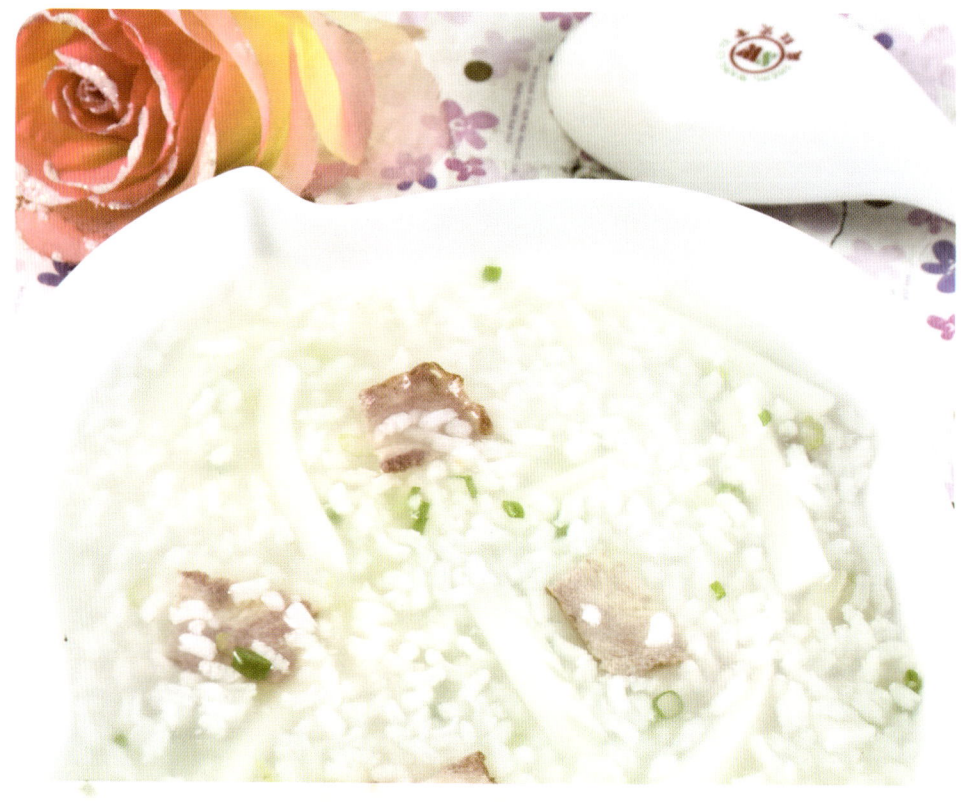

★烟肉白菜粥★

材料

白菜 200 克，大米、烟肉各 100 克，芹菜 50 克，葱花、胡椒粉各少许，盐 1/3 小匙，料酒 1 大匙，高汤 250 克，植物油 2 大匙。

做法

1. 白菜去根和老叶，洗净，切成长条，放入沸水锅中焯透，捞出过凉；芹菜择洗干净，切成绿豆大小的粒。
2. 锅置火上，加入植物油烧至六成热，放入烟肉稍煎片刻；烹入料酒，煎至烟肉两面呈金红色、熟透时，出锅，切成块。
3. 大米淘洗干净，放入清水锅内煮沸，转小火煮成米粥，再加入烟肉、白菜条和芹菜粒搅匀。
4. 加适量高汤、盐、胡椒粉，再煮至米粥黏稠；最后撒上葱花拌匀，出锅装碗即成。

★ 胡萝卜鲜橙汤 ★

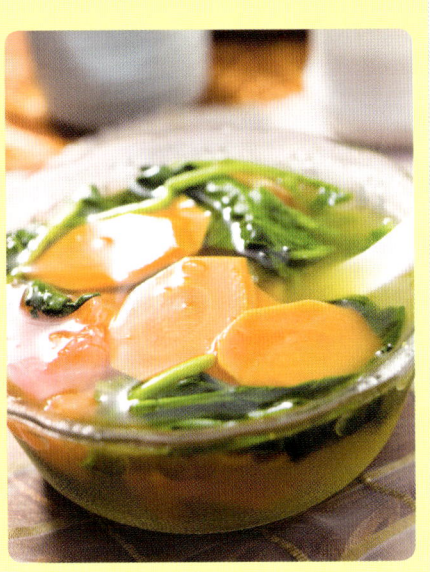

材料

胡萝卜500克，番茄1个，香草、盐、胡椒粉各适量，奶油2大匙，橙汁125克。

做法

1. 将胡萝卜去皮、洗净，切成片；番茄去蒂，洗净，切成块。
2. 锅置火上，加入奶油、适量清水，放入胡萝卜片，用中火熬煮（需勤搅拌）约10分钟。
3. 放入番茄块，加入橙汁煮沸，然后加入香草、盐、胡椒粉调味，转小火煮约20分钟至胡萝卜软烂，出锅装碗即可。

★ 蓝花卤面 ★

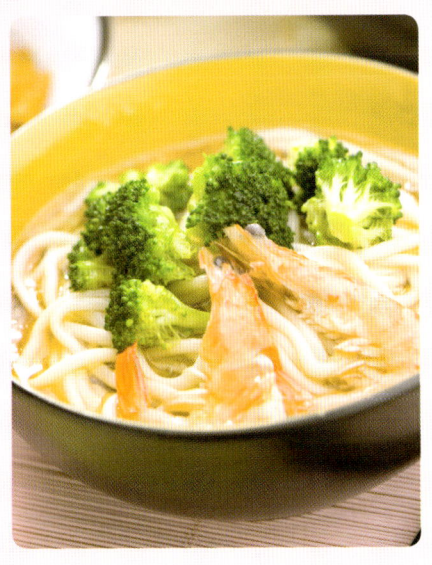

材料

荞麦挂面200克，大虾、西蓝花各50克，葱姜汁1大匙，盐1/2小匙，水淀粉2小匙，鲜鸡汤150克，香油2小匙。

做法

1. 将西蓝花洗净，掰成小朵；大虾洗净，去掉虾须、虾足及沙线。
2. 锅中加水烧开，下入挂面，用筷子轻轻拨散，用中火烧开煮至软熟，捞出投凉，放入碗内。
3. 锅中加入鲜鸡汤、葱姜汁、盐，下入大虾、西蓝花烧开，用水淀粉勾芡，淋入香油，出锅浇在煮熟的面条上即成。

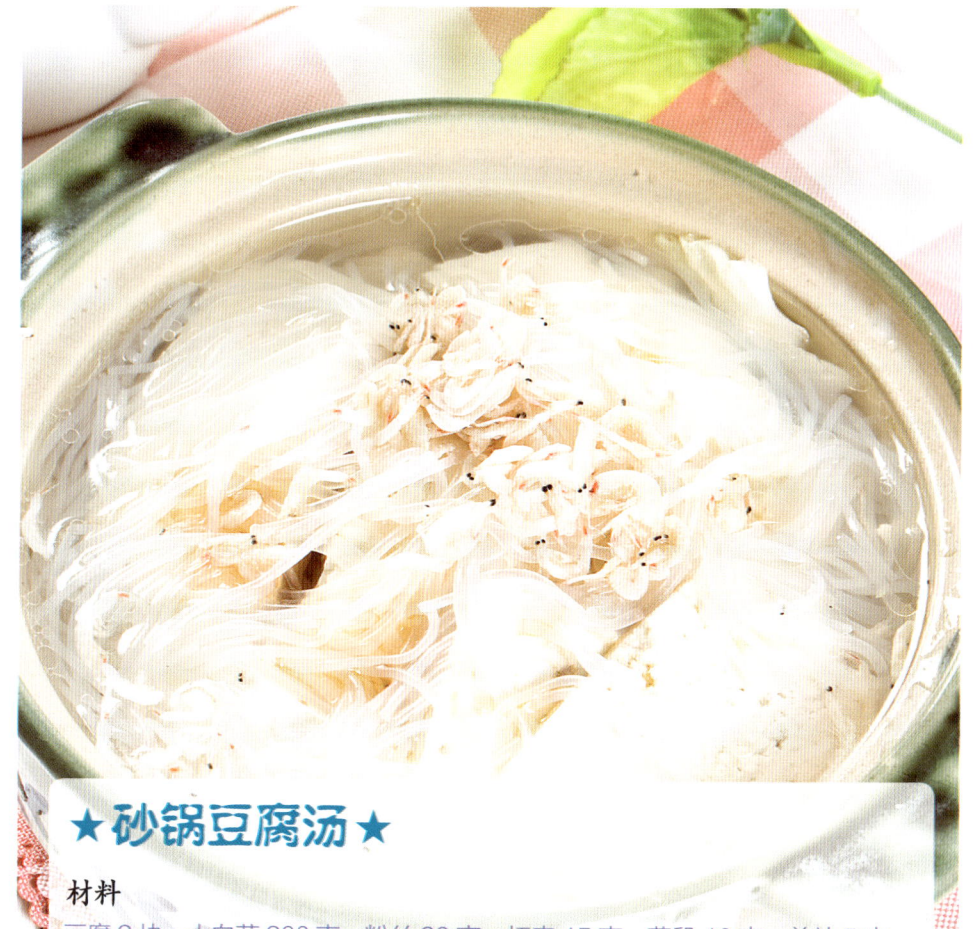

★砂锅豆腐汤★

材料

豆腐 2 块，大白菜 200 克，粉丝 20 克，虾皮 15 克，葱段 10 克，姜片 5 克，盐 4 小匙，胡椒粉、熟猪油各少许，料酒 1/2 大匙，香油 1 小匙，猪骨头汤 1500 克。

做法

1. 豆腐片去老皮，切成片，放入加有少许盐的沸水中焯烫一下，去除豆腥味，捞出沥水。
2. 粉丝用温水泡软，剪成长段；大白菜取嫩白菜帮洗净，切成大块。
3. 锅中加熟猪油烧至七成热，下入葱段、姜片煸香，再加入猪骨头汤、盐、料酒、胡椒粉烧沸，倒入汤碗中。
4. 取大砂锅，依次放入白菜块、豆腐块、粉丝、虾皮，再倒入猪骨头汤，大火烧沸后转小火炖至入味，淋入香油，离火上桌即可。

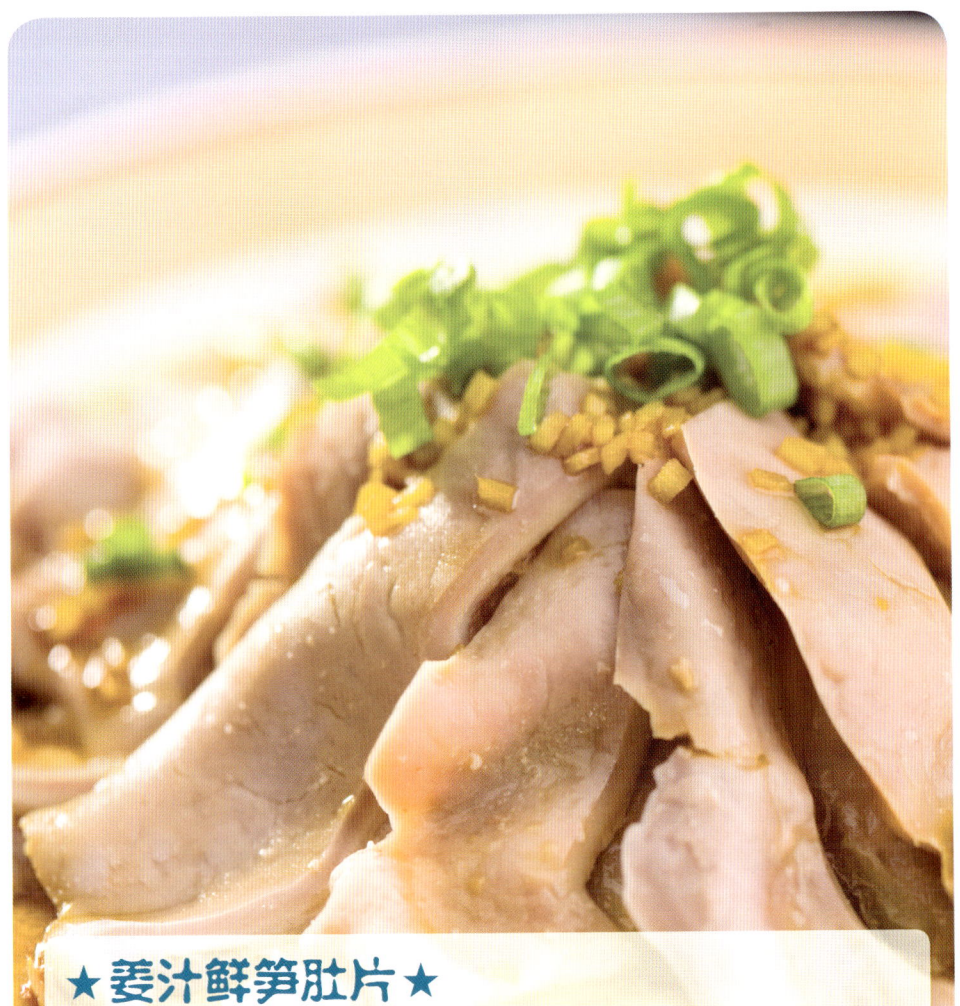

★ 姜汁鲜笋肚片 ★

材料

熟猪肚 200 克,青笋 100 克,酱油、盐各 1/3 小匙,香油 1 小匙,姜末、醋各 1 大匙,鲜汤 4 大匙。

做法

1. 将青笋中段切成菱形片,用少许盐码味,沥干水分,装入盘内垫底;熟猪肚用斜刀法切成长 5 厘米、宽 2.5 厘米的片,装入盘内青笋上,摆成风车形。
2. 将姜末、酱油、盐、醋、鲜汤、香油装入碗内,调匀成味汁,淋入盘内肚片上即成。

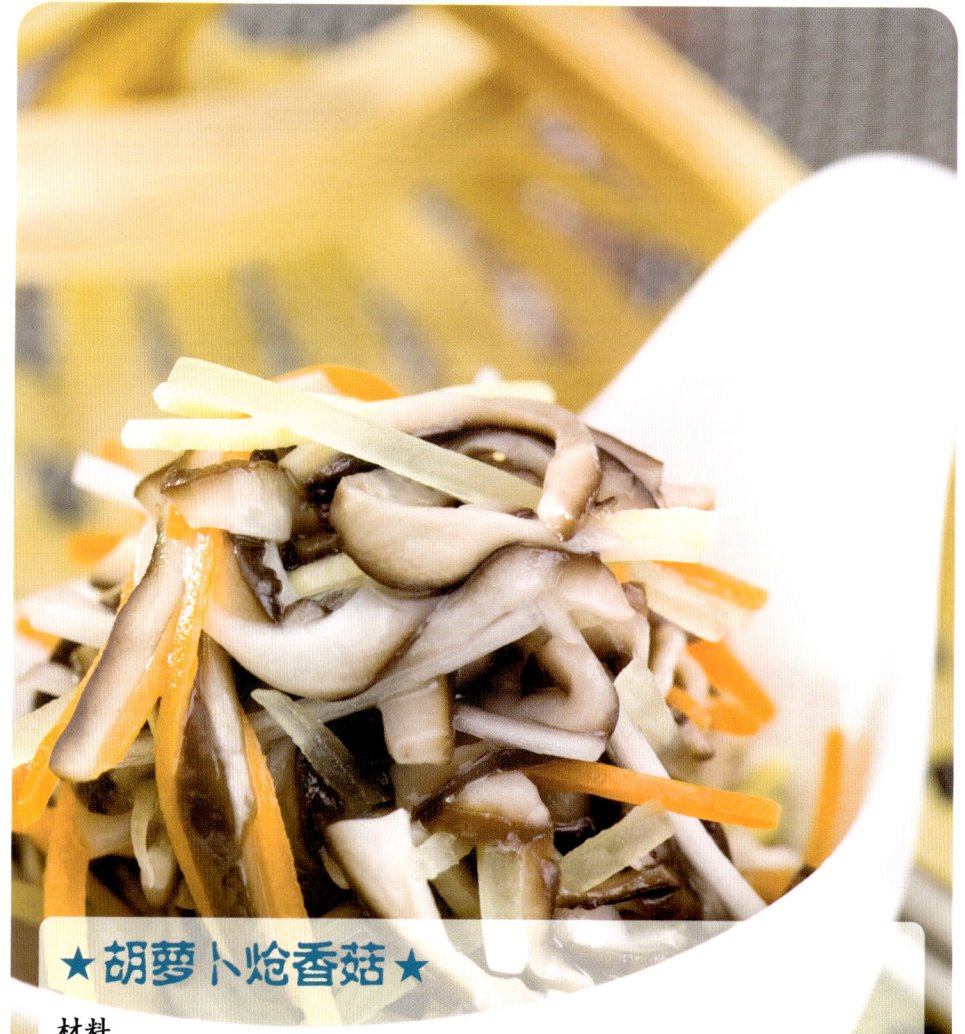

★胡萝卜炝香菇★

材料

香菇300克,莴笋、胡萝卜各50克,葱丝、姜丝各5克,盐1小匙,白糖1大匙,花椒油2大匙。

做法

1. 香菇去蒂、洗净,切成粗丝;莴笋、胡萝卜分别去皮、洗净,均切成粗丝。
2. 锅中加入清水,放入香菇丝烧沸,再放入莴笋丝、胡萝卜丝焯约半分钟,捞出沥水。
3. 放入大碗中,加入盐、白糖拌匀,撒上葱丝、姜丝,浇上烧热的花椒油即可。

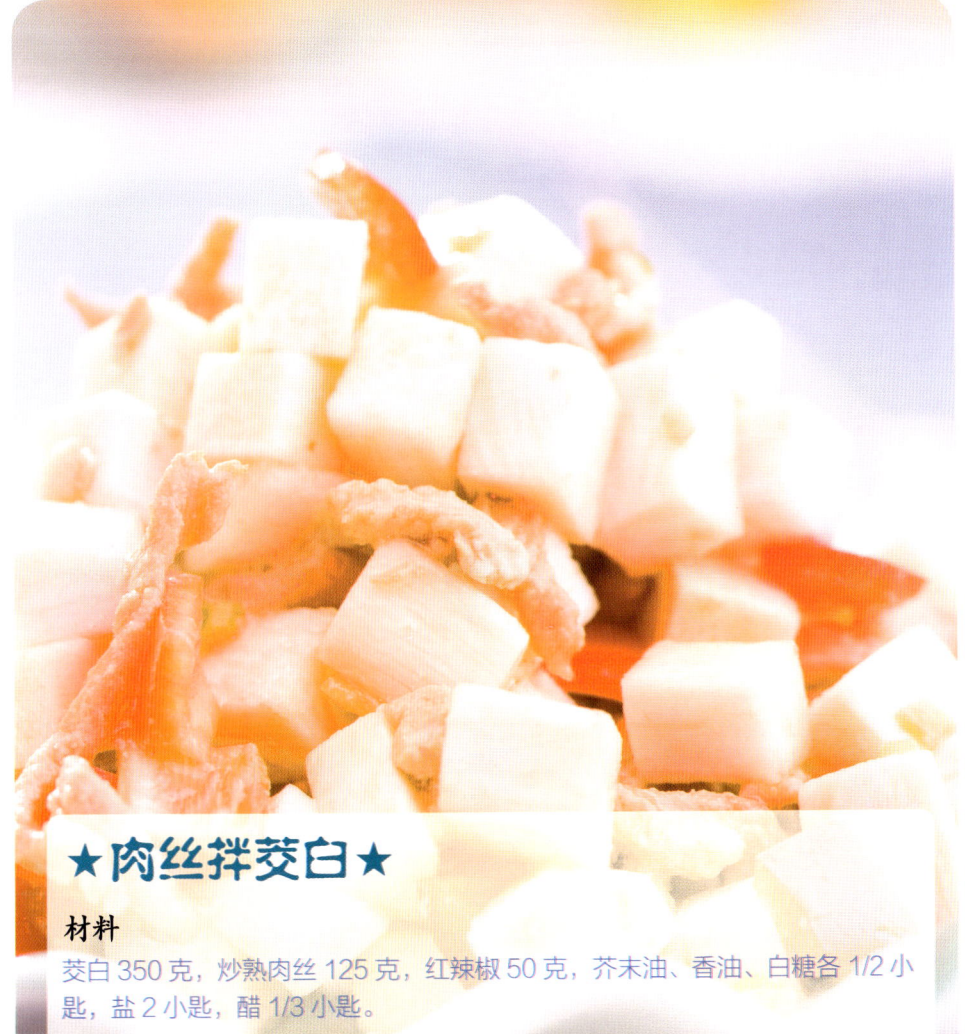

★肉丝拌茭白★

材料

茭白 350 克，炒熟肉丝 125 克，红辣椒 50 克，芥末油、香油、白糖各 1/2 小匙，盐 2 小匙，醋 1/3 小匙。

做法

1. 把茭白削去外皮，洗净，切成 1 厘米见方的丁；红辣椒去蒂、籽，洗净，切成 1 厘米大小的丁。
2. 锅里放入清水，加入盐，烧开，下入茭白丁，焯约 5 分钟，至熟透，下入红辣椒丁略焯，捞出，沥去水。
3. 把茭白丁、炒熟的肉丝和红辣椒丁均放入盛有冷水的容器内浸泡 3 分钟，至凉透捞出，沥去水，放入大瓷碗中，加入盐、白糖、醋，淋入芥末油、香油，拌匀即可。

★金针鸡肉汤★

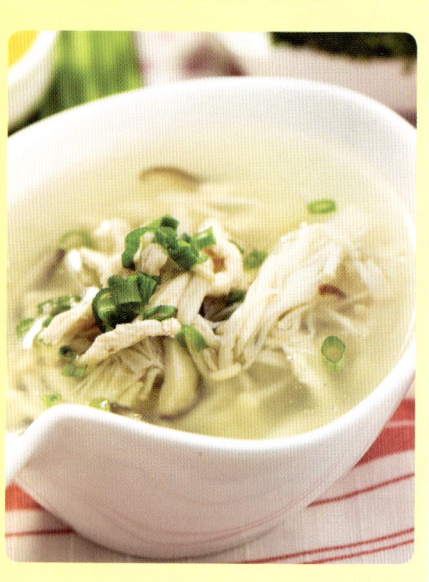

材料

鸡肉150克,黄花菜(金针菜)60克,干香菇3朵,木耳20克,葱花15克,盐1小匙。

做法

1. 黄花菜、木耳、香菇用清水泡发,择洗干净,香菇切成丝,木耳撕成小块;鸡肉洗净,切成细丝,加入少许盐拌匀,腌渍片刻。
2. 锅中加入适量清水,先下入黄花菜、香菇丝、木耳,用大火烧沸,再转小火煮约3分钟。
3. 放入鸡肉丝煮至熟嫩,加入葱花、盐稍煮即可。

★黑豆红枣排骨汤★

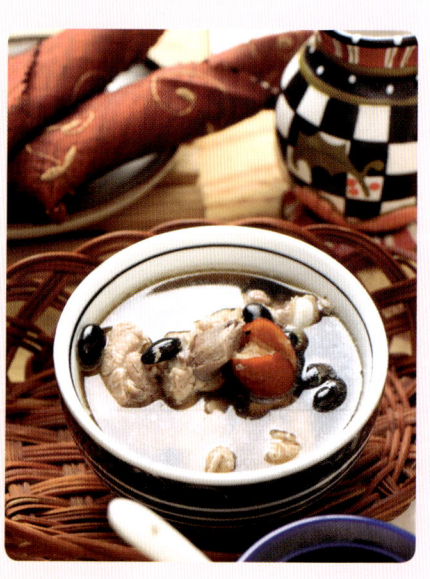

材料

猪排骨500克,黑豆100克,红枣25克,姜1片,盐适量。

做法

1. 将猪排骨冲洗干净,剁成大块,放入沸水中焯烫一下,捞出沥水。
2. 黑豆提前半天放入清水中浸泡,再洗净沥水;红枣洗净,去核。
3. 汤煲内加入适量清水煮沸,放入猪排骨、黑豆、红枣、姜,大火烧沸后转小火煲约2小时,再加入盐调好口味即可。

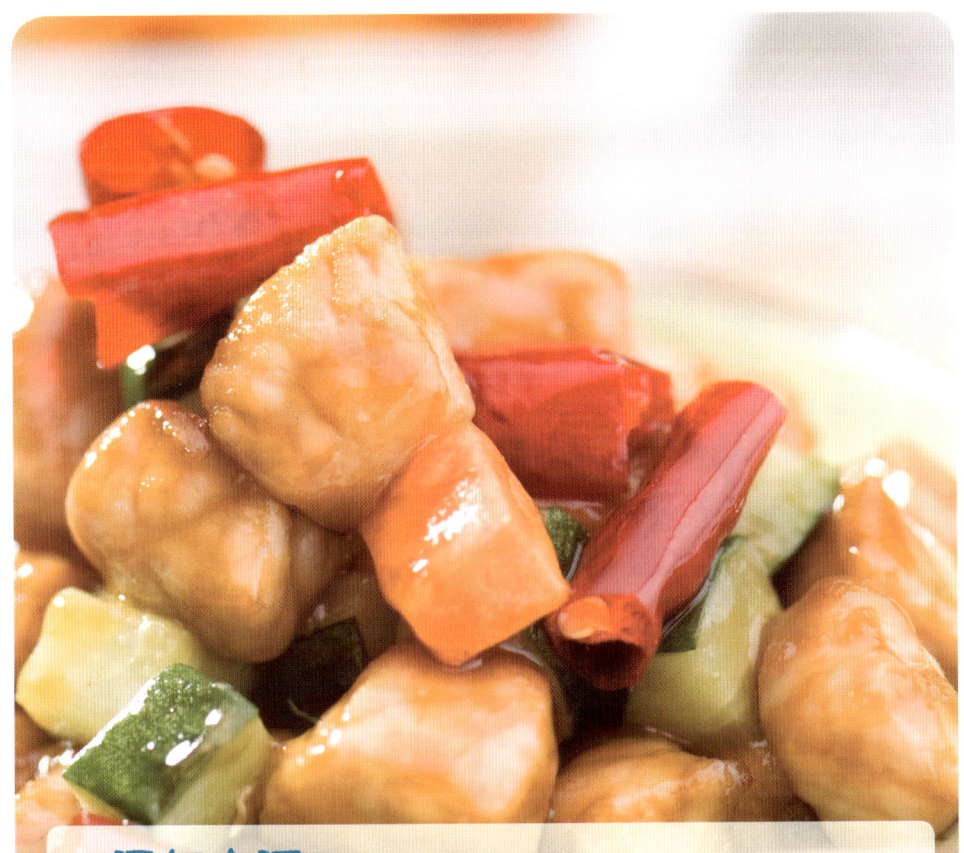

★果仁肉丁★

材料

猪瘦肉500克，黄瓜丁50克，胡萝卜丁30克，油炸花生米20克，红干椒10克，鸡蛋1个，葱末、蒜末各10克，姜末5克，盐、白糖各1小匙，香油少许，酱油2小匙，淀粉4大匙，植物油1000克（约耗100克）。

做法

1. 猪肉洗净、切丁，加入少许酱油、盐、蛋液、淀粉、清水抓匀；红干椒去蒂、洗净，切成小段；取一小碗，加入少许清水、酱油、盐、白糖、淀粉，调匀成味汁。
2. 锅中加油烧热，放入肉丁略炸，捞出沥油；锅中留底油烧热，先下入葱末、姜末、蒜末、红干椒炒香，再放入肉丁、胡萝卜丁、花生米、黄瓜丁略炒，然后烹入味汁炒至入味，再淋入香油，即可出锅。

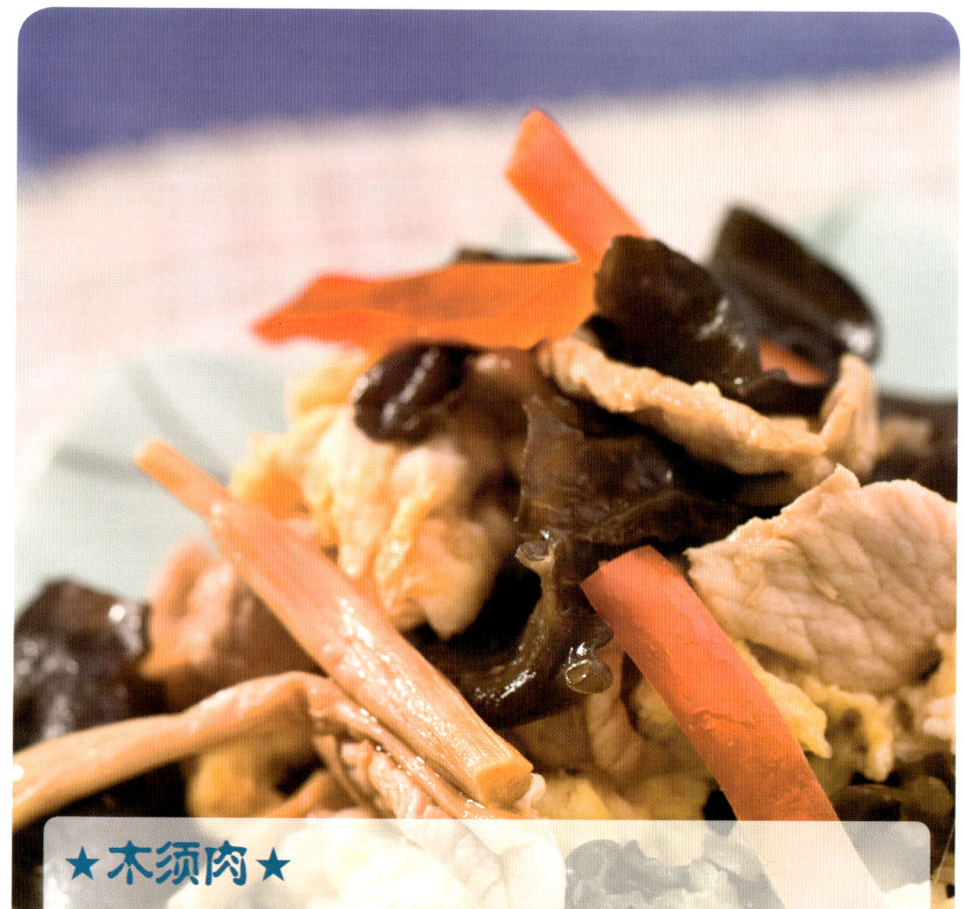

★木须肉★

材料

瘦肉片 200 克,黄瓜 50 克,鸡蛋 2 个,木耳 30 克,黄花菜 20 克,植物油 200 克(约耗 50 克),姜 10 克,料酒 2 大匙,酱油 1 小匙,花椒 10 粒,蒜末 5 克。

做法

1. 把木耳、黄花菜泡开备用;肉片放适量酱油、鸡蛋清、淀粉,拌匀;锅里放适量油,把调好的肉片放在里面熘一下,用碗盛起,放一边。
2. 余下的鸡蛋黄和剩余鸡蛋清加盐调匀;锅里放适量油,把调好的鸡蛋液下锅煎好,用锅铲分成几块,用碗盛起,放一边;锅里放适量油,下姜片、料酒、酱油、花椒、蒜末先炒一下,下黄花菜炒至五分熟;再下木耳,炒一下,下黄瓜,炒一下,下炒好的肉片、鸡蛋,用小火炒至熟。

★牛肉花卷★

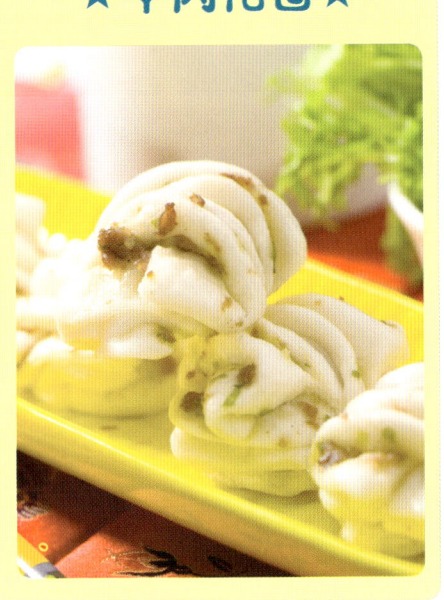

材料

面粉500克,牛肉300克,泡打粉、葱末、姜末各10克,盐、十三香粉、酱油、料酒、香油、植物油各适量。

做法

1. 牛肉洗净,剁成肉蓉,加入葱末、姜末、酱油、料酒、盐、十三香粉、植物油、香油调成馅料;面粉放入泡打粉拌匀,再加入适量温水和成面团,稍饧后擀成大片。
2. 馅料倒在面片上抹匀,相对折叠,切成小长条,再抻长卷起,制成花卷生坯,然后放入蒸锅大火蒸约15分钟至熟。

★香葱炝木耳★

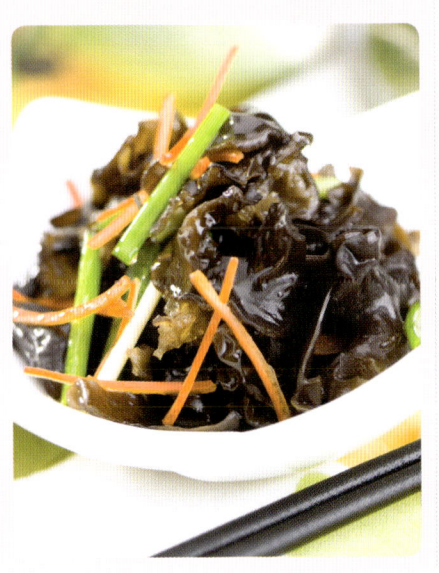

材料

黑木耳60克,香葱100克,红辣椒20克,姜丝10克,盐1/2小匙,香油、辣椒油各1大匙。

做法

1. 黑木耳放入清水中浸泡,使其充分涨发,再去除根部,洗净沥干,撕成小块。
2. 香葱去根、洗净,切成3厘米长的段;红辣椒洗净,去蒂及籽,切成细丝。
3. 将黑木耳、香葱段放入容器中,加入盐拌匀,再装入盘中,撒上姜丝、红辣椒丝。锅中加入香油和辣椒油烧热,浇在姜丝、红辣椒丝上即可。

★炝拌三彩腐竹★

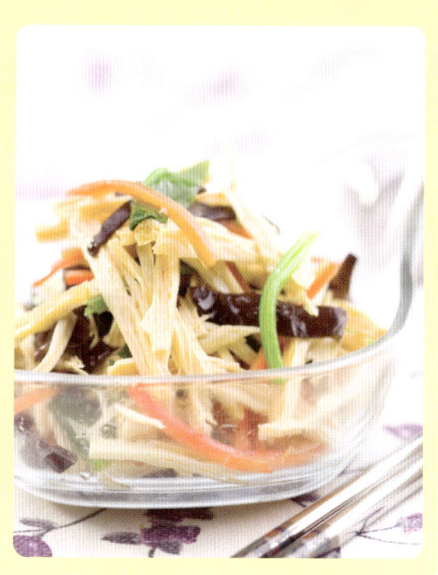

材料

水发腐竹段200克，菠菜段150克，红甜椒丝、木耳各30克，蒜末10克，盐、白糖各1/2小匙，花椒油、辣椒油各1小匙。

做法

1. 锅中加入清水烧沸，下入腐竹段、木耳焯约3分钟，放入红甜椒丝焯约半分钟，捞出沥水，再放入菠菜段焯熟，捞出沥水。
2. 把腐竹段、木耳丝、红椒丝、菠菜段放入大碗中，加入花椒油、辣椒油拌匀。
3. 加入盐、白糖、蒜末拌匀入味即可。

★腐竹蛤蜊汤★

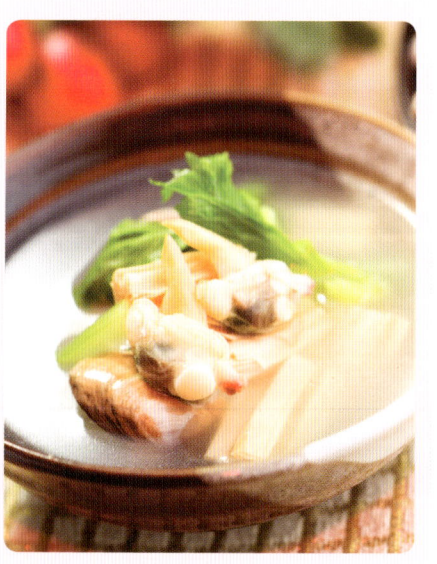

材料

蛤蜊300克，腐竹150克，芹菜80克，盐2小匙，香油少许，高汤1500克。

做法

1. 将蛤蜊放入淡盐水中浸泡，使其吐净泥沙，再用清水洗净，沥干水分。
2. 将腐竹洗净，用清水泡软，沥去水分，切成小段；芹菜择去叶片洗净，切成细末。
3. 锅置火上，加入高汤烧沸，先放入腐竹段煮沸，再放入蛤蜊煮至壳开，加入盐、香油及芹菜末煮至入味，出锅装碗即可。

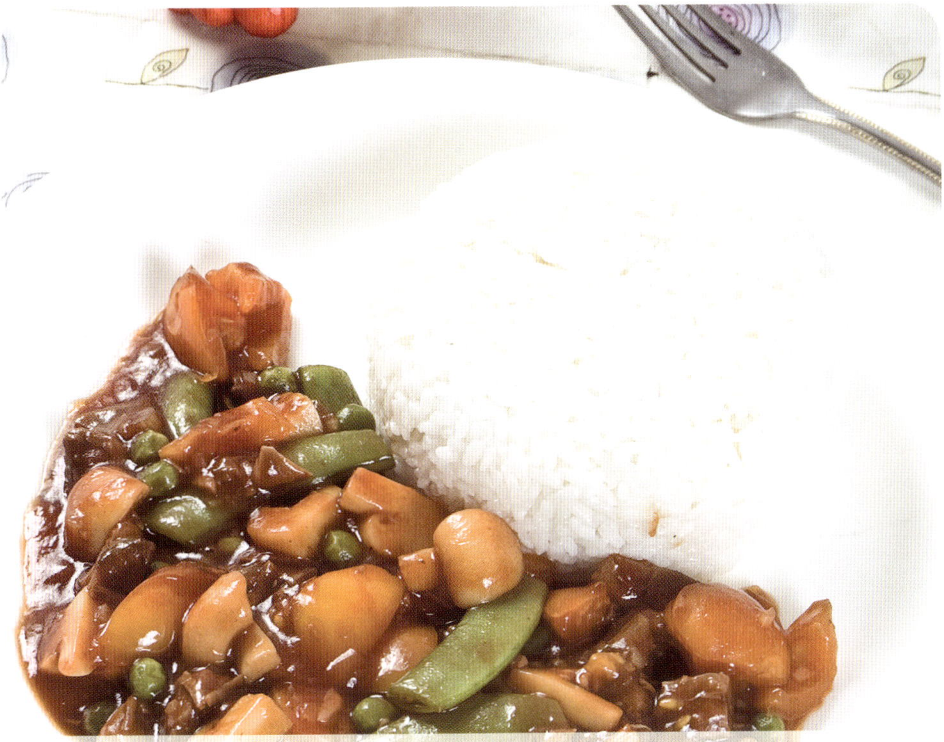

★番茄牛肉饭★

材料

牛腩块 300 克、白米饭 150 克、番茄块 30 克、青豆、口蘑、甜蜜豆各适量、卤料 1 小包、姜片 2 片、辣椒、大葱各 1/2 根、蒜瓣 2 个、胡椒粉、白糖、冰糖各少许、番茄酱、料酒各 1 大匙、酱油 2 大匙、水淀粉、香油、植物油各适量。

做法

1. 锅中加水烧沸，分别将牛腩块、口蘑、青豆、甜蜜豆略焯，捞出沥水。
2. 锅中加入清水、卤料包、姜片、葱段、蒜、辣椒、料酒、酱油、冰糖、牛腩块焖煮 40 分钟至熟。
3. 另锅加油烧热，下入葱末炒香，加入少许清水、卤牛腩味汁及牛腩块、番茄块、口蘑、甜蜜豆。
4. 烧沸后加入番茄酱、酱油、白糖、料酒、胡椒粉稍煮，再放入青豆，用水淀粉勾芡，淋入香油，盛入盘中一边，米饭盛入小碗中，翻扣入盘子另一边即可。

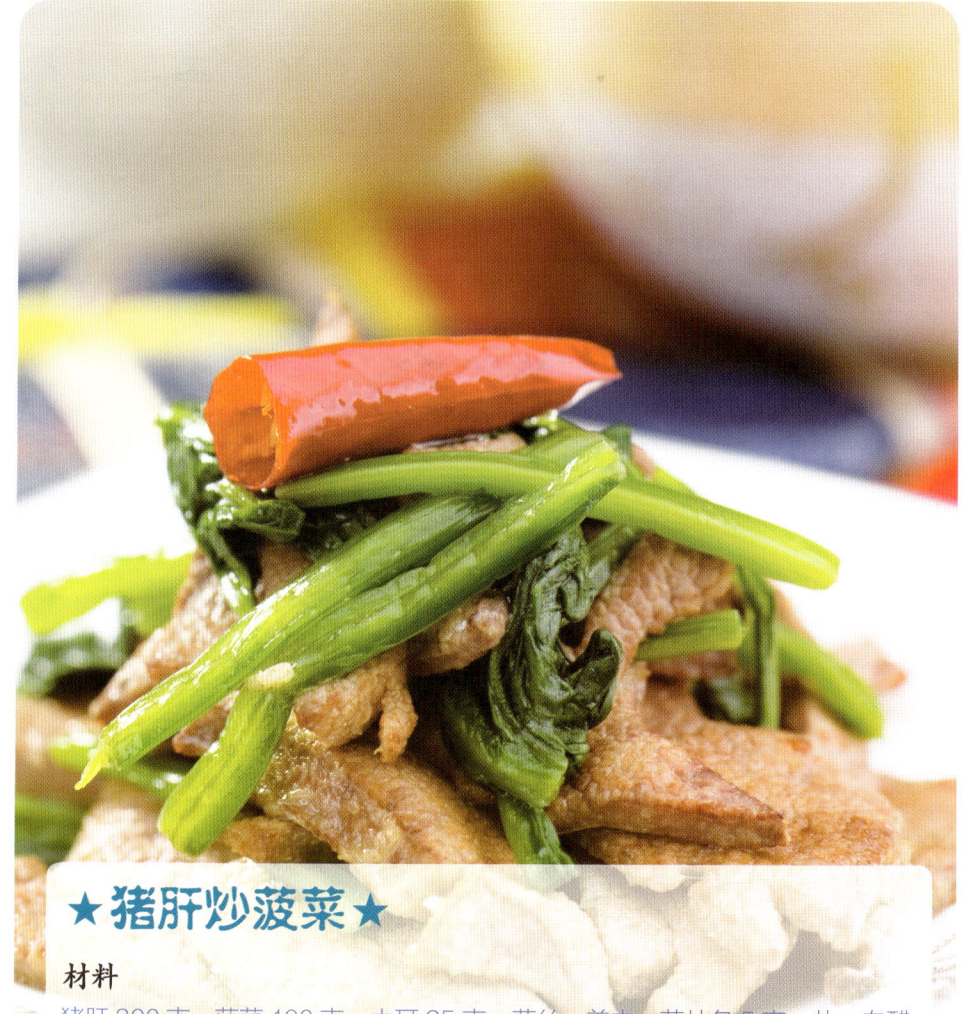

★猪肝炒菠菜★

材料

猪肝300克,菠菜100克,木耳25克,葱丝、姜末、蒜片各5克,盐、白醋各1小匙,料酒1/2小匙,酱油、水淀粉各1大匙,植物油500克(约耗30克)。

做法

1. 猪肝放入清水中浸泡,洗净沥干,再切成薄片,用少许盐、料酒、水淀粉拌匀,腌渍10分钟,下入七成热油中滑熟,捞出沥油。
2. 菠菜择洗干净,切成小段;盐、白醋、酱油、料酒、水淀粉及适量清水调匀成味汁;净锅上火,加少许底油烧热,先下入姜末、蒜片炒香,再放入猪肝片、菠菜段、木耳略炒,然后倒入味汁炒至入味,再撒入葱丝即可。

★黄瓜银耳蜜枣汤★

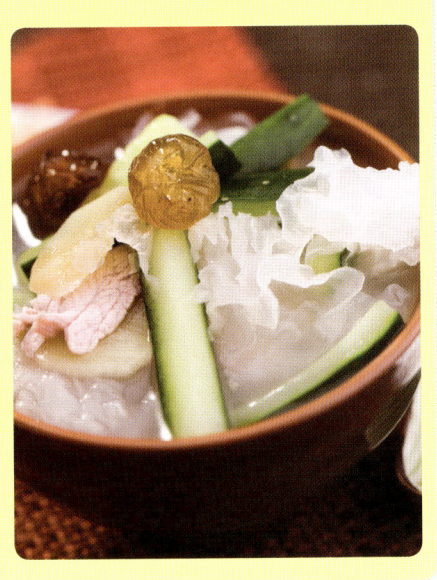

材料

黄瓜2根,银耳2朵,蜜枣6粒,瘦肉400克,姜2片,盐1大匙,胡椒粉2小匙。

做法

1. 黄瓜洗净,去瓤切成条;银耳用清水浸约1小时,洗净后剪碎;蜜枣洗净;瘦肉洗净,过水后再冲干净。
2. 烧滚适量水,下黄瓜条、银耳、蜜枣、瘦肉和姜片,水滚后改用慢火煲约2小时,下盐、胡椒粉调味即成。

★尖椒干豆腐★

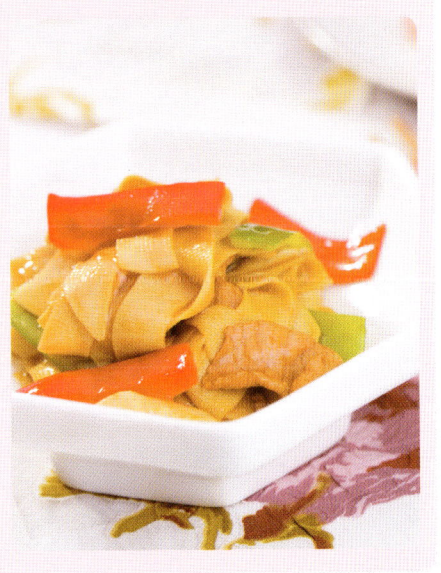

材料

干豆腐300克,红尖椒75克,葱末、姜末各5克,料酒2小匙,酱油1大匙,盐1小匙,白糖、水淀粉各少许,老汤、植物油各2大匙。

做法

1. 将干豆腐切成1厘米宽、5厘米长的小条。
2. 尖椒去蒂、去籽,洗净,切成长条。
3. 锅内加入植物油烧至六成热,下入葱末、姜末炝锅,加入料酒、酱油、盐、白糖和老汤;再放入干豆腐条烧透,加入红尖椒条炒匀,用水淀粉勾芡,出锅装盘即成。

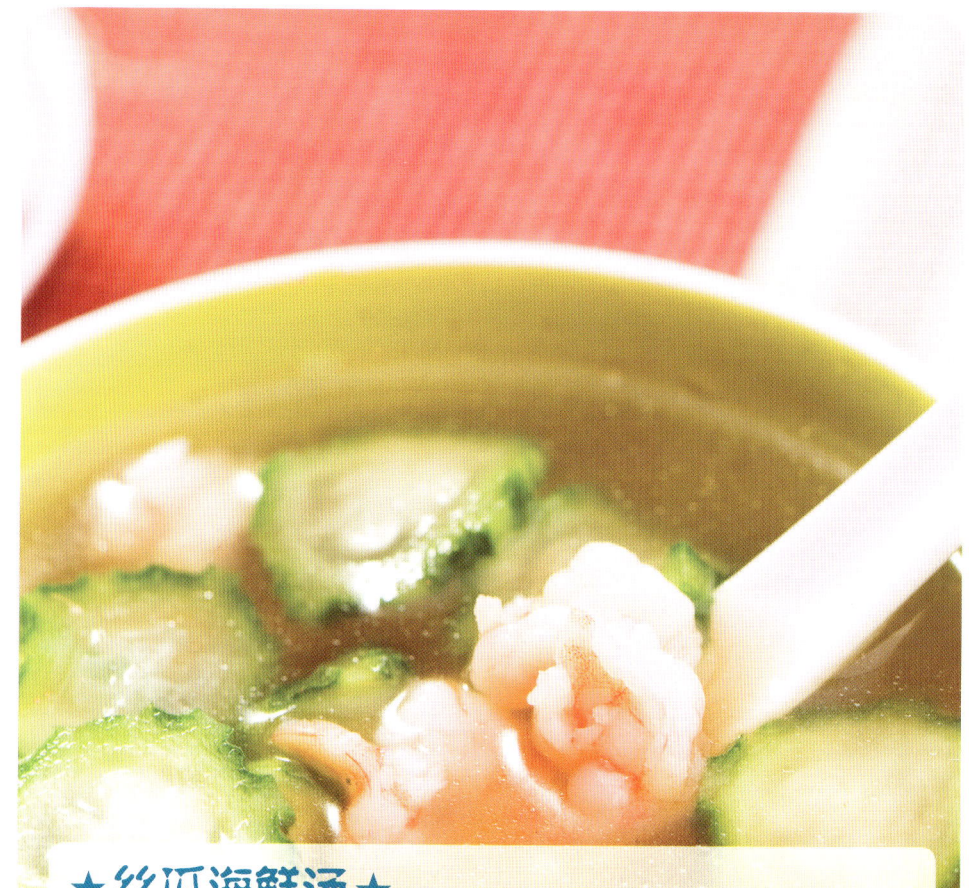

★丝瓜海鲜汤★

材料

丝瓜1根，大虾8个，香菜段少许，盐、料酒、胡椒粉、蛋清、淀粉、香油、海鲜酱、腐乳汁、高汤各适量。

做法

1. 大虾去皮，挑除沙线，洗净，挤干水分，加入盐、料酒、蛋清、淀粉拌匀上浆，再放入冰箱中冷藏10分钟，取出；将丝瓜去皮，洗净，切成0.5厘米厚的圆片，挖去中间的芯，制成瓜环片，将虾逐个穿入瓜环中。
2. 炒锅置火上，加入高汤烧开，先放入穿好的虾环，再加入盐、料酒、胡椒粉调味，段煮至虾环断生后捞出，放入碗中，汤中加入香油、香菜段煮开，浇在虾环上，食用时蘸海鲜酱和腐乳汁调成的酱汁即可。

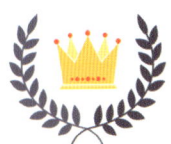# 产后第三周：滋补进养菜

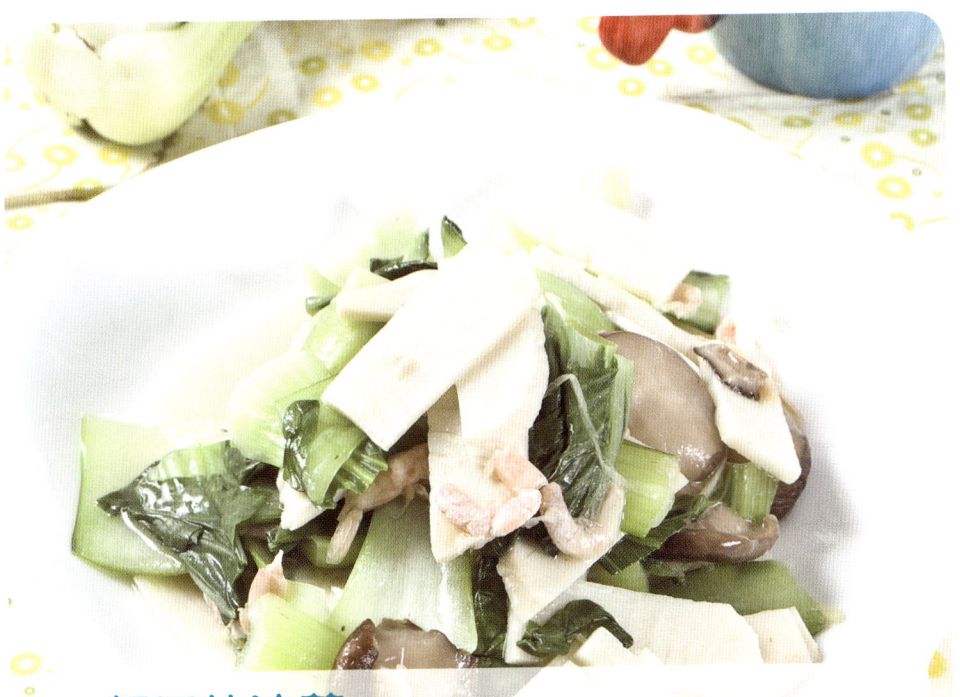

★虾干炒油菜★

材料

油菜心 300 克，虾干 50 克，香菇、冬笋各 20 克，葱丝 5 克，姜丝 3 克，盐 1 小匙，料酒 2 小匙，香油 1/2 小匙，植物油 2 大匙。

做法

1. 油菜心洗净，切成段；虾干用温水发透；冬笋去壳，洗净，切成 3 厘米长、2 厘米宽的片；香菇洗净，切片，用沸水略焯，捞出沥干。
2. 锅中加油烧至五成热，先下入葱丝、姜丝炒香，再烹入料酒，放入虾干略炒，然后加入油菜心、冬笋片、香菇片煸炒片刻，再放入盐翻炒至入味，淋入香油即可。

★冬瓜鲤鱼汤★

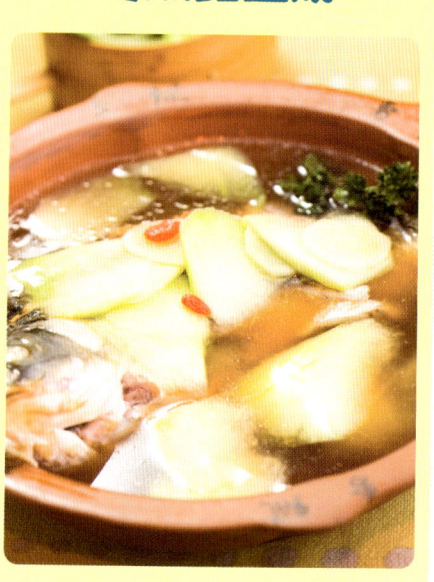

材料

鲤鱼1条,冬瓜1/2个,葱段、姜片各50克,盐2小匙,白糖1/2小匙,胡椒粉、植物油各2大匙,料酒1大匙。

做法

1. 将冬瓜去皮、去瓤,洗净,切成片;鲤鱼去鳞、去鳃、去鳍,剖腹去内脏,洗净。
2. 锅置火上,加入植物油烧热,下入鲤鱼煎至金黄色,再添入适量清水,放入冬瓜片烧沸,然后加入料酒、盐、白糖、葱段、姜片,煮至鱼熟瓜烂,拣去葱段、姜片,撒入胡椒粉调味,出锅装碗即成。

★巴戟天杜仲猪蹄汤★

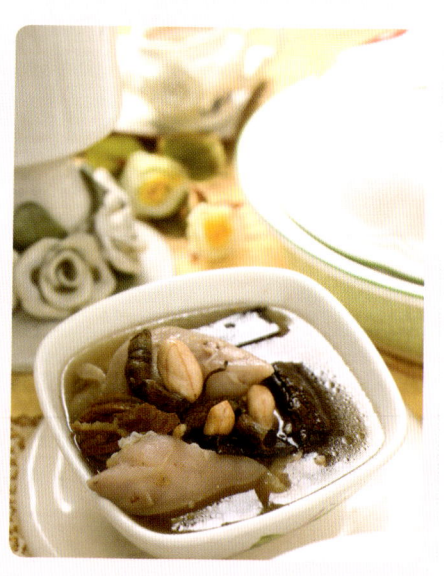

材料

猪蹄750克,花生100克,巴戟天、杜仲各30克,蜜枣15克,盐适量。

做法

1. 花生、巴戟天、杜仲分别放入清水中浸泡,洗净、沥水;蜜枣洗净。
2. 猪蹄刮洗干净,剁成小块,放入清水锅中烧沸,焯烫一下,捞出沥水。
3. 锅中加入适量清水烧沸,放入猪蹄等原料煮沸,转小火煲约3小时,加入盐调味,装碗即可。

★葱香牛扒★

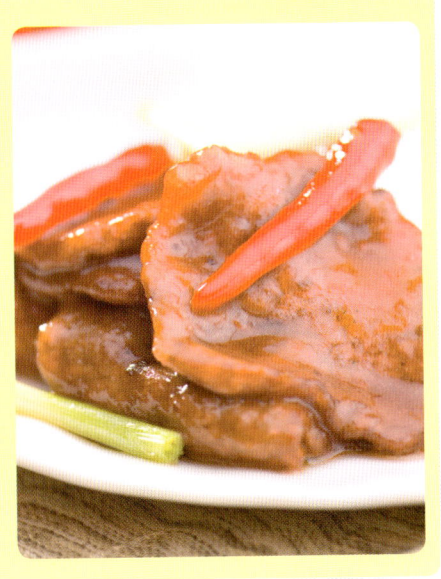

材料

牛里脊肉500克,葱段150克,蛋清1个,姜末、蒜片各5克,盐1小匙,淀粉1大匙,植物油750克(约耗30克)。

做法

1. 牛里脊肉洗净,切成大薄片,加入少许盐略腌,再加入蛋清、淀粉拌匀上浆;香葱切小段。
2. 锅中加入植物油烧至四成热,放入牛肉片滑散,炸至略干时捞出,沥净油。
3. 锅留底油烧热,先下入葱段、姜末、蒜片炒出香味,再加入盐、牛里脊肉片翻炒均匀,出锅装盘即可。

★鲫鱼豆芽汤★

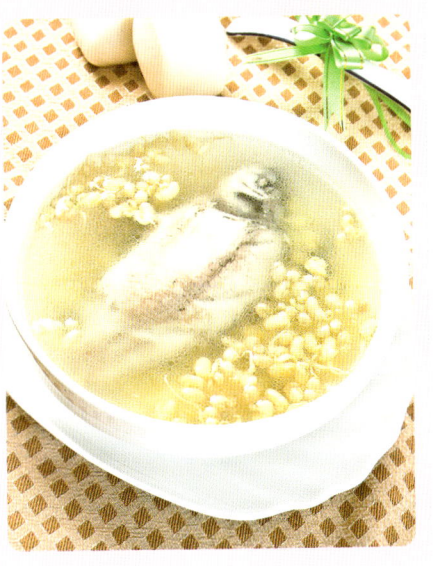

材料

鲜活鲫鱼1条(约500克),黄豆芽60克,姜片15克,盐、胡椒粉各1/3小匙,猪骨汤500克。

做法

1. 将鲫鱼去鳞、去鳃,除去内脏,洗涤整理干净;黄豆芽漂洗干净,同鲫鱼分别放入沸水锅中焯烫一下,捞出沥干。
2. 坐锅点火,加入猪骨汤,放入姜片、鲫鱼、黄豆芽,用大火煮开,再加入盐、胡椒粉,转小火煮至鲫鱼熟烂即可。

★ 脆芹拌腐竹 ★

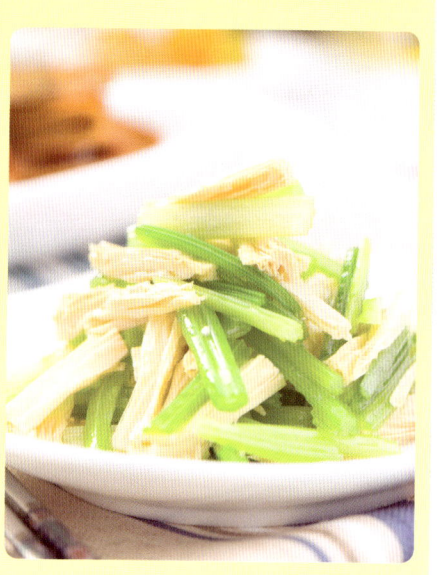

材料

芹菜 300 克，水发腐竹 150 克，蒜末 10 克，盐适量，米醋 1 小匙，香油 2 小匙。

做法

1. 芹菜择洗干净，沥去水分，切成 3 厘米长的段；水发腐竹挤干水分，先从中间对剖成两半，再横切成 3 厘米长的段，锅置火上，加入清水和少许盐烧沸，下入芹菜段焯烫 2 分钟至熟透，捞出沥水。
2. 将腐竹段、芹菜段放入容器内拌匀，凉凉后加入蒜末，再加入米醋、盐，淋入香油，拌匀后装盘即可。

★ 糖醋排骨 ★

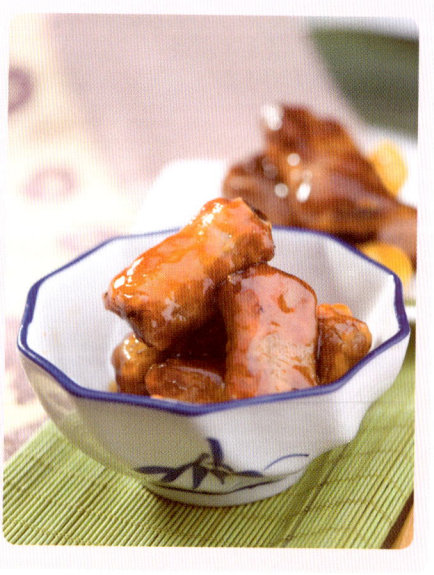

材料

猪排骨 500 克，白糖 200 克，米醋 2 大匙，葱末、姜末各 5 克，盐、香油各 1 小匙，红曲粉适量，水淀粉 2 小匙，料酒 3 大匙，植物油 500 克。

做法

1. 排骨洗净，剁成 3 厘米长的骨牌块，放入盆内，加适量淡盐水腌渍 30 分钟左右。
2. 锅中加油烧热，放入排骨浸炸片刻捞出。
3. 另取锅加入香油烧热，葱末、姜末炝锅，下入排骨、白糖、料酒及适量沸水，小火煨 20 分钟至排骨熟烂，最后加盐、红曲粉调味上色即成。

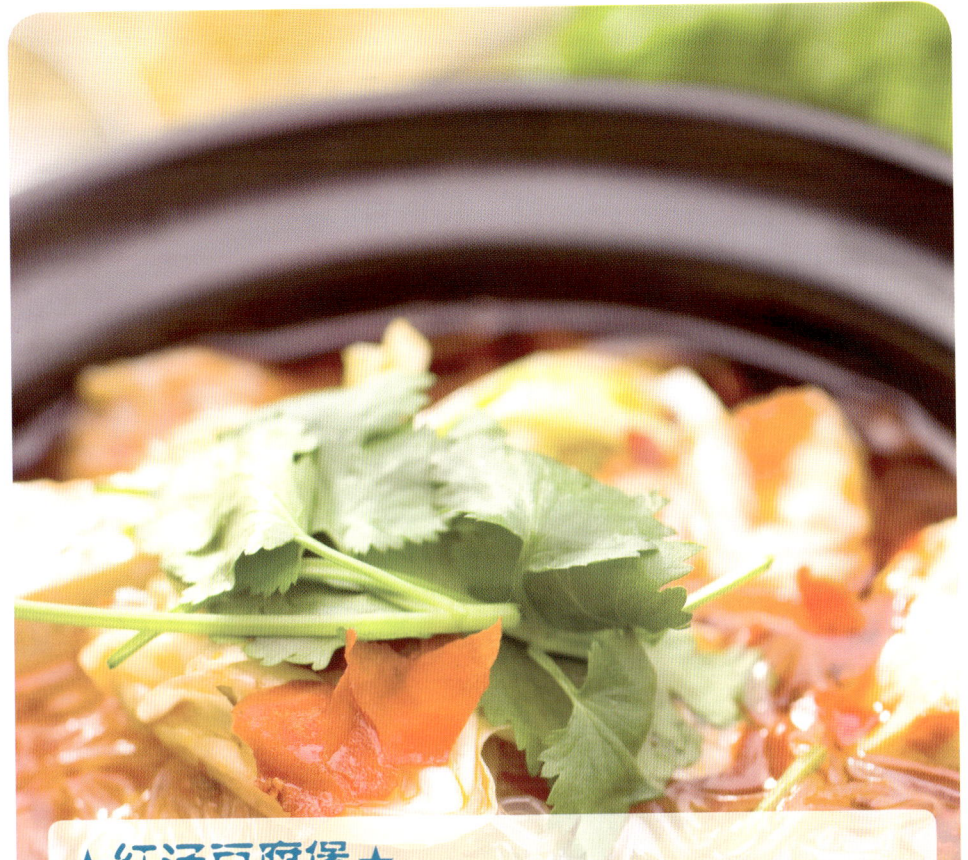

★红汤豆腐煲★

材料

豆腐1块(约500克),白菜叶100克,红干椒段50克,粉丝25克,香菜段15克,葱段、姜片、葱花各10克,盐、胡椒粉各1/2小匙,豆瓣酱2大匙,火锅料3大匙,酱油、香油各1小匙,鲜汤1000克,植物油5大匙。

做法

1. 豆腐洗净,切成大片,再放入沸水锅中焯透,捞出沥干;白菜叶洗净,撕成小块。锅中加油烧热,先下入葱段、姜片、少许红干椒段炸香,再放入豆瓣酱炒出红油,然后添入鲜汤,加入火锅料烧沸,再放入豆腐片、白菜叶、粉丝、酱油、盐、胡椒粉煮至入味。
2. 出锅倒入砂煲中,淋上香油,撒上葱花、香菜段、红干椒段,锅中加油烧热,出锅浇在红干椒段上即可。

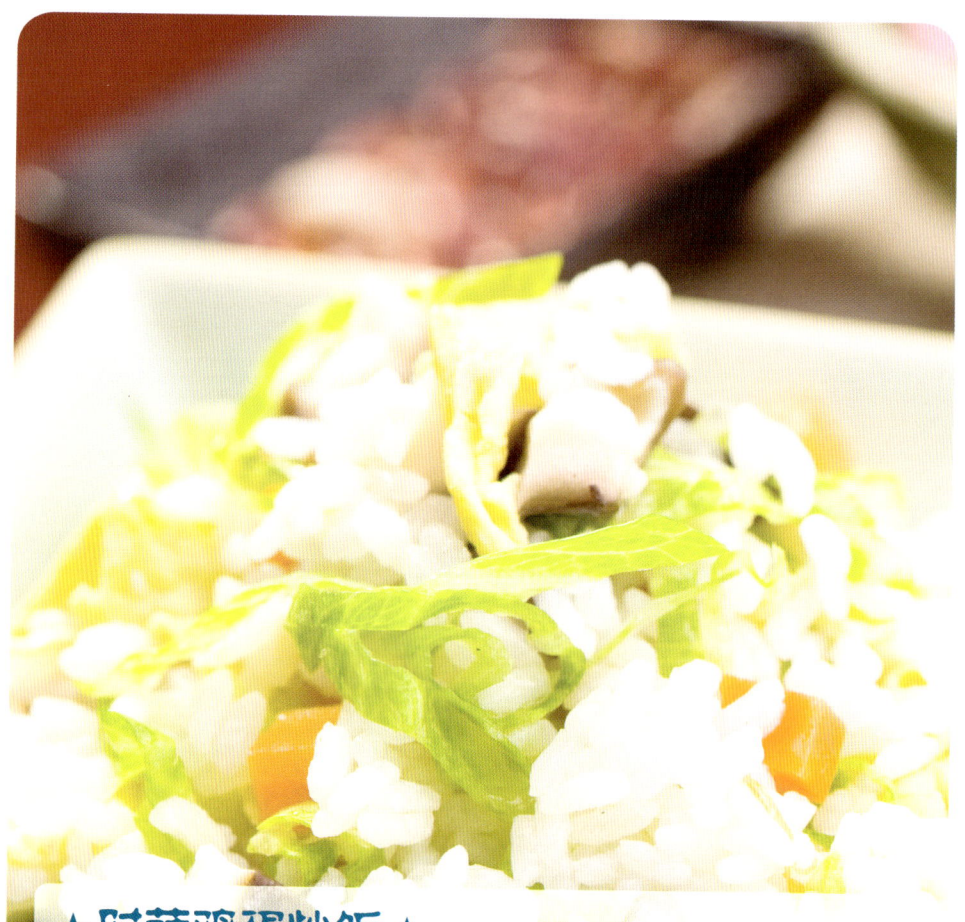

★ 时蔬鸡蛋炒饭 ★

材料

大米饭 200 克，香菇 50 克，胡萝卜、生菜各 25 克，鸡蛋 2 个，葱花 10 克，盐 1 小匙，植物油 3 大匙。

做法

1. 鸡蛋磕入碗中，加入少许盐搅匀成蛋液；香菇去蒂，洗净，切成小丁；胡萝卜洗净，切成小丁；生菜洗净切丝。
2. 锅中加入清水烧沸，分别放入香菇丁、胡萝卜丁焯透，捞出沥干水。
3. 锅中加油烧热，先倒入蛋液炒至定浆，再放入葱花炒香，加入香菇丁、胡萝卜丁、大米饭炒匀，再放入盐、生菜丝炒至入味即可。

★ 炝拌海带丝 ★

材料

水发海带 150 克，粉丝 100 克，香菜段 10 克，葱花、姜末、蒜泥各 5 克，盐 1 小匙，香油 1/2 小匙，白醋、酱油各 2 小匙。

做法

1. 将水发海带漂洗干净，切成细丝，放入沸水锅中焯烫一下，捞出沥干。
2. 粉丝用温水泡软，切成长段，放入盆中，再加入海带丝、葱花、姜末、香菜段、蒜泥，然后加入盐、香油、白醋、酱油调拌均匀即可。

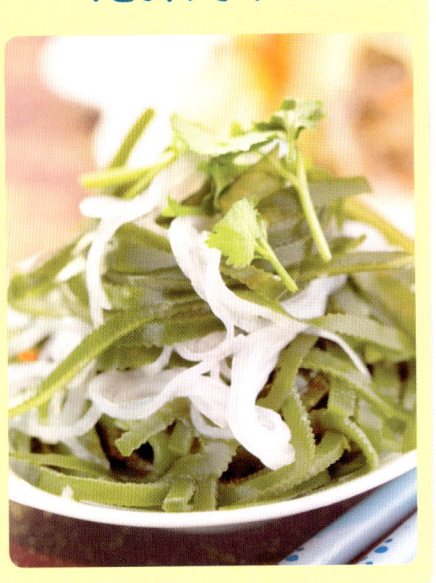

★ 鱼香荷包蛋 ★

材料

鸡蛋 500 克，泡辣椒 10 克，葱末、姜末、蒜末各 10 克，酱油 4 小匙，白糖 2 小匙，白醋 1/2 小匙，料酒 2 大匙，水淀粉 1/2 大匙，高汤 50 克，植物油 5 大匙。

做法

1. 将酱油、白糖、白醋、料酒、水淀粉、高汤调匀成汁，锅中加油烧热，打入鸡蛋煎熟，出锅装盘。
2. 锅中留底油烧热，放入泡辣椒略炒，再倒入调好的味汁，出锅浇在鸡蛋上即成。

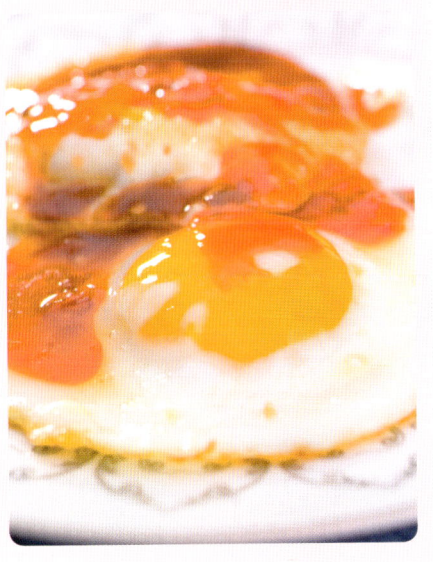

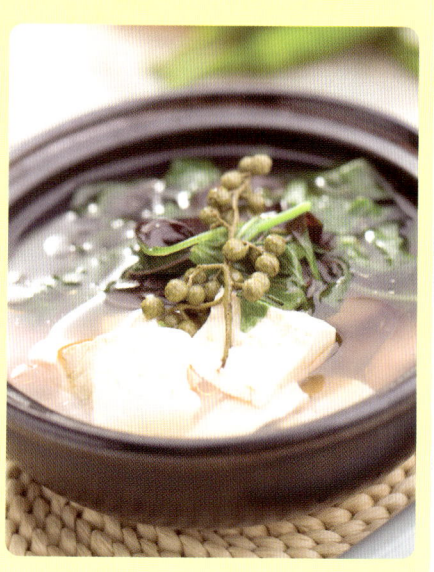

★苋菜豆腐煲★

材料

豆腐1盒，苋菜300克，花椒10粒，盐4小匙，料酒、植物油各2大匙，高汤适量。

做法

1. 将苋菜择取嫩茎、嫩叶，用清水洗净，沥去水分，豆腐取出，切成小方块，锅置火上，加入适量清水烧沸，放入豆腐块和苋菜焯烫一下，捞出沥水。
2. 锅置火上，加入高汤、料酒，放入豆腐块和苋菜烧沸，再加入盐调味，盛入碗中。净锅置火上，加入植物油烧至八成热，下入花椒粒炸成花椒油，浇淋在豆腐上即成。

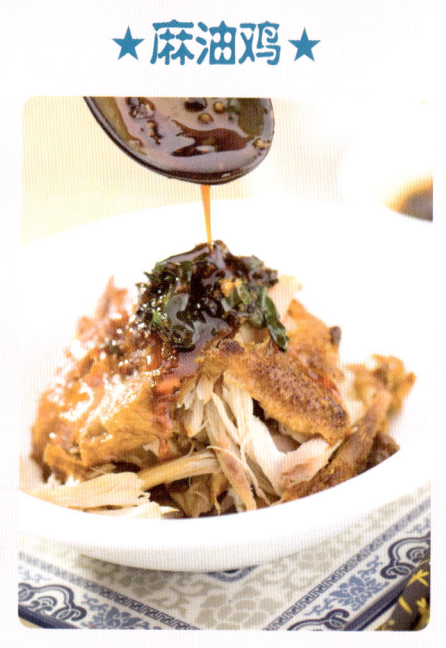

★麻油鸡★

材料

熟鸡1只，什件50克，菠菜、木耳各25克，葱花、蒜片各5克，盐、香油各2小匙，料酒、白糖各2大匙，酱油、醋各3大匙，水淀粉50克，植物油1500克。

做法

1. 什件切片，用开水焯一下；菠菜切段；用碗把酱油、醋、糖、盐、淀粉、葱、蒜、料酒及什件、菠菜、木耳调成汁。
2. 坐锅点火，加植物油烧至七成热，鸡下入油中，炸透捞出，去大骨撕成条，码放盘里，坐锅倒上汁烧开，淋香油后浇在鸡肉上即成。

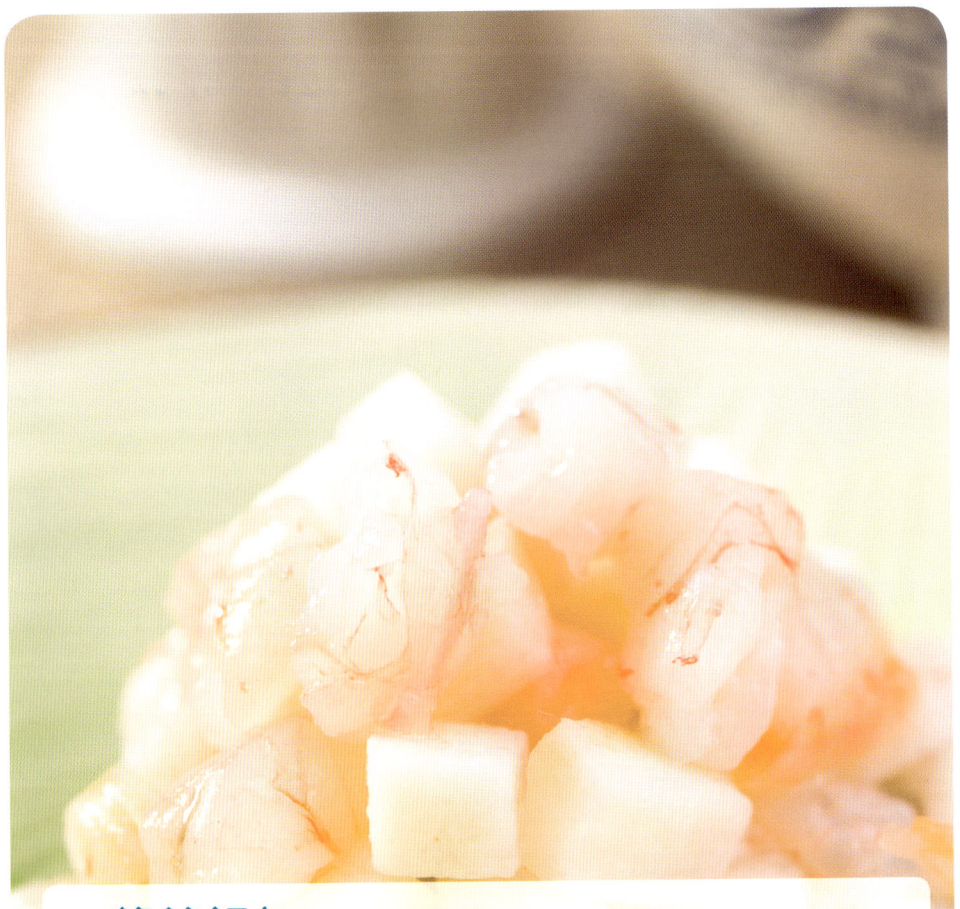

★荸荠虾仁★

材料

虾仁 200 克,荸荠 100 克,蛋清 1 个,盐、香油各 1 小匙,水淀粉 2 小匙,植物油 500 克。

做法

1. 虾仁洗净,沥干水分,切成方粒,加入少许盐、蛋清、水淀粉拌匀上浆,静置 10 分钟;荸荠去皮、洗净,切成小方丁,放入沸水锅中焯至熟透,捞出凉凉。
2. 锅中加入植物油烧至四成热,再下入虾仁粒滑散至熟,捞出凉凉,放入盆中,加入荸荠粒、盐、香油拌匀,装盘上桌即可。

★胡萝卜鲫鱼汤★

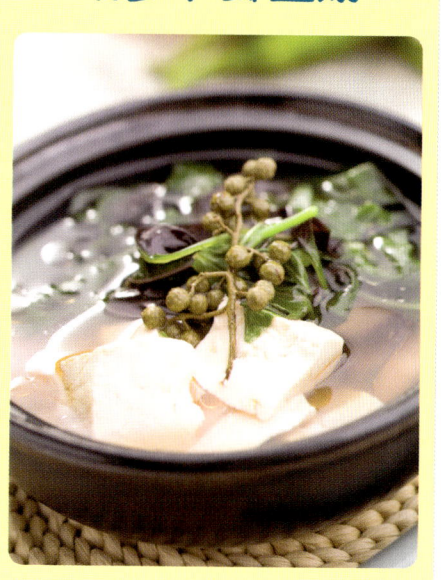

材料

鲫鱼1条，胡萝卜300克，腐竹50克，老姜2片，姜片、盐、植物油各适量。

做法

1. 胡萝卜去皮，洗净，切成块状；腐竹洗净；鲫鱼宰杀后去鳞、去鳃、除内脏，用清水冲洗干净，捞出沥水。
2. 锅中加油烧热，先下入姜片炸出香味，再放入鲫鱼煎至两面金黄。
3. 添入适量清水煮沸，再改用小火煲约1小时，加入盐调好口味即可。

★草菇大鱼头汤★

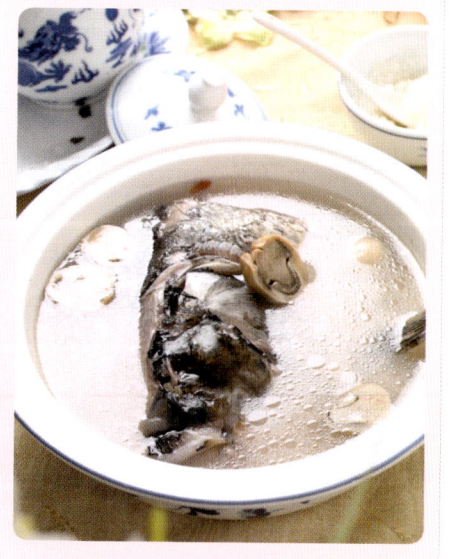

材料

大鱼头500克，草菇200克，姜片、盐、植物油各适量。

做法

1. 草菇洗净，放入沸水中焯一下，捞出沥水，切成小片；鱼头剖开，去腮，洗净。
2. 坐锅点火，加入植物油烧热，先下入姜片炸香，再放入鱼头煎成金黄色。
3. 加入适量沸水，大火烧沸后转小火煮约20分钟，再放入草菇续煮20分钟，加入盐调味即可。

★酱油泡萝卜皮★

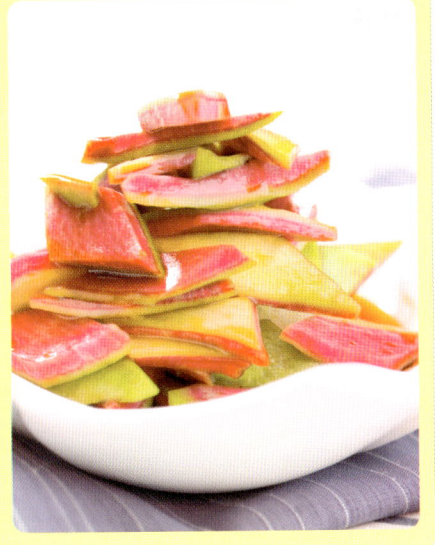

材料

心里美萝卜皮400克,白糖20克,盐13克,海鲜酱油3大匙,辣椒油2大匙,香油2小匙,芥末油1大匙。

做法

1. 将萝卜皮洗净,切成菱形小块,放入大碗中,加入盐拌匀,腌渍30分钟,取出,沥干水分。
2. 将辣椒油、香油、海鲜酱油、芥末油一同放入小碗中,加入白糖调匀成味汁,将萝卜皮块放入盘内,浇上味汁调拌均匀,上桌即可。

★豆腐松茸汤★

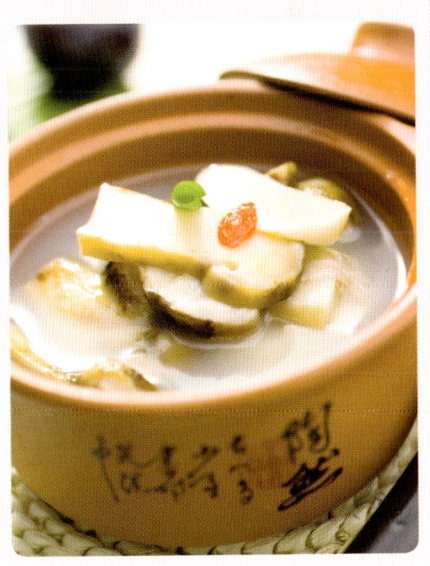

材料

豆腐1块,松茸3朵,盐1大匙,酱油2小匙,清汤适量。

做法

1. 松茸用刀削去根部,放入淡盐水中轻轻洗净,再放入沸水锅中煮约30秒钟,捞出过凉;豆腐用刀从中部横切一刀,再切成小方丁,放入沸水锅中煮约1分钟,捞出凉凉。
2. 砂锅置火上,加入清汤、盐、酱油煮沸,再放入煮好的松茸和豆腐块稍煮,离火上桌即成。

★肉末蒸蛋★

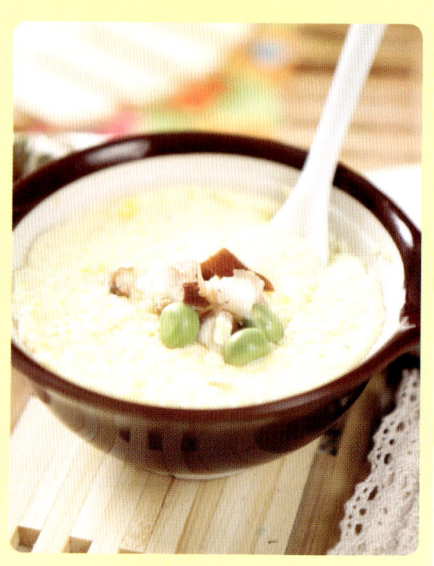

材料

鸡蛋3个，猪肉50克，葱末5克，豌豆粒少许，香菇1朵，酱油、盐、淀粉各适量，植物油25克。

做法

1. 将鸡蛋打入碗内搅散，放入盐、清水（适量）搅匀，上笼蒸熟。
2. 选用肥瘦相间的猪肉剁成末；香菇切成末。
3. 锅放火上，放入植物油烧热，放入肉末，炒至松散出油时，加入葱末、香菇末、豌豆粒、酱油及水，将淀粉用水调匀勾芡，最后浇在鸡蛋羹上面即可。

★番茄牛尾汤★

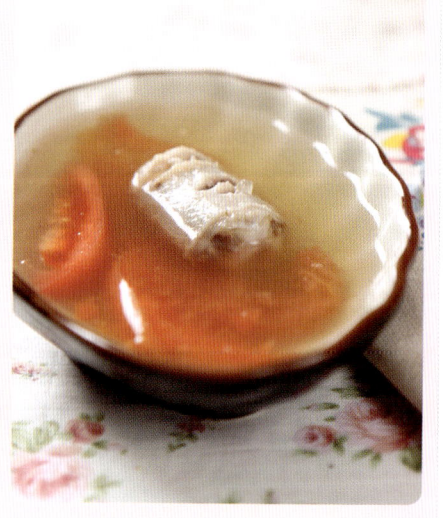

材料

番茄150克，牛尾100克，卷心菜150克，料酒3克，盐4克。

做法

1. 把番茄、卷心菜、牛尾分别洗净；番茄切成方块；卷心菜切成片。
2. 将牛尾放入锅内，加入清水至能淹过牛肉为度，大火烧开，将浮沫撇去，放入料酒，烧至牛尾快熟时，再将番茄、卷心菜倒入锅中，炖至皆熟，加入盐，略炖片刻即可。

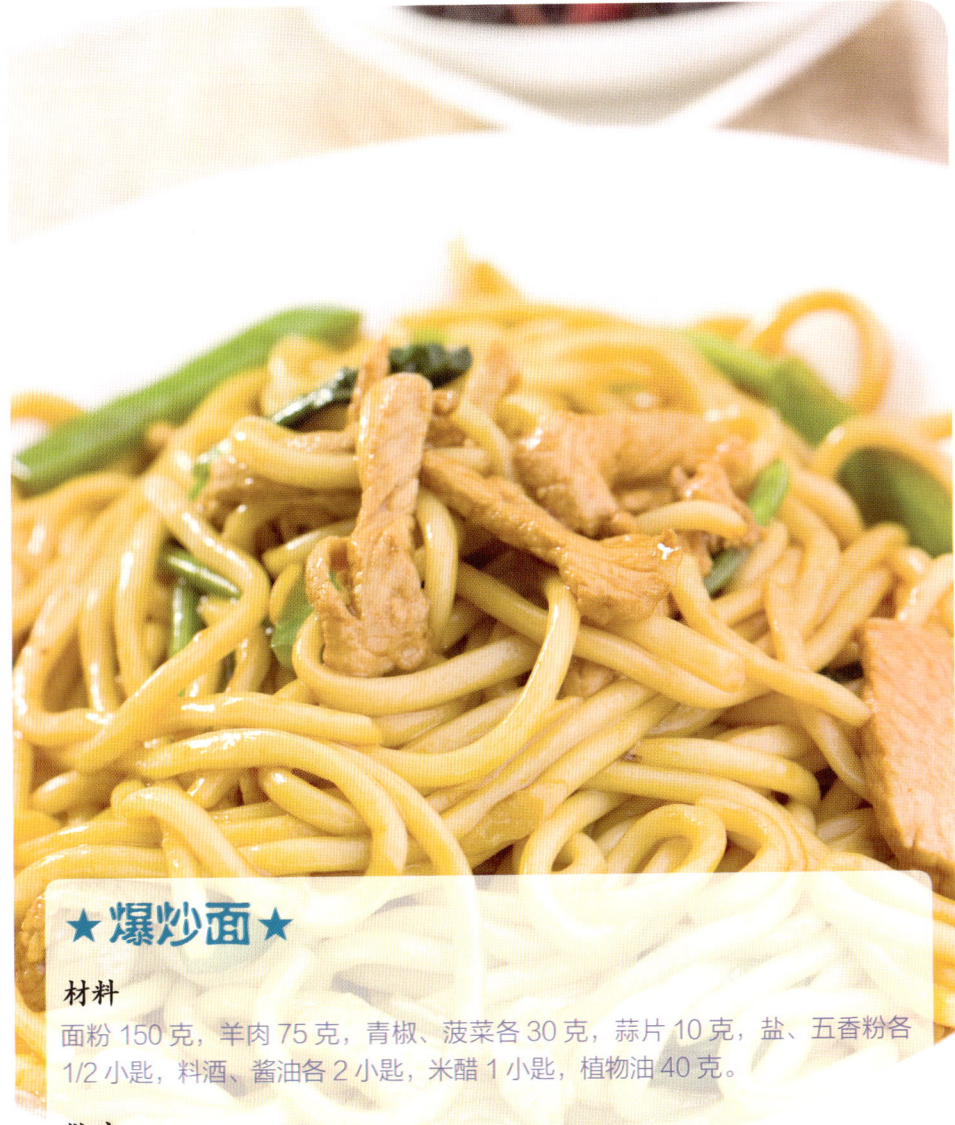

★爆炒面★

材料

面粉 150 克，羊肉 75 克，青椒、菠菜各 30 克，蒜片 10 克，盐、五香粉各 1/2 小匙，料酒、酱油各 2 小匙，米醋 1 小匙，植物油 40 克。

做法

1. 面粉加入少许盐及适量清水和成面团，饧约 10 分钟，再擀成面片，切成面条，下入沸水锅中煮至熟，捞出投凉，沥干水分；羊肉洗净，切成丝；青椒去蒂及籽，洗净，切成丝；菠菜择洗干净，切成小段。
2. 锅中加油烧热，下入羊肉丝煸炒，再放入蒜片、五香粉、料酒、酱油、青椒丝、菠菜段、面条煸炒，然后加入盐、米醋炒匀，出锅装盘即成。

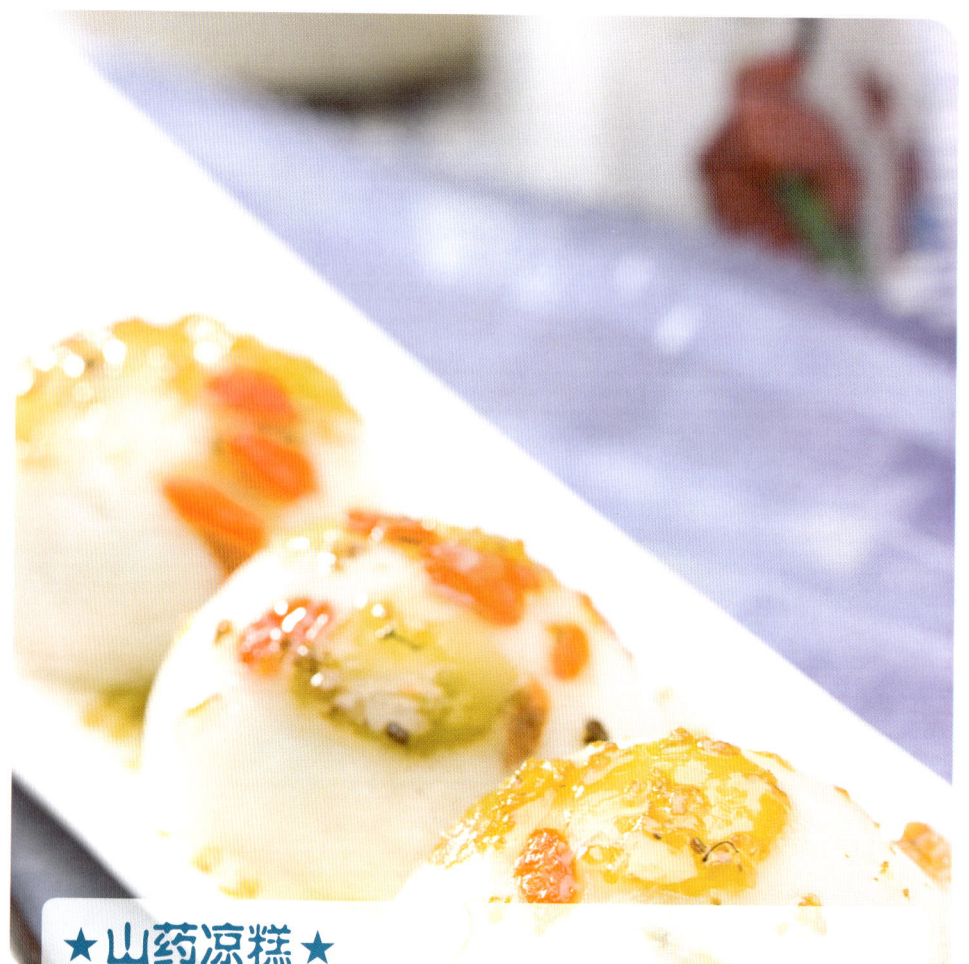

★山药凉糕★

材料

山药500克,糯米粉100克,蜜枣丁、糖桂花、熟莲子各50克,红瓜丁、糖板油丁各30克,白糖100克,水淀粉2大匙,熟猪油150克。

做法

1. 山药洗净,放入沸水锅中煮熟,捞出去皮,碾成泥状,再放入大碗中,加入糯米粉、白糖、水淀粉、熟猪油,搅匀成山药泥。
2. 取3只小碗,碗内抹上一层熟猪油,撒入少许糖桂花,放入蜜枣丁、莲子、红瓜丁、糖板油丁,再装入山药泥压实,倒扣在盘中,入锅蒸10分钟即可。

★家常豆腐★

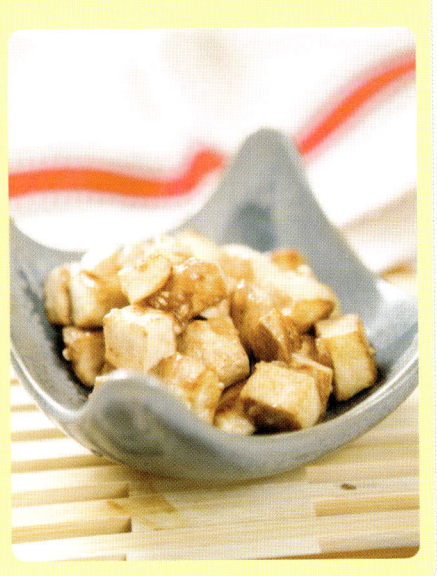

材料

北豆腐1盒，猪瘦肉100克，郫县豆瓣、生抽、料酒各2匙，白糖、生粉各1匙，盐、姜片、蒜末各少许。

做法

1. 将豆腐切成厚约5厘米见方的块；猪瘦肉切丁。
2. 在锅中倒少许油，将豆腐煎至两面发黄。
3. 炒锅烧热倒油，油烧至五成热时下剁碎的郫县豆瓣炒香，下姜片、蒜末炒香。
4. 下肉丁炒开，加生抽、料酒。
5. 下煎过的豆腐同炒，加适量盐、白糖调味即可。

★红枣芹菜汤★

材料

红枣6粒，芹菜500克，水2碗，冰糖适量。

做法

1. 芹菜择除根、叶，将茎洗净，切成6厘米长的段。
2. 将芹菜、红枣和水放入煲内煮。
3. 放入冰糖调味，饮用时去渣，只饮汤汁。

★金针菇炖牛肉★

材料

金针菇100克,牛肉300克,葱段、姜片、蒜片、盐、蚝油各适量。

做法

1. 牛肉切细条或粒;金针菇焯水。
2. 葱段、姜片、蒜片爆锅下牛肉粒,大火翻炒,再加金针菇和水一起炖。
3. 炖的时候加蚝油和盐,大火烧开改小火炖15分钟。

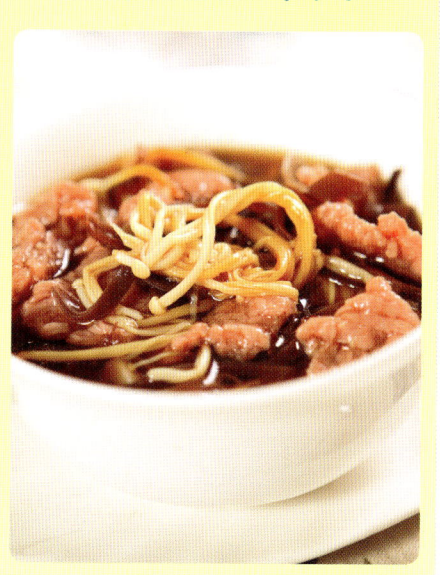

★木耳鸡肉汤★

材料

木耳2片,鸡胸肉100克,枸杞少量,北芪25克,姜3片,鸡心枣(去核)少许。

做法

1. 将木耳用水浸软,洗净泥沙;鸡胸肉切成片。
2. 将木耳、鸡胸肉、枸杞、北芪、姜片、鸡心枣放入炖盅内,加5碗水炖两小时左右即可。

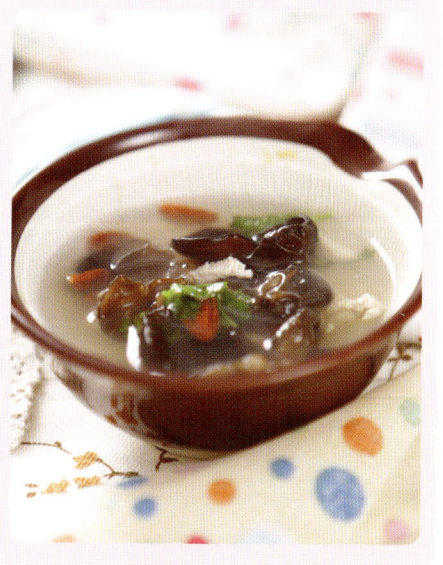

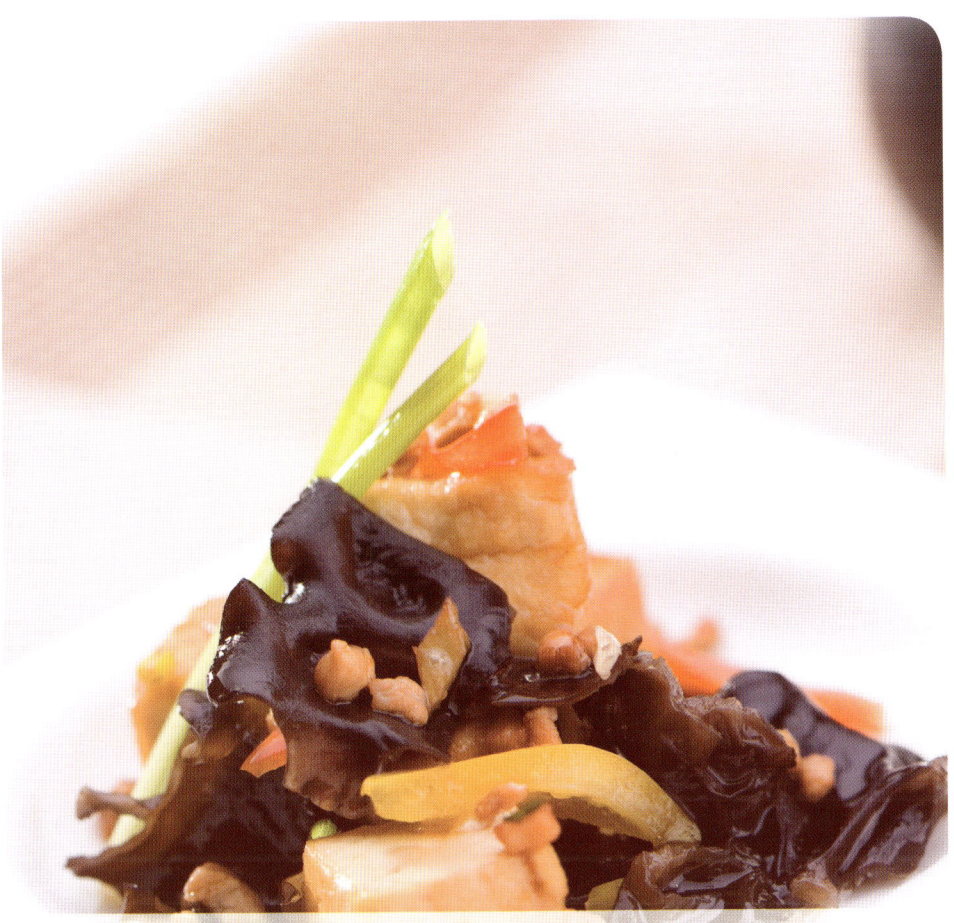

★肉末木耳炒豆腐★

材料

豆腐350克,木耳、肉末各50克,植物油2大匙,葱末、姜末、蒜末共12克,盐1/2小匙,酱油1小匙,鲜汤适量。

做法

1. 将豆腐上笼蒸透,用刀改成2厘米见方的块,木耳撕小片备用。
2. 炒锅烧热,倒入植物油,升温至六成热时,将豆腐块下入煎制,待两面煎黄时,放肉末、葱末、姜末、蒜末煸炒。
3. 加入木耳、鲜汤,用酱油、盐调好口味出锅即可。

★老母鸡汤★

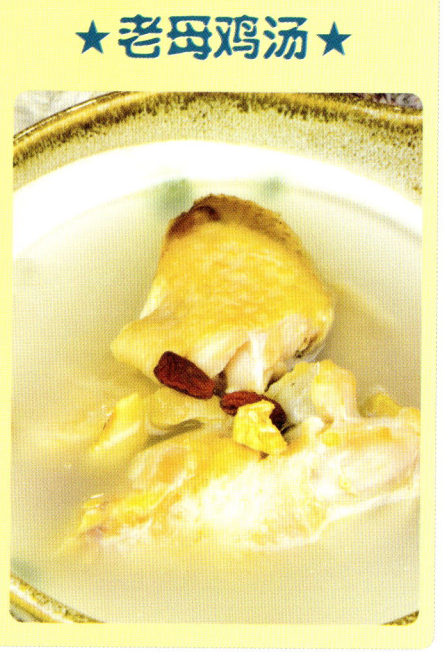

材料

老母鸡 1 只，猪排骨 2 块，葱段、枸杞、姜片、料酒、盐各适量。

做法

1. 老母鸡和排骨洗干净，分别放入沸水锅内焯一下捞出，再用水洗净。
2. 将鸡和排骨放入锅内，加水，下葱段、枸杞、姜片、料酒、盐，上火烧开后，用小火焖煮约 3 小时（以水不沸腾为宜，使鸡肉和排骨中的蛋白质、脂肪等营养物质充分溶于汤中），直至鸡肉脱骨即可。

★鱼丸菠菜汤★

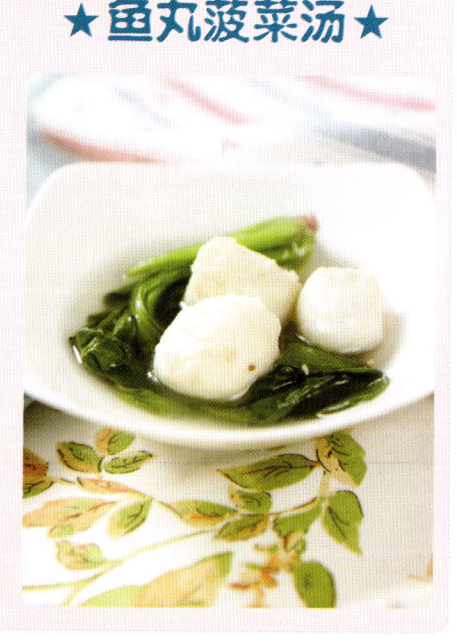

材料

鱼丸 150 克，菠菜 150 克，姜 2 片，盐适量。

做法

1. 鱼丸切成两半，菠菜择洗净。
2. 把全部材料放入锅内，加适量清水，煮 30 分钟，加盐调味即可。

★菠菜猪肝汤★

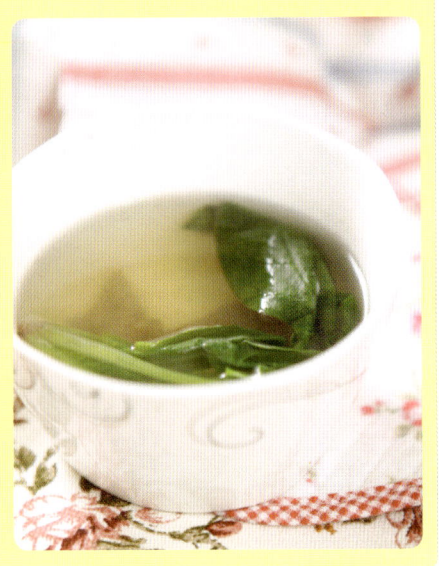

材料

菠菜 250 克，猪肝 100 克，盐、生粉各少许，油适量。

做法

1. 将菠菜择洗净，去根，切小段；猪肝洗净，切薄片，用盐及生粉拌匀，腌制 10 分钟。
2. 锅内放清水 1 小碗，煮沸，放入菠菜、适量油、盐，煮至菠菜刚熟，再放入猪肝煮至熟透即可。

★人参当归鸡汤★

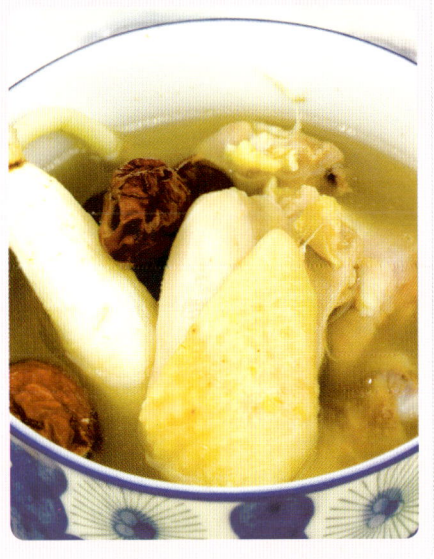

材料

母鸡 1/2 只（重约 600 克），当归 25 克，姜 2 片，人参 1 支，枸杞、盐各适量。

做法

1. 将鲜鸡剖好，洗净，去皮，飞水后斩成大块，备用。
2. 当归片用清水洗净，备用。
3. 把鸡块、姜片、当归、枸杞一同放入炖盅内，注入适量开水至八成满，用大火隔水炖 2～2.5 小时，取出，加盐调味即可。

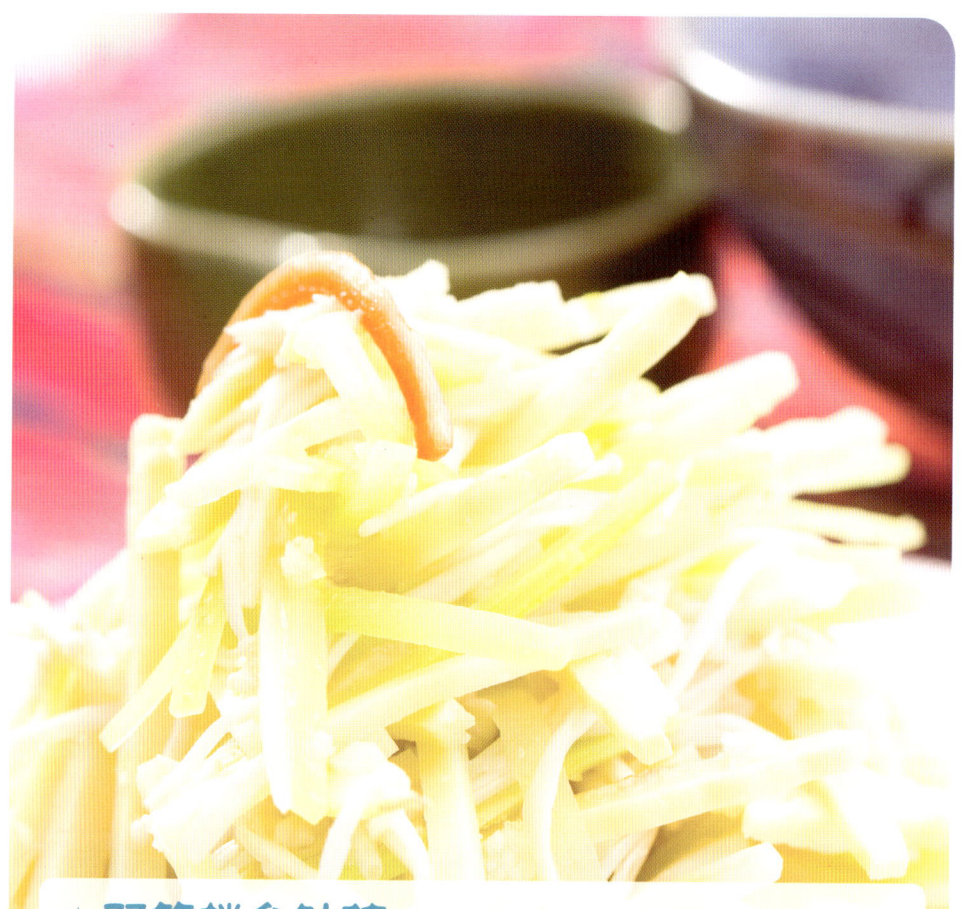

★双笋拌金针菇★

材料

冬笋200克，金针菇(罐装)200克，莴笋100克，蒜末10克，花椒油、香油各1小匙，盐适量，白糖、醋各3/5小匙。

做法

1. 金针菇择洗干净，挤去水分，用沸水浸泡10分钟左右，再捞出放入冷水内浸泡2分钟，捞出，挤去水。
2. 锅中放入清水、盐、植物油烧开，下入冬笋丝，用大火烧开，焯约2分钟，再下入莴笋丝烧开，捞出，用冷水浸泡至凉透，捞出沥干，冬笋丝、金针菇、莴笋放入大碗中，加蒜末、盐、白糖、醋、花椒油、香油，拌匀即可。

★里脊炒豌豆★

材料

里脊肉200克,豌豆150克,酱油15克,植物油10克,盐2克。

做法

1. 把豌豆剥好;里脊肉切成丁。
2. 烧热油锅,把里脊肉丁、豌豆、酱油、盐一同放入,用大火快炒,炒熟即可。

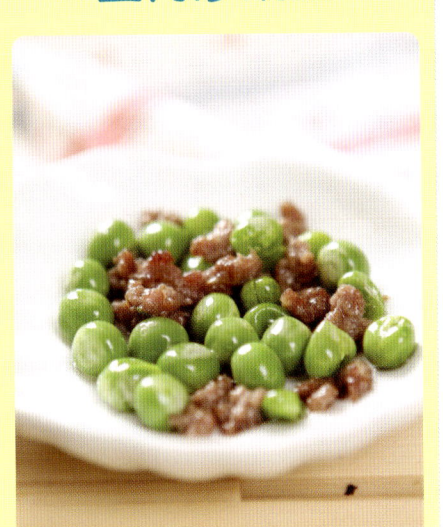

★煎土司片★

材料

土司片5片,鸡蛋3个,白糖少许。

做法

1. 土司片对角切开。
2. 将鸡蛋加适量白糖调成糊状,将土司片蘸一下鸡蛋糊。
3. 将蘸过鸡蛋糊的土司片放到油锅中炸,炸至呈金黄色即可。

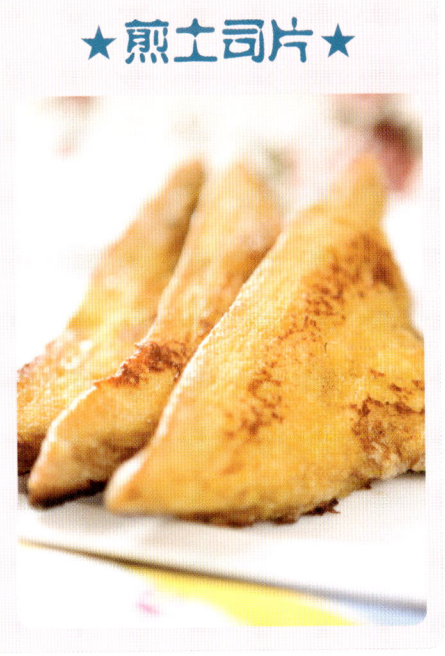

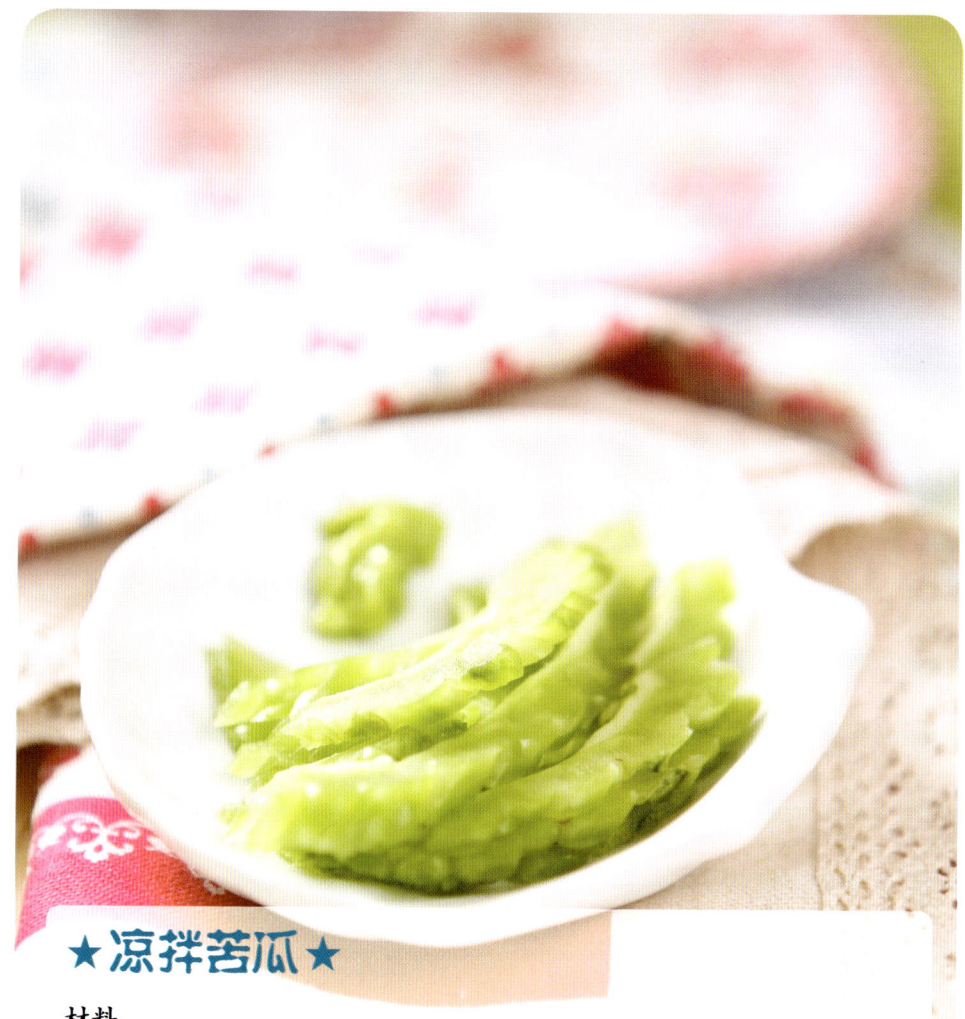

★凉拌苦瓜★

材料

苦瓜500克,熟植物油9克,酱油10克,豆瓣酱20克,盐2克,辣椒丝25克,蒜泥5克。

做法

1. 将苦瓜一剖两半,去瓤洗净后切1厘米宽的条,在沸水中烫一下放入凉开水中浸凉捞出,控干。
2. 将苦瓜条加辣椒丝和盐后,挤出水分,放凉开水中浸凉捞出,放入酱油、豆瓣酱、蒜泥和熟油拌匀即可。

★芦笋鸡丝汤★

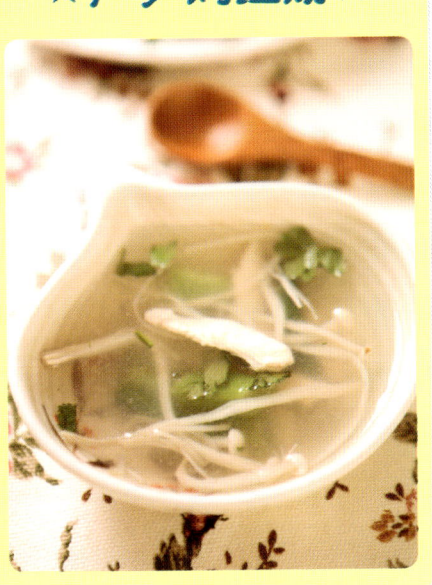

材料

芦笋 200 克,鸡胸脯肉 100 克,金针菇、蒜苗各 40 克,鸡蛋 1 个,盐 1/2 小匙,淀粉 2 大匙。

做法

1. 将鸡胸脯肉切成丝,加入盐、鸡蛋液、淀粉拌匀上浆;芦笋洗净,切成长段;金针菇去根,洗净沥干;蒜苗去老叶,洗净,切成段。
2. 将鸡肉丝在沸水锅中拨散、烫熟,再放入芦笋段、金针菇煮沸,加入盐、蒜苗段烧开即成。

★虾皮粥★

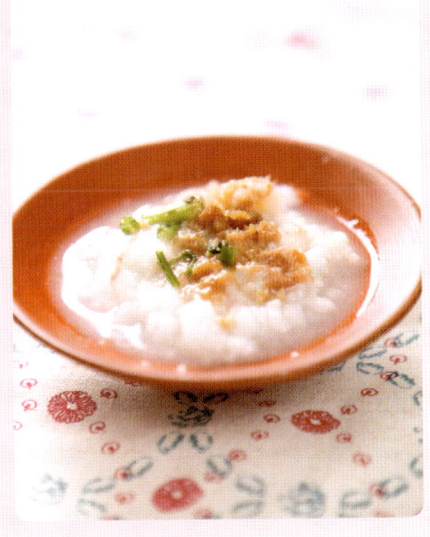

材料

虾皮 30 克,大米 100 克。

做法

1. 虾皮先用温水浸泡半小时,大米加水如常法煮粥。
2. 半熟时加入虾皮,煮到米花粥稠时即可。

★鲜奶炖蛋★

材料

鲜奶1杯,鸡蛋2个,姜汁、白糖各1汤匙。

做法

1. 鸡蛋打散后,加入白糖打匀,冲入鲜奶拌匀,备用。
2. 将上述材料滤去泡沫及杂质,加入姜汁轻轻拌匀。
3. 将处理好的蛋液倒入一深碗中,上碟,隔水炖至凝固即可。

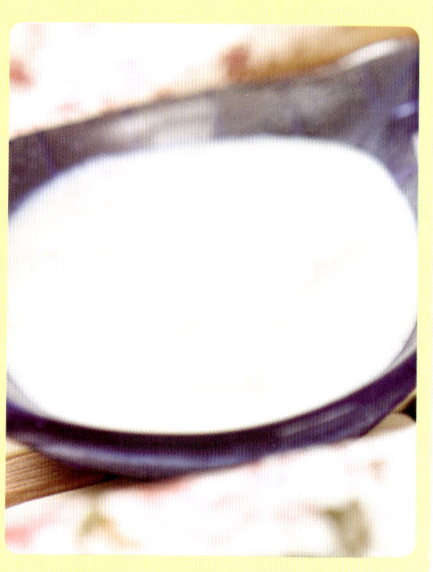

★姜汁撞奶★

材料

鲜奶1碗,姜1块,白糖适量。

做法

1. 将姜刮皮切细粒放入搅拌机磨成姜汁,滤去渣,装碗备用。
2. 将鲜奶放入微波炉加热3～4分钟取出。
3. 将鲜奶倒入另一器皿,再倒回原先的器皿中,重复此步骤3～4次,目的是使鲜奶稍微降温。
4. 将奶沿碗边快速倒入盛有姜汁的碗内,约15秒钟即凝固成一碗美味的姜汁撞奶。

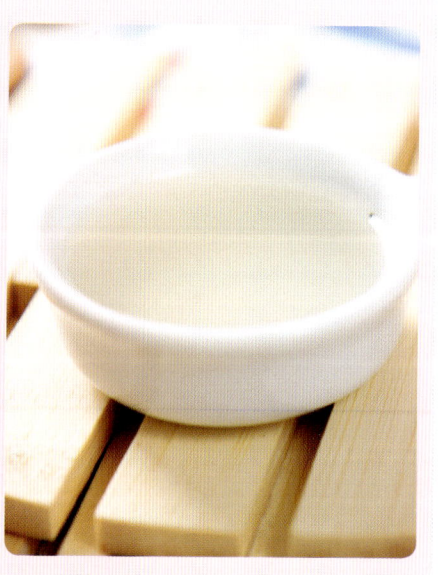

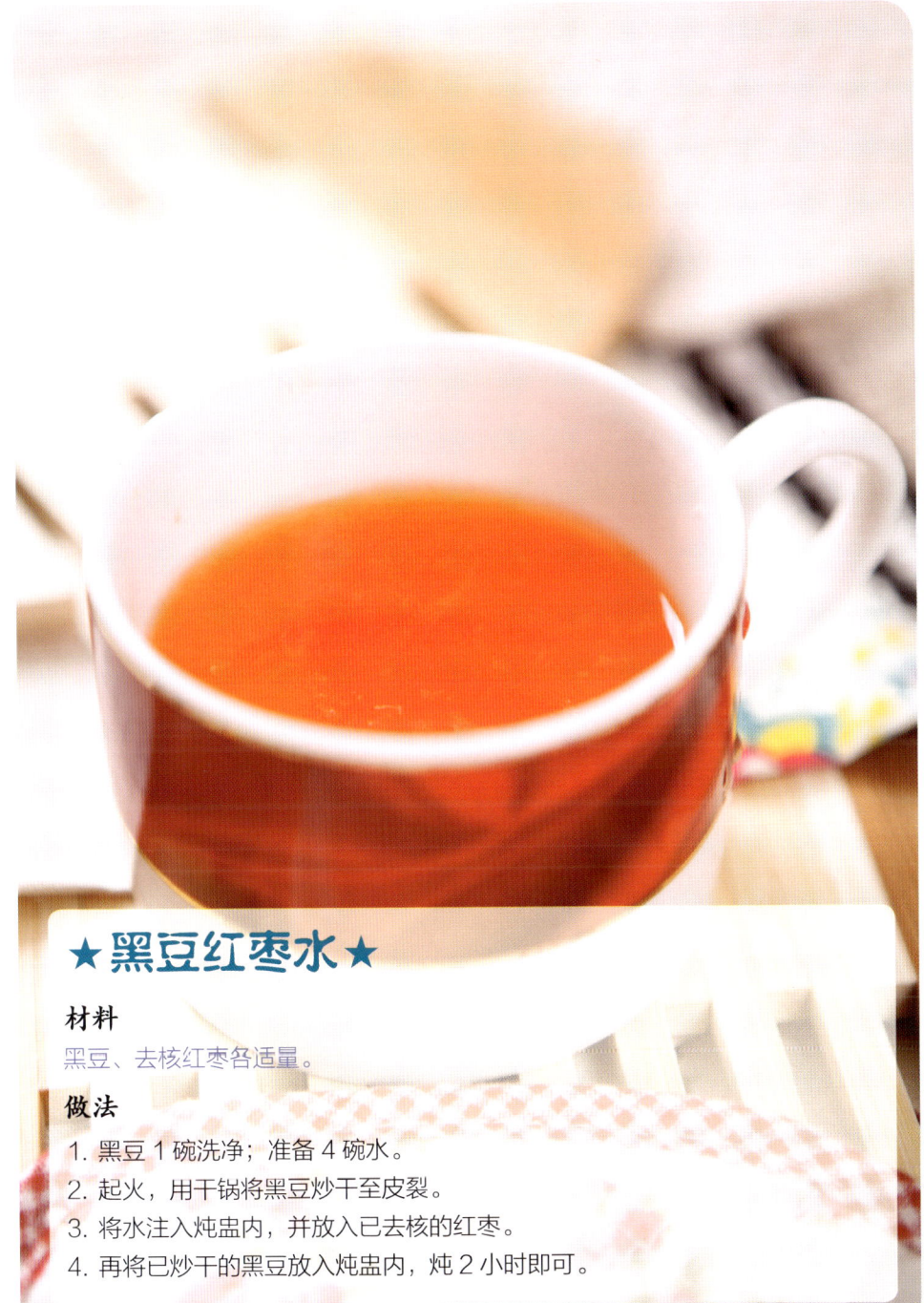

★黑豆红枣水★

材料
黑豆、去核红枣各适量。

做法
1. 黑豆1碗洗净；准备4碗水。
2. 起火，用干锅将黑豆炒干至皮裂。
3. 将水注入炖盅内，并放入已去核的红枣。
4. 再将已炒干的黑豆放入炖盅内，炖2小时即可。

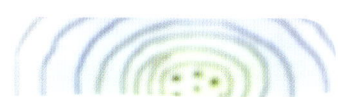

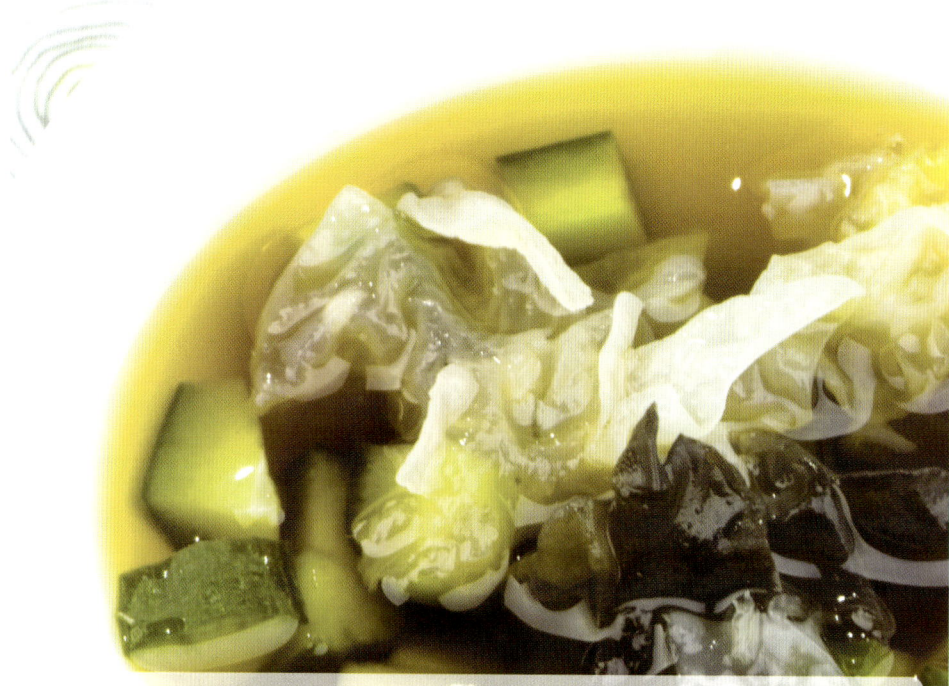

★木耳海参汤★

材料

水发海参 100 克，木耳、银耳各 80 克，黄瓜 1 根，盐、料酒、胡椒粉、鸡精、香油、姜、葱、香菜各适量。

做法

1. 将海参洗净切成小块；黄瓜切片；葱切丝；姜切片；香菜切段备用。
2. 把姜片炒香，再放入银耳和木耳，倒入适量高汤，加入调料小火炖半个小时后放入海参、胡椒粉，烧开盛入碗中，淋少许香油即可。

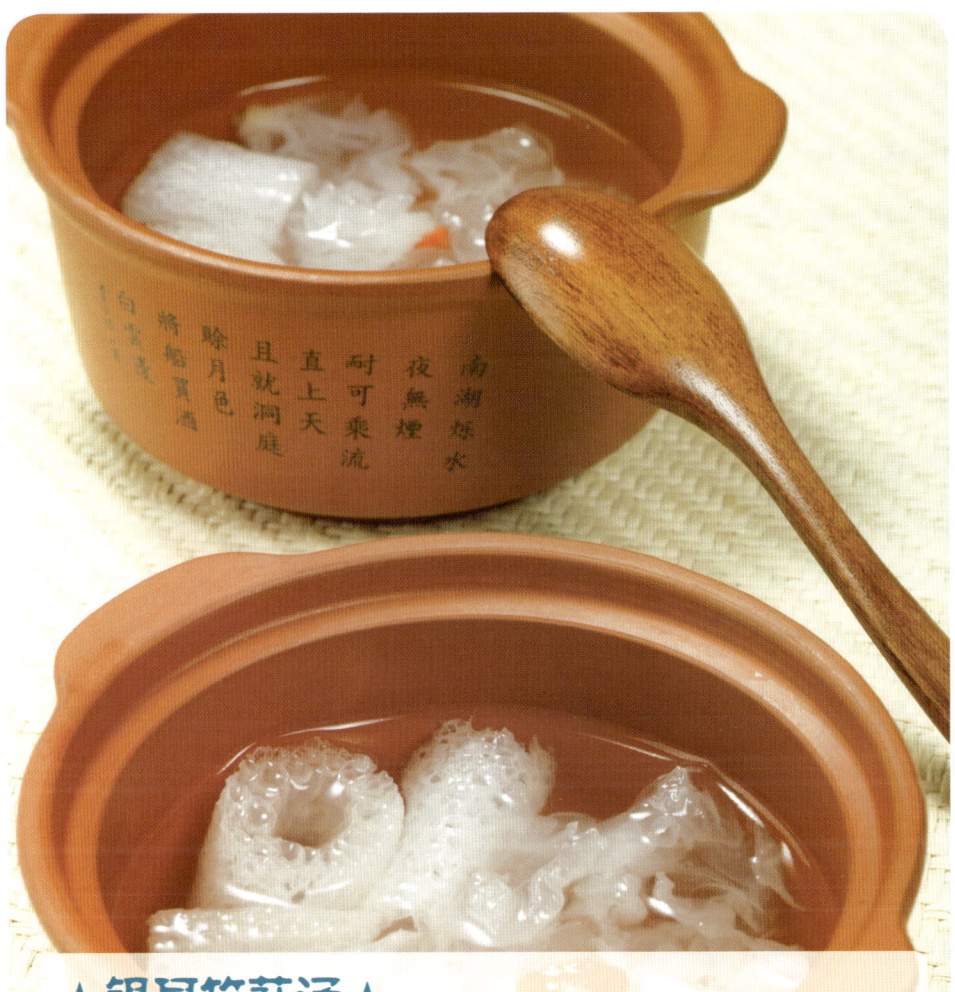

★银耳竹荪汤★

材料

竹荪 50 克,银耳 15 克,鸡蛋 1 个,盐 1 小匙,鸡精 1/2 小匙。

做法

1. 先将竹荪洗净;银耳泡发,洗净,去蒂;鸡蛋打入碗中搅成糊。
2. 坐锅点火,锅中加入清水,用大火煮沸,倒入鸡蛋糊,加入竹荪、银耳,再用小火煮 10 分钟。
3. 加盐、鸡精调味即可。

★山药红枣排骨汤★

材料

红枣6枚,排骨300克,山药280克,生姜2片,盐5克。

做法

1. 山药去皮,切小块;排骨洗净,汆烫去血水后放锅中加调料炖煮。
2. 待其快煮好时,放入红枣、姜片,再稍微煮一下即可。

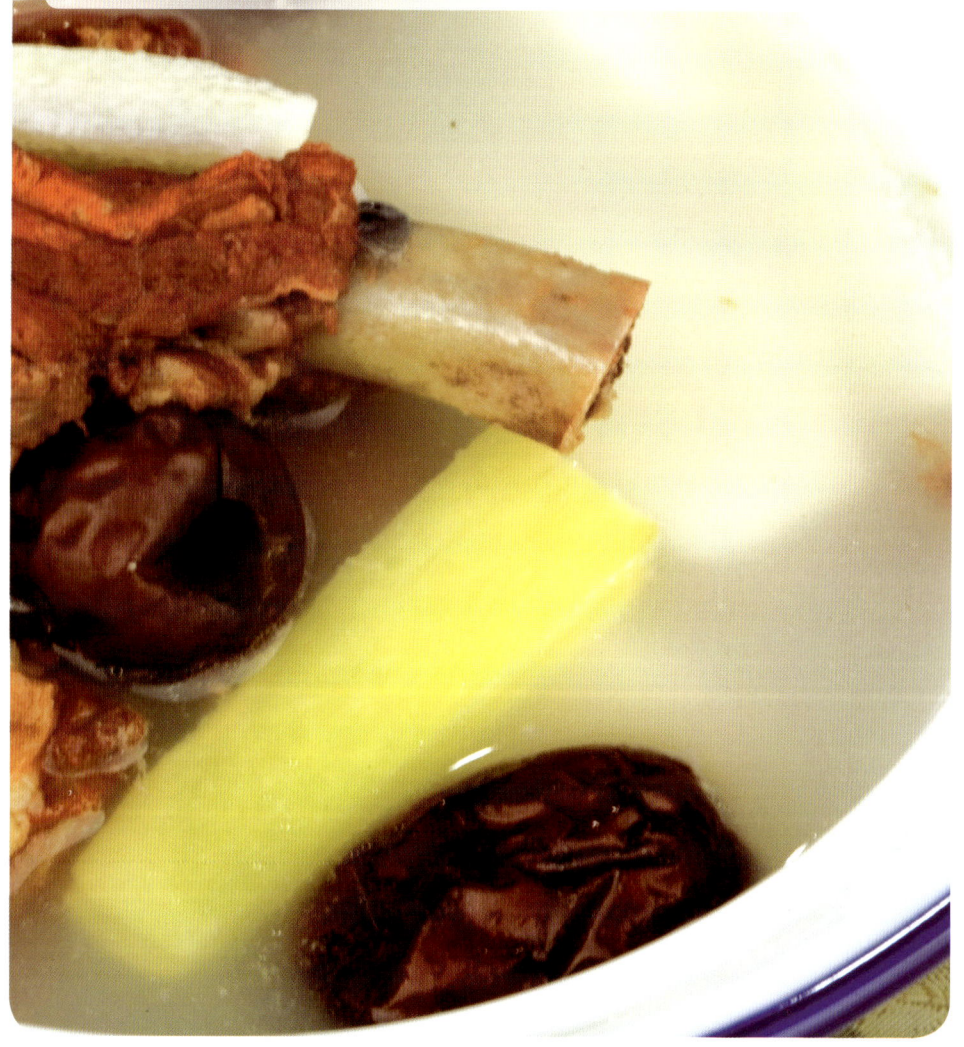

★ 芡实莲淮枣鸡汤 ★

材料

芡实、莲子、淮山各 15 克,大枣 10 克,鸡肉 250 克,香油、盐、鸡精各适量。

做法

1. 将鸡肉洗净,切片。
2. 置火上,加适量清水、鸡肉、芡实、莲子、淮山、大枣,用大火煮沸后,改用小火炖至肉熟透时,放入香油、鸡精、盐调味即可。

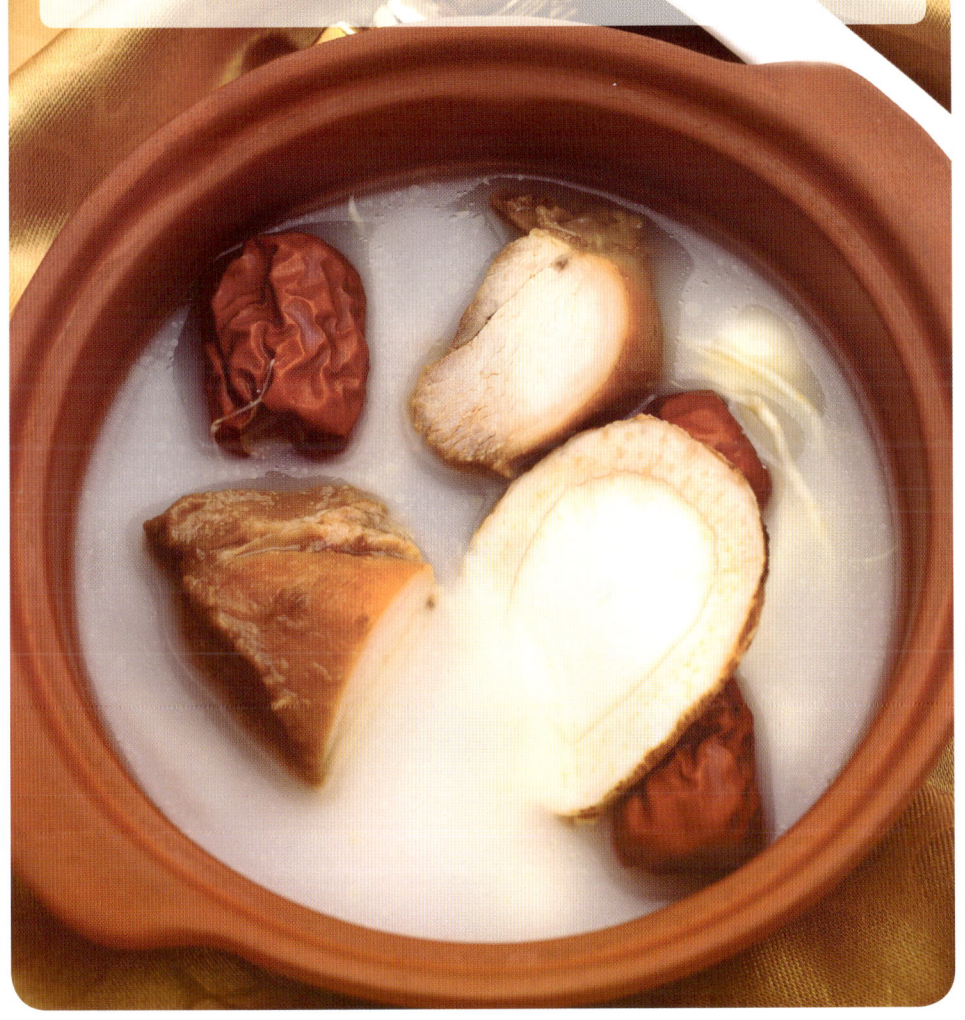

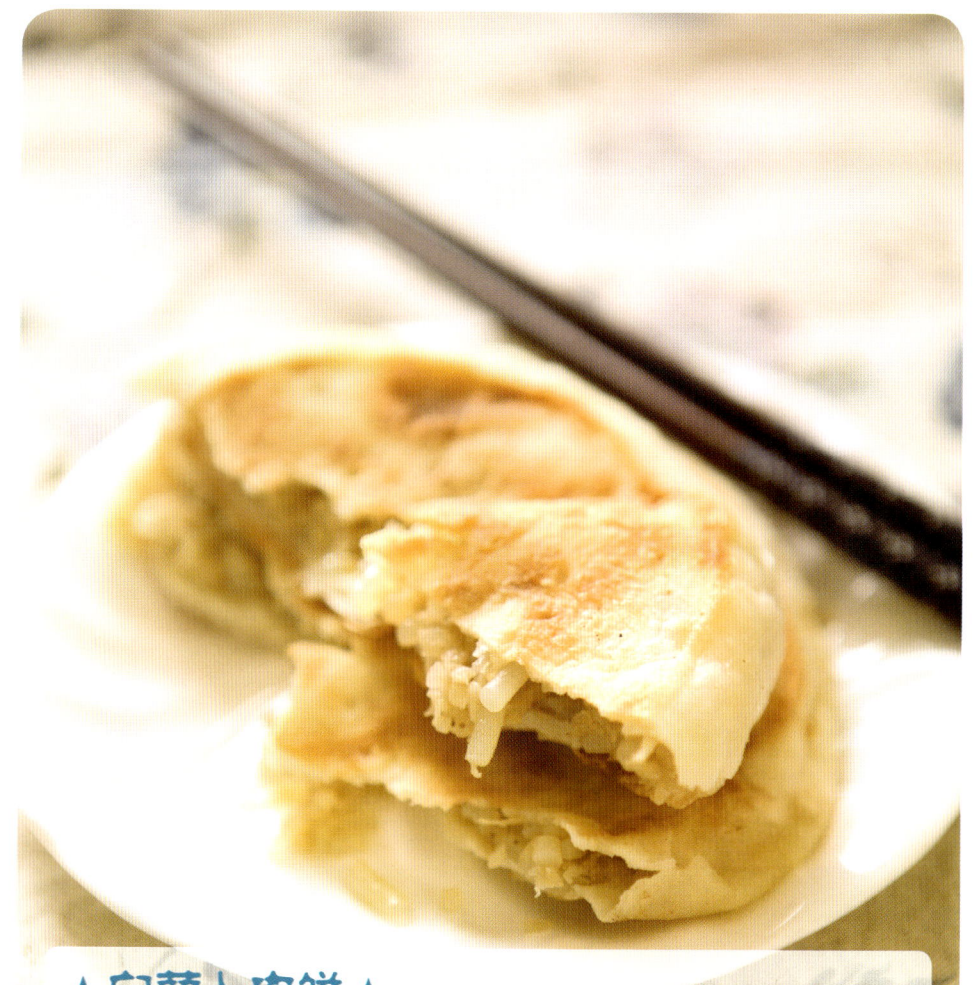

★白萝卜肉饼★

材料

白萝卜、面粉各150克，猪瘦肉100克，姜、葱、盐、植物油各适量。

做法

1. 白萝卜洗净，切丝，用油翻炒至五分熟，备用。
2. 猪瘦肉洗净，剁碎，加白萝卜丝、调料，调成白萝卜馅。
3. 将面粉加水和成面团，揪成面剂，擀成薄片，包入萝卜馅，制成夹心小饼。锅置火上，倒油烧热，放入小饼烙熟即可。

★日式凉面★

材料

菠菜面100克，鸡蛋1个，小黄瓜1根，胡萝卜1/2根，海苔丝、酱汁各适量。

做法

1. 鸡蛋打散，以平锅煎成薄片并切细丝；小黄瓜洗净，切丝；胡萝卜洗净，去皮，切成细丝。
2. 锅中放水，水滚后加入菠菜面煮至熟软，捞出泡冰水，待凉后捞出，备用。
3. 食用时，将黄瓜丝、海苔丝、蛋丝、胡萝卜丝等材料混匀，蘸酱汁食用即可。

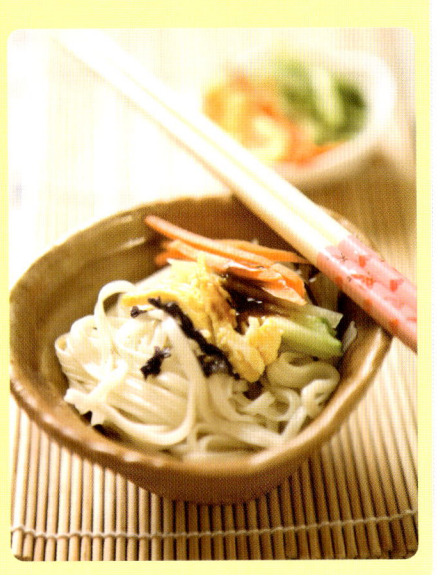

★海苔鸡蛋炒饭★

材料

米饭200克，鸡蛋2个，海苔少许，盐适量。

做法

1. 鸡蛋打成鸡蛋液，将米饭倒入，搅拌均匀。
2. 锅内放适量油，烧热后，转中火，将浸泡过蛋液的米饭倒入。
3. 用筷子不断搅拌，直至米饭颗粒分明，加入少许海苔翻炒均匀，加点盐调味即可。

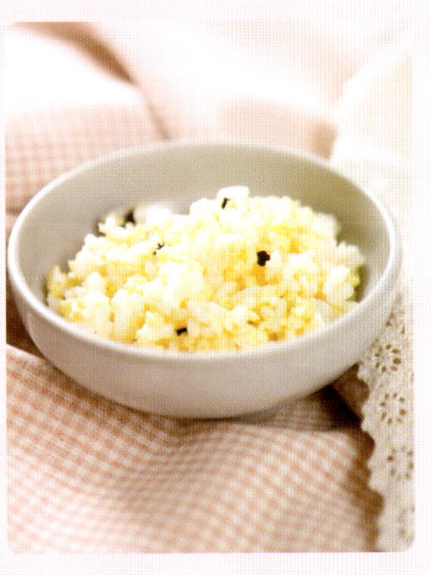

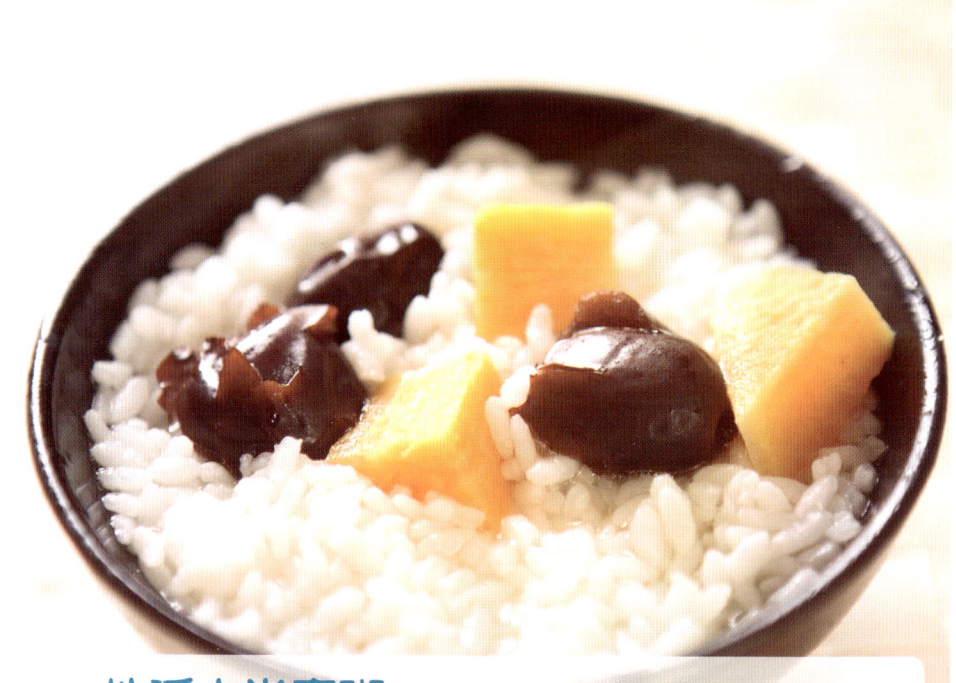

★ 地瓜大米枣粥 ★

材料

地瓜 200 克，红枣 50 克，大米 300 克。

做法

1. 将地瓜去皮，洗净，切成小丁。
2. 红枣、大米分别洗净。
3. 锅置火上，加适量清水，放入大米、红枣、地瓜，先用大火煮开，后改用小火煮至饭熟即成。

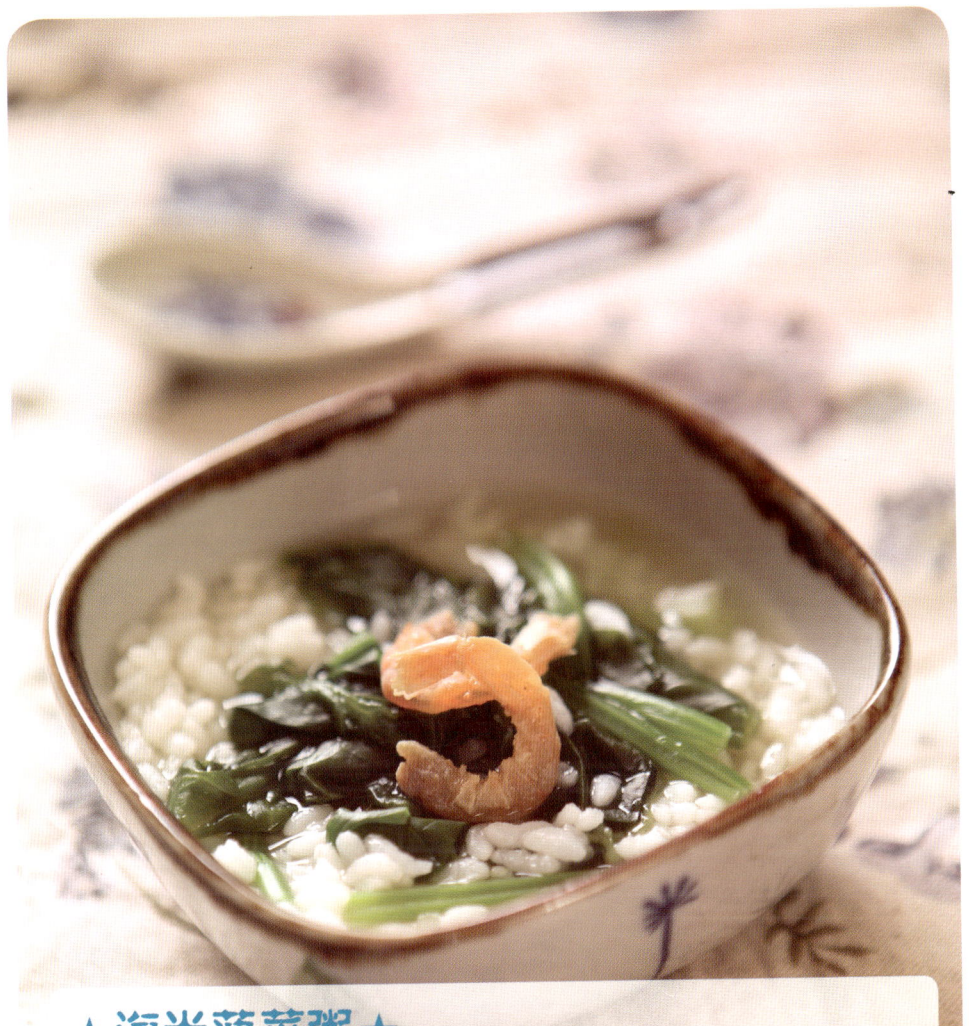

★ 海米菠菜粥 ★

材料
大米 300 克,海米 50 克,菠菜、盐各适量。

做法
1. 将大米淘洗净,海米泡水发透,菠菜择洗净,焯烫后切段。
2. 锅中加适量水煮沸,放入大米和海米一起熬煮成粥,待粥熟后再放入菠菜段略煮,加适量盐调味即可。

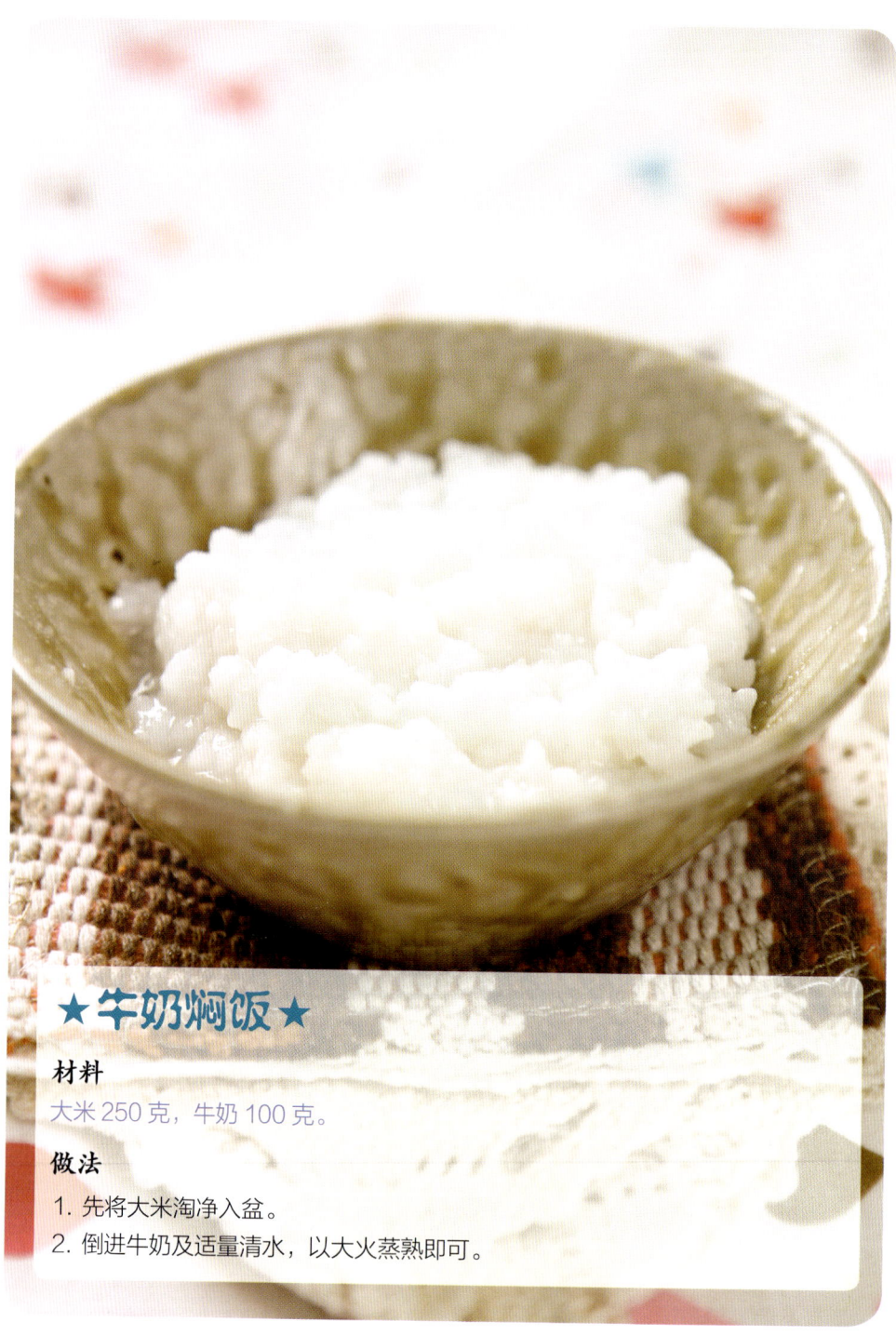

★牛奶焖饭★

材料
大米 250 克,牛奶 100 克。

做法
1. 先将大米淘净入盆。
2. 倒进牛奶及适量清水,以大火蒸熟即可。

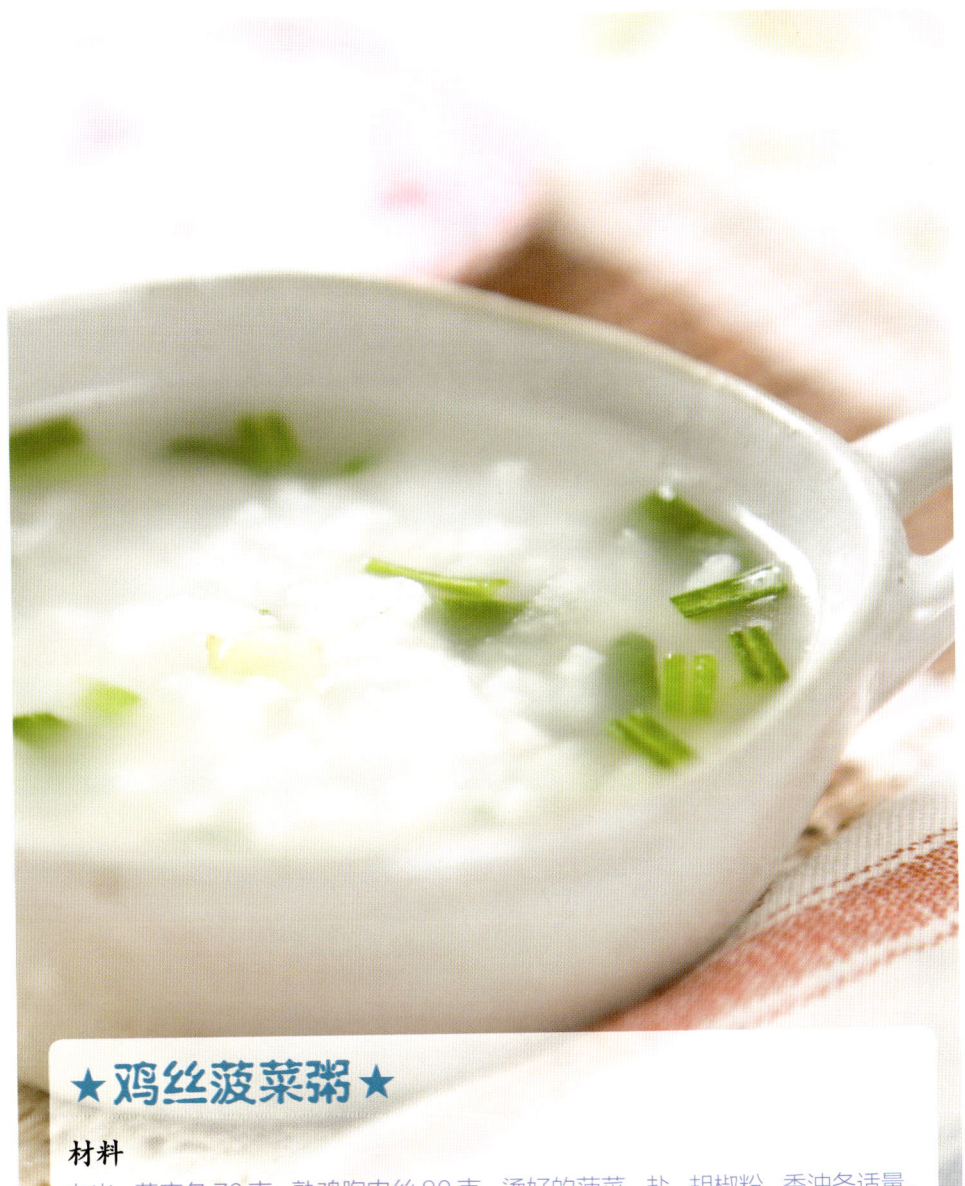

★鸡丝菠菜粥★

材料
白米、燕麦各 70 克，熟鸡胸肉丝 80 克，烫好的菠菜、盐、胡椒粉、香油各适量。

做法
1. 白米和燕麦淘净，加水，入锅煮至软糯。
2. 加熟鸡胸肉丝、烫好的菠菜、盐、胡椒粉、香油，再次煮滚后关火即可。

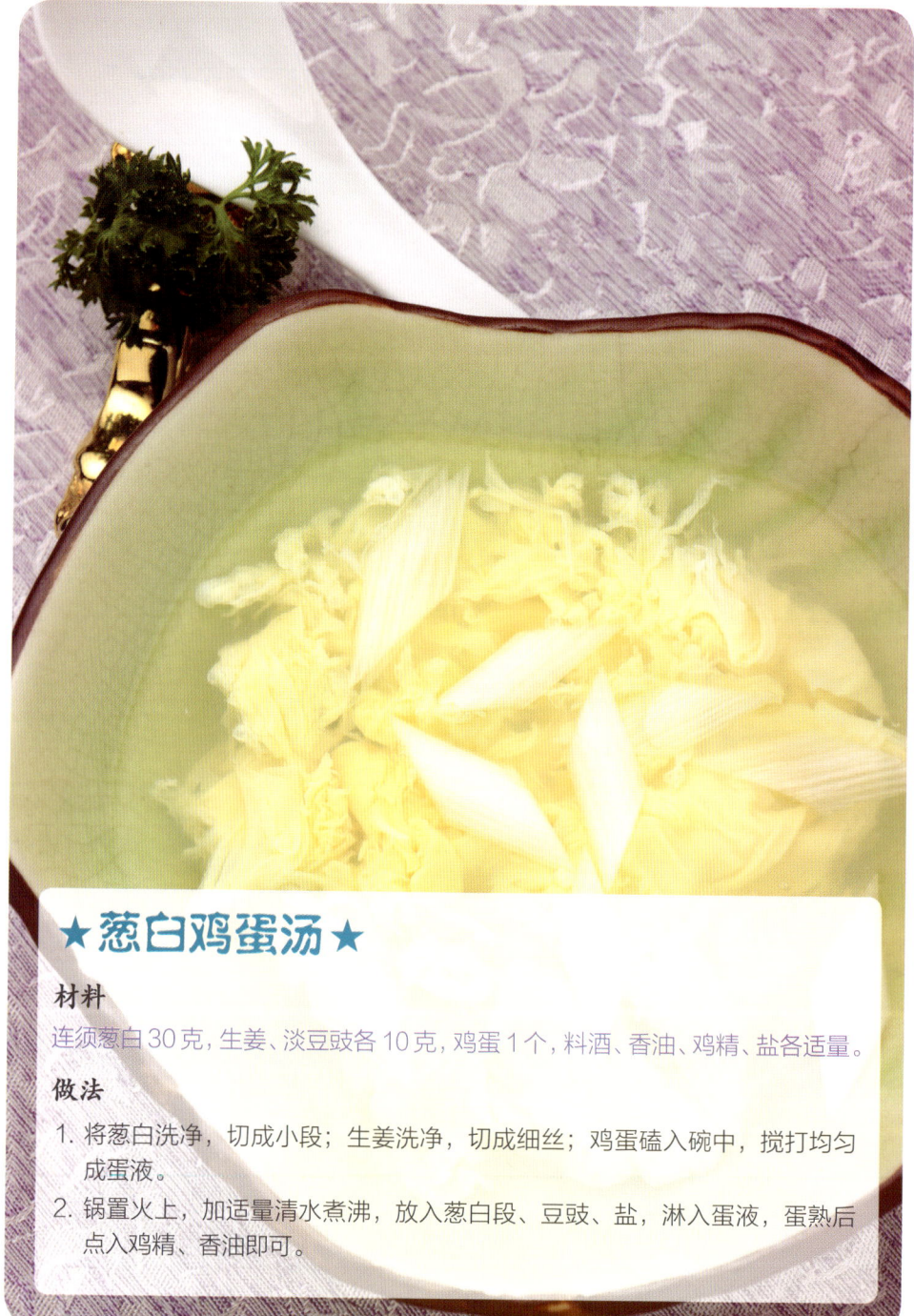

★葱白鸡蛋汤★

材料

连须葱白30克,生姜、淡豆豉各10克,鸡蛋1个,料酒、香油、鸡精、盐各适量。

做法

1. 将葱白洗净,切成小段;生姜洗净,切成细丝;鸡蛋磕入碗中,搅打均匀成蛋液。
2. 锅置火上,加适量清水煮沸,放入葱白段、豆豉、盐,淋入蛋液,蛋熟后点入鸡精、香油即可。

★木瓜奶汤★

材料
木瓜 1/2 个，牛奶 2 大匙。

做法
1. 木瓜去籽，去皮，切成条，用水果刀将木瓜条横划几刀，抓住条的两端，翻面切成木瓜块。
2. 木瓜加牛奶置蒸锅上蒸 10～15 分钟，稍冷即可食用。

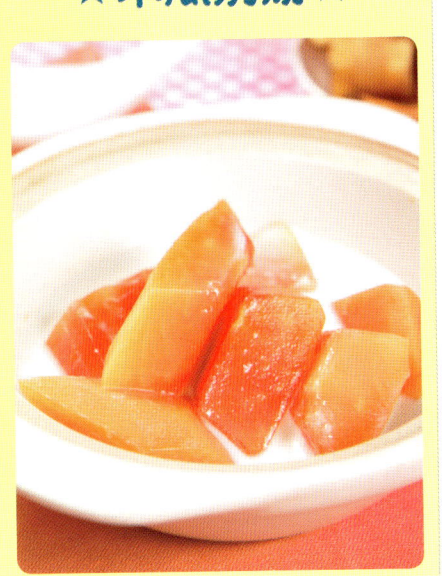

★银耳花生汤★

材料
银耳 20 克，花生米 100 克，蜜枣、红枣各 10 枚，薏米 15 克，盐适量。

做法
1. 红枣去核，蜜枣洗净，薏米清水浸过。
2. 将银耳泡发开，洗净，花生米用热水浸过，剥去皮。
3. 用清水煲滚，放入花生米、蜜枣、红枣同煲，待花生煲好时，放入银耳、薏米一同煲汤。
4. 煲好后下盐调味即可。

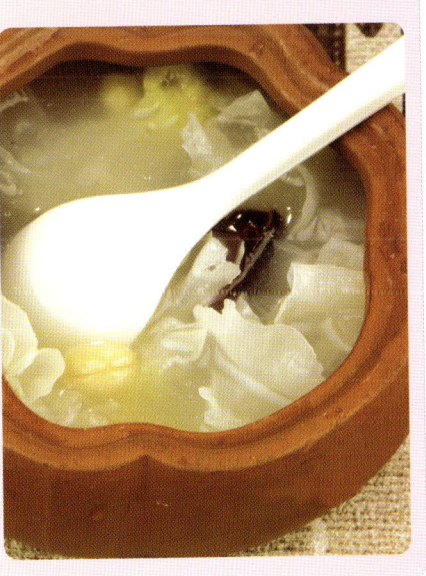

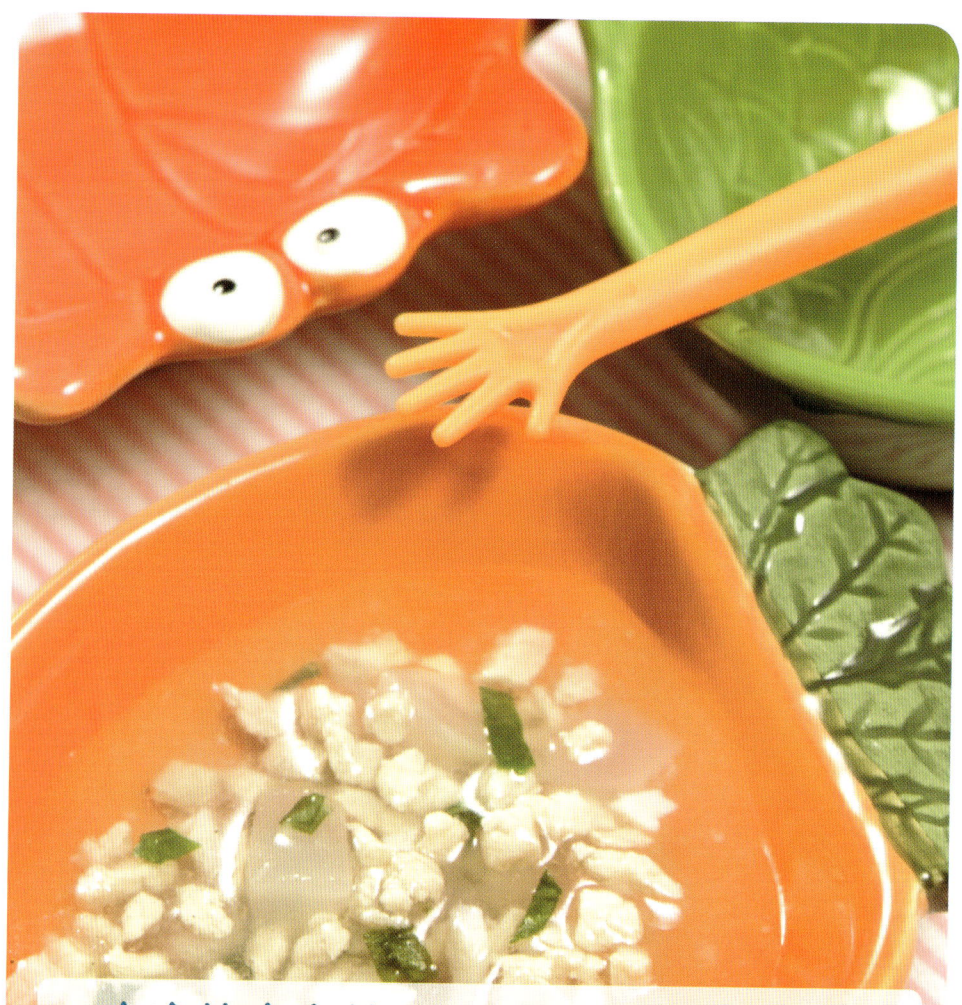

★肉末烩小水萝卜★

材料

瘦猪肉、小水萝卜各100克,植物油1小匙,盐、青蒜、水淀粉各少许。

做法

1. 将猪肉剁成碎末;小水萝卜洗净,切成1厘米见方的丁,用开水烫一下。
2. 将油放入锅内,热后先煸葱及肉末,投入小水萝卜丁炒匀,加水烧开,待将熟时放入盐、青蒜丁,用水淀粉勾芡即可。

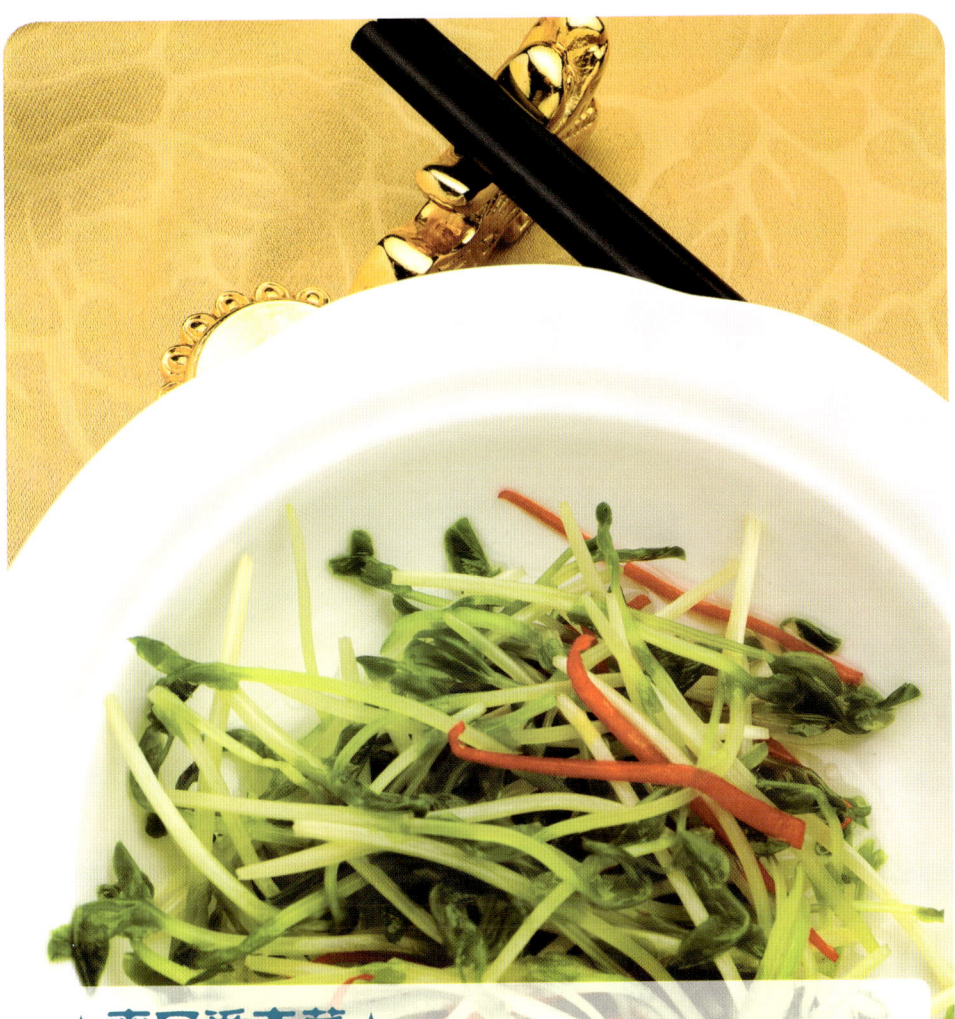

★爽口番杏菜★

材料

新鲜番杏菜 500 克,香醋、盐、蒜泥、香油各适量。

做法

1. 先将番杏菜清洗干净,用滚水略烫一烫,沥净水后放入盘中。
2. 再将香醋、盐、蒜泥和少许香油调成汁,淋在盘中的番杏菜上,略腌一会儿即可食用。

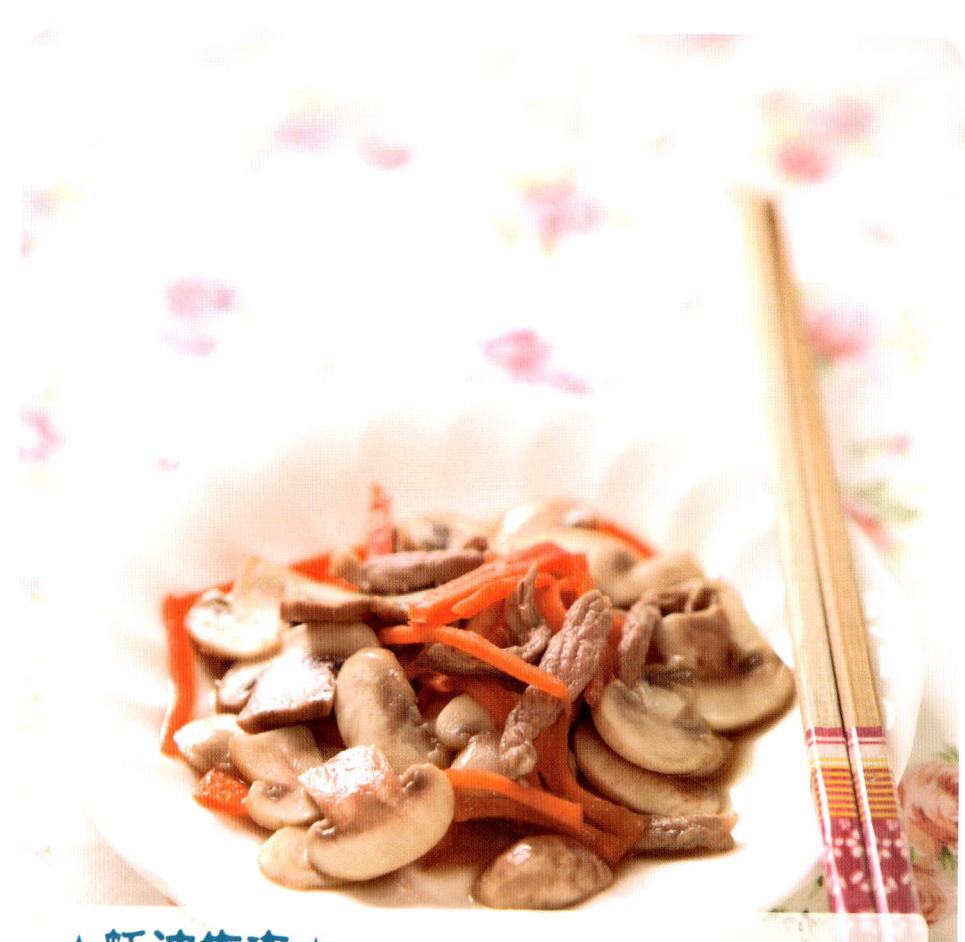

★蚝油牛肉★

材料

口蘑 150 克,牛肉 200 克,胡萝卜 1/2 根,蚝油、酱油各 2 小匙,料酒 1 小匙,姜丝、香油各少许,高汤、淀粉块、植物油各适量。

做法

1. 口蘑洗净,切片;胡萝卜洗净,切丝;牛肉切细丝,加少许酱油与淀粉拌匀上浆。
2. 炒锅烧热,加植物油,三成热时放入牛肉丝炒散,捞出沥油。
3. 锅中下入姜丝爆香,再下入胡萝卜丝、口蘑片,接着放入牛肉丝、高汤、蚝油、酱油、料酒翻炒,出锅前勾芡后淋上香油即可。

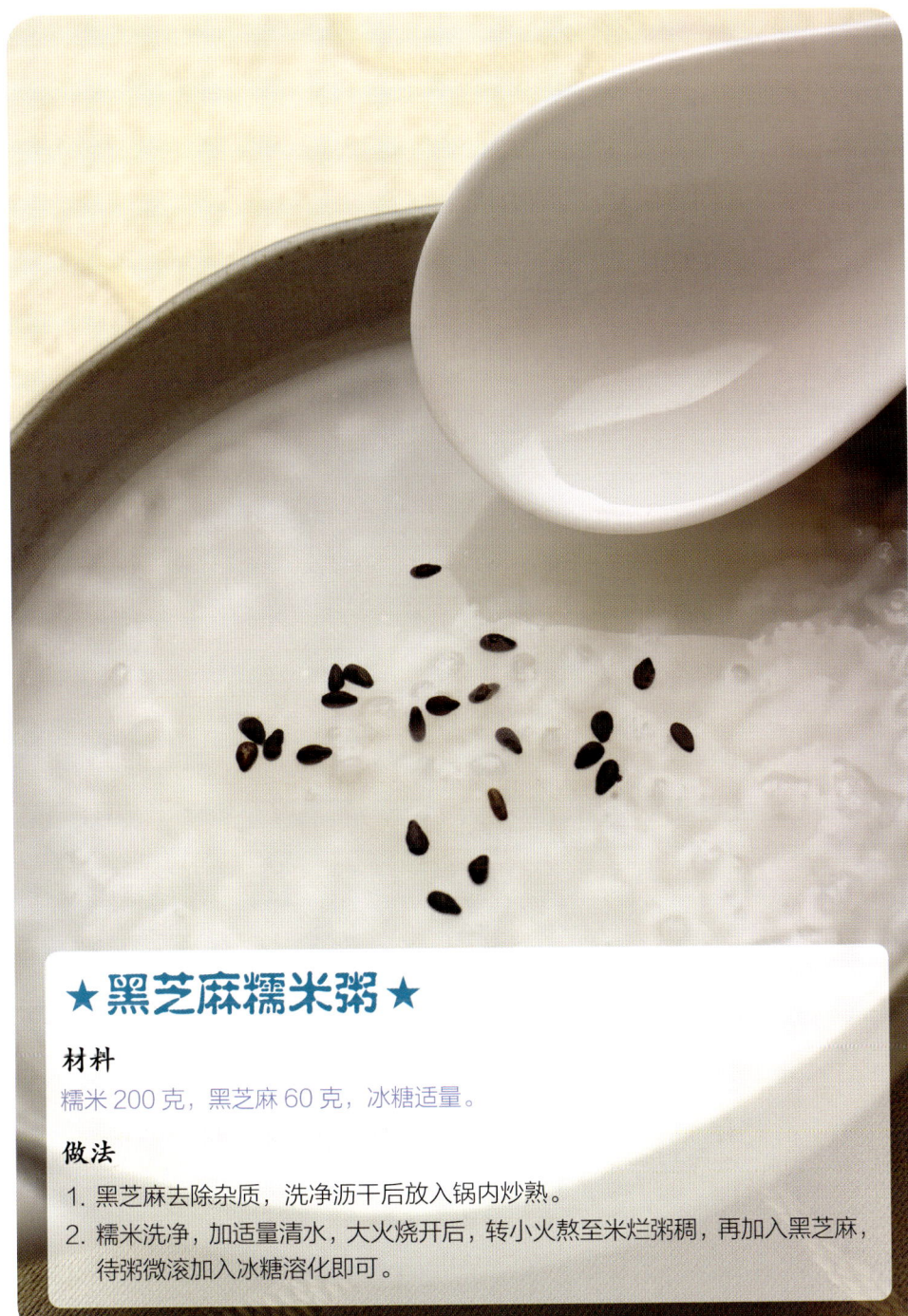

★ 黑芝麻糯米粥 ★

材料

糯米 200 克，黑芝麻 60 克，冰糖适量。

做法

1. 黑芝麻去除杂质，洗净沥干后放入锅内炒熟。
2. 糯米洗净，加适量清水，大火烧开后，转小火熬至米烂粥稠，再加入黑芝麻，待粥微滚加入冰糖溶化即可。

★炒竹笋★

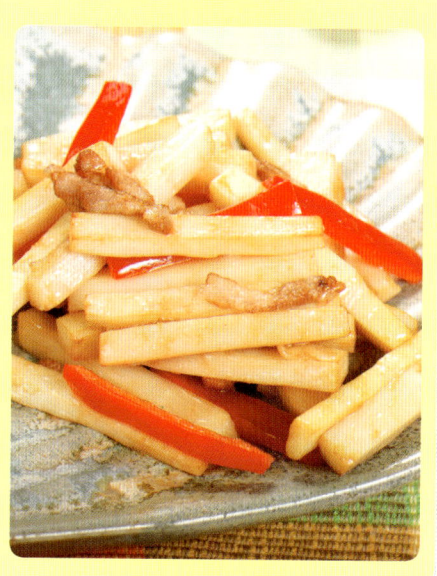

材料

竹笋250克,瘦猪肉20克,红辣椒15克,植物油3大匙,香油、鸡精各1/2小匙,酱油、蒜、葱各2小匙。

做法

1. 竹笋剥开后切成长条。
2. 瘦猪肉切成丝。
3. 辣椒洗净,切条,把葱切粒,蒜切成末。
4. 将油锅烧热,先将葱、蒜末爆香。
5. 放入竹笋、瘦猪肉丝、红辣椒翻炒。
6. 加入鸡精、酱油、香油炒匀,即可入盘。

★芝麻酱拌生菜★

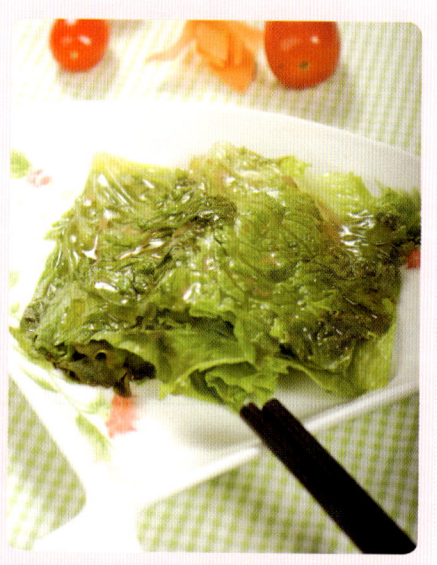

材料

生菜400克,香油2小匙,醋、白糖、酱油、辣椒油各1小匙,芝麻酱20克,盐、鸡精各1/2小匙。

做法

1. 将生菜切去根,择去边叶,用清水洗干净,沥干水分。
2. 用凉开水过一遍,切成3厘米长、1厘米宽的段,放入盘内。
3. 将芝麻酱用适量凉开水调稀,加调料搅匀,淋在生菜上即可食用。

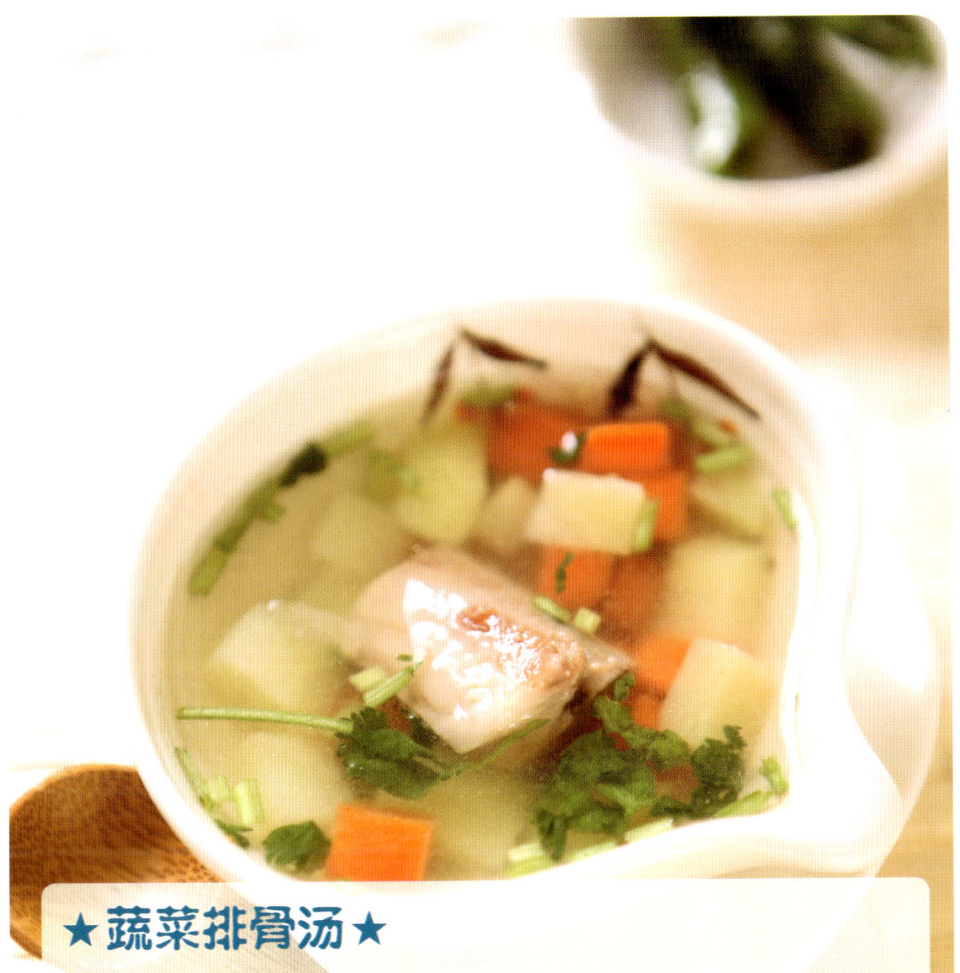

★ 蔬菜排骨汤 ★

材料

排骨400克，胡萝卜1根，土豆1个，香菜、葱花、姜末、蒜末各适量，醋1/2匙，酱油、番茄酱、盐各1小匙，植物油2大匙。

做法

1. 排骨洗净，剁成寸段，加醋、番茄酱、酱油腌渍片刻；胡萝卜、土豆分别洗净，去皮，切滚刀块。
2. 炒锅烧热，加植物油，六成热时下葱花、姜末、蒜末爆香，再放入排骨、胡萝卜、土豆一起翻炒片刻，添适量开水，加盐，大火炖20分钟，出锅前撒上香菜即可。

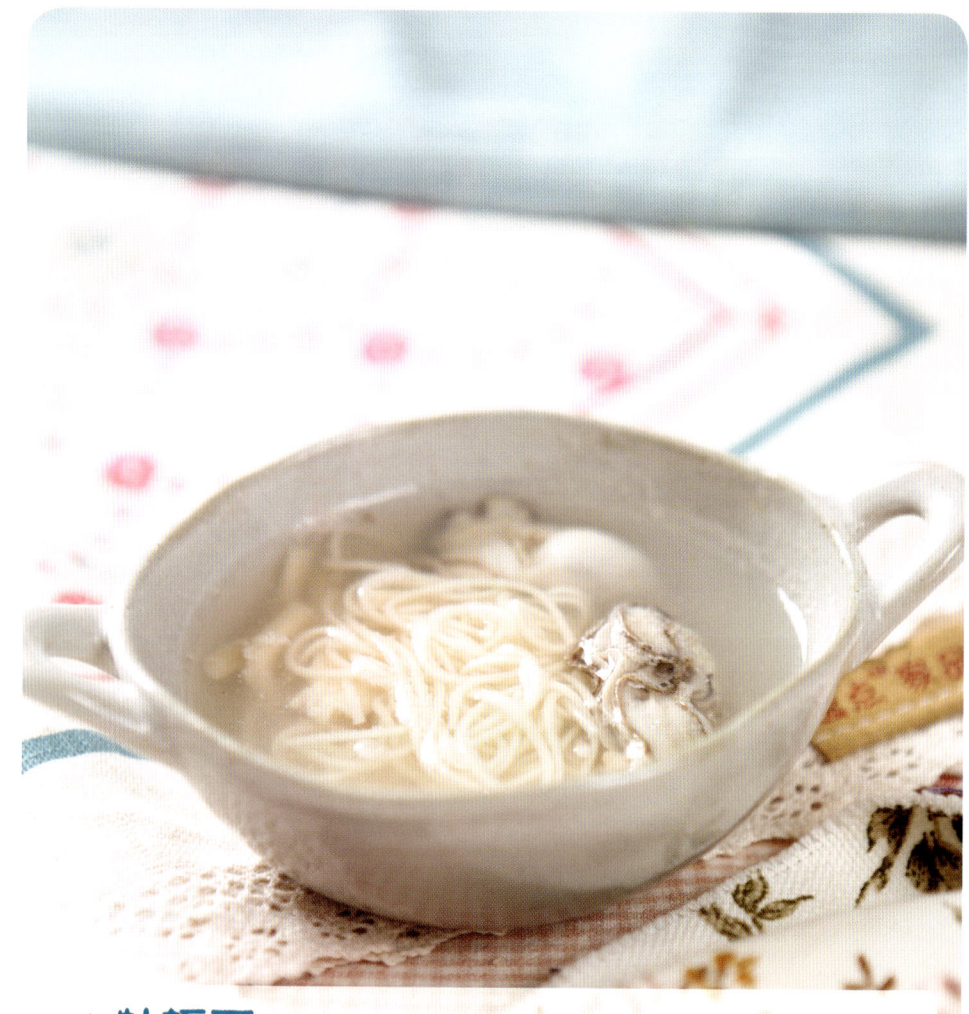

★牡蛎面★

材料

龙须面 150 克,牡蛎肉、猪肉各 50 克,料酒、盐、蒜末、葱末、胡椒粉各适量。

做法

1. 牡蛎肉清洗干净,猪肉切成细丝备用。
2. 锅内加清水烧开,加入猪肉丝、牡蛎肉、料酒、盐一同煮至半熟,下入龙须面,煮熟前加入蒜末、葱末、胡椒粉调匀即可。

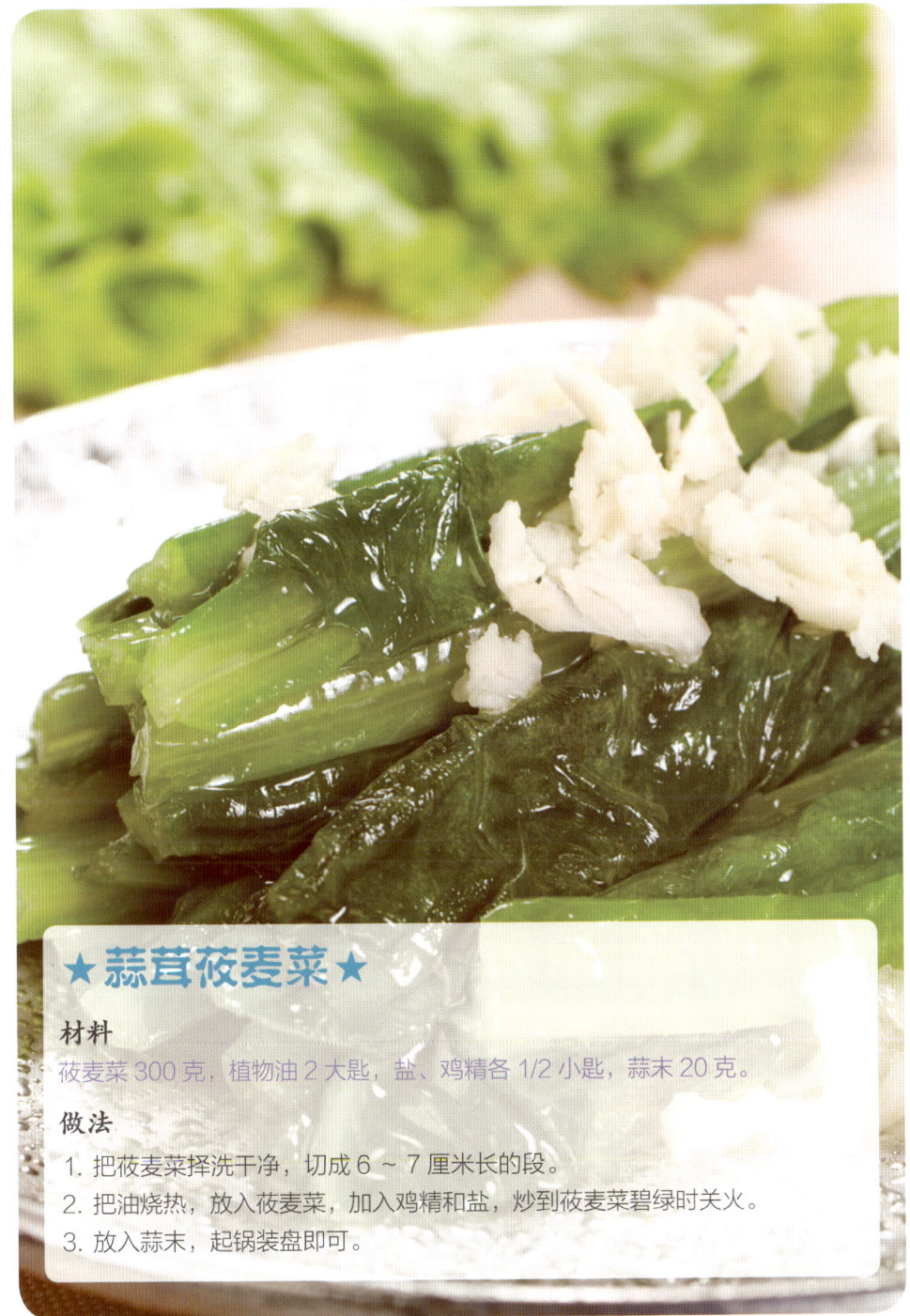

★蒜茸莜麦菜★

材料

莜麦菜300克,植物油2大匙,盐、鸡精各1/2小匙,蒜末20克。

做法

1. 把莜麦菜择洗干净,切成6～7厘米长的段。
2. 把油烧热,放入莜麦菜,加入鸡精和盐,炒到莜麦菜碧绿时关火。
3. 放入蒜末,起锅装盘即可。

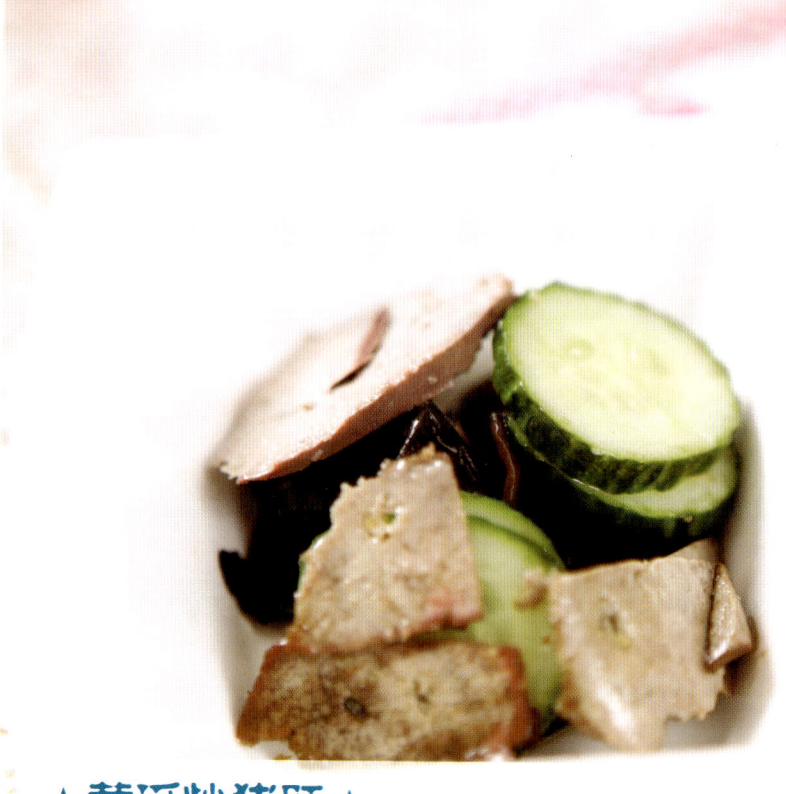

★ 黄瓜炒猪肝 ★

材料

猪肝300克，黄瓜2根，葱末、姜末、蒜末、木耳、植物油、酱油、料酒、水淀粉、盐、白糖、鸡精、高汤各适量。

做法

1. 猪肝洗净，切成薄片，用水淀粉、盐腌渍，以八成热的油滑散后捞出备用。
2. 黄瓜洗净，切成菱形薄片；木耳洗净并撕成小块。
3. 油烧至七成热时，放入葱末、姜末、蒜末、黄瓜片、木耳翻炒几下，放入猪肝，淋上料酒，再加入酱油、盐、白糖、鸡精、高汤，用水淀粉勾芡即可。

★ 肉末蒸茄子 ★

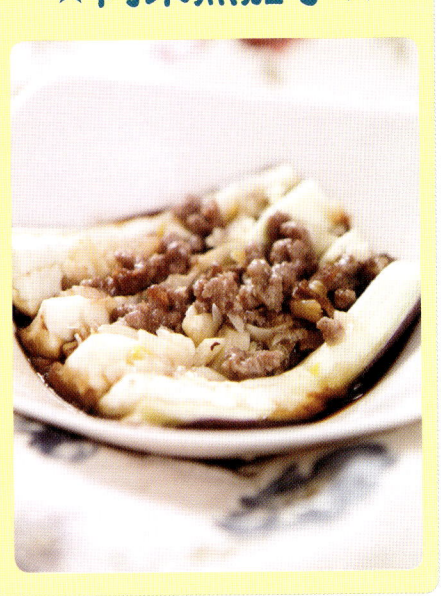

材料

茄子 6 个，猪肉末 200 克，植物油、蒜、酱油、盐各适量。

做法

1. 猪肉剁碎，入油锅炒成肉末；蒜瓣拍碎，茄子撕成条备用。
2. 锅内放适量水，架上蒸架，把茄子摊开，大火蒸软；把蒸软的茄子夹到盘子里。
3. 把炒好的肉末铲在茄子上，大火蒸 5 分钟即可。

★ 家常烧鸡块 ★

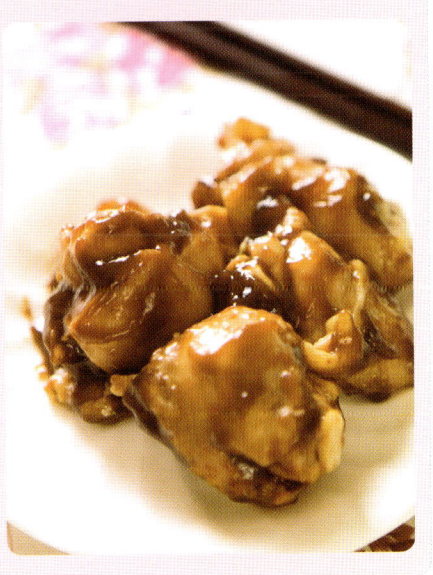

材料

白条鸡 1 只，葱花、姜末各适量，盐、米醋各 1 小匙，酱油 2 小匙，水淀粉 4 小匙，高汤 1 杯，植物油 1 大匙。

做法

1. 将白条鸡洗净，用刀剁成麻将牌大小的块，用沸水焯一下，去净血水，捞出投凉。
2. 炒锅烧热，加植物油，六成热时下入姜末爆香，再放入鸡块，加入高汤、盐、酱油焖烧约 5 分钟，然后放入葱花，淋上米醋略炒，用水淀粉勾芡即成。

★番茄猪肝汤★

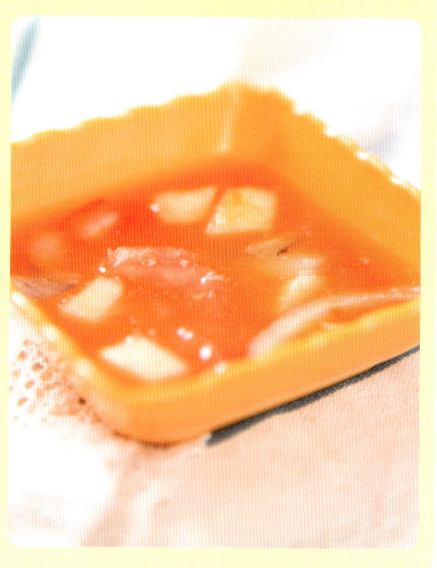

材料

番茄 300 克，猪肝 80 克，瘦猪肉 80 克，土豆 50 克，盐 5 克，鸡精 3 克，醋 10 克。

做法

1. 番茄洗净，每个切 4 块；土豆去皮，洗净，切块；瘦猪肉洗净，切薄片；猪肝洗净，切薄片，用清水冲洗，加醋腌 10 分钟。
2. 瘦猪肉和猪肝加调料腌 10 分钟，放入滚水中，煮半熟捞起。
3. 将土豆、番茄放入煲里，加水适量，用小火煲 20 分钟，下猪肝、瘦猪肉煲至肉熟，加入盐、鸡精调味即可。

★彩色虾仁★

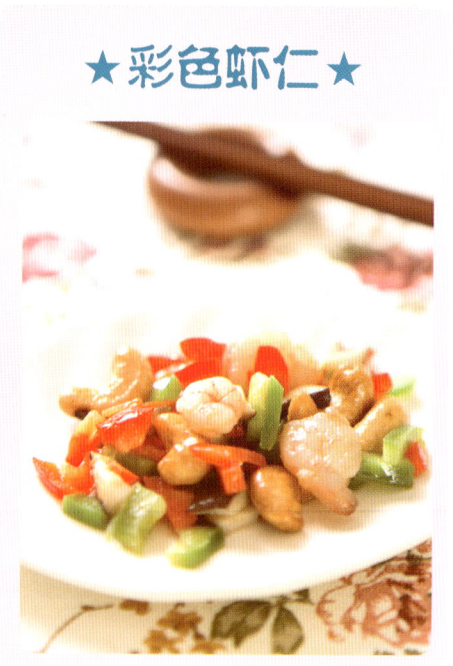

材料

虾仁 300 克，青辣椒、红辣椒各 1 个，香菇 5 朵，腰果适量，葱、姜各适量，盐、胡椒粉、香油各 1/2 小匙。

做法

1. 将青辣椒、红辣椒去蒂去籽后洗净，切成丁；香菇洗净，切成丁；葱、姜切末。
2. 炒锅烧热，加植物油，六成热时下葱末、姜末爆香，放入虾仁、辣椒丁翻炒，再加入料酒、盐、胡椒粉调味，最后加入香菇翻炒片刻，出锅前撒入腰果，淋上香油即可。

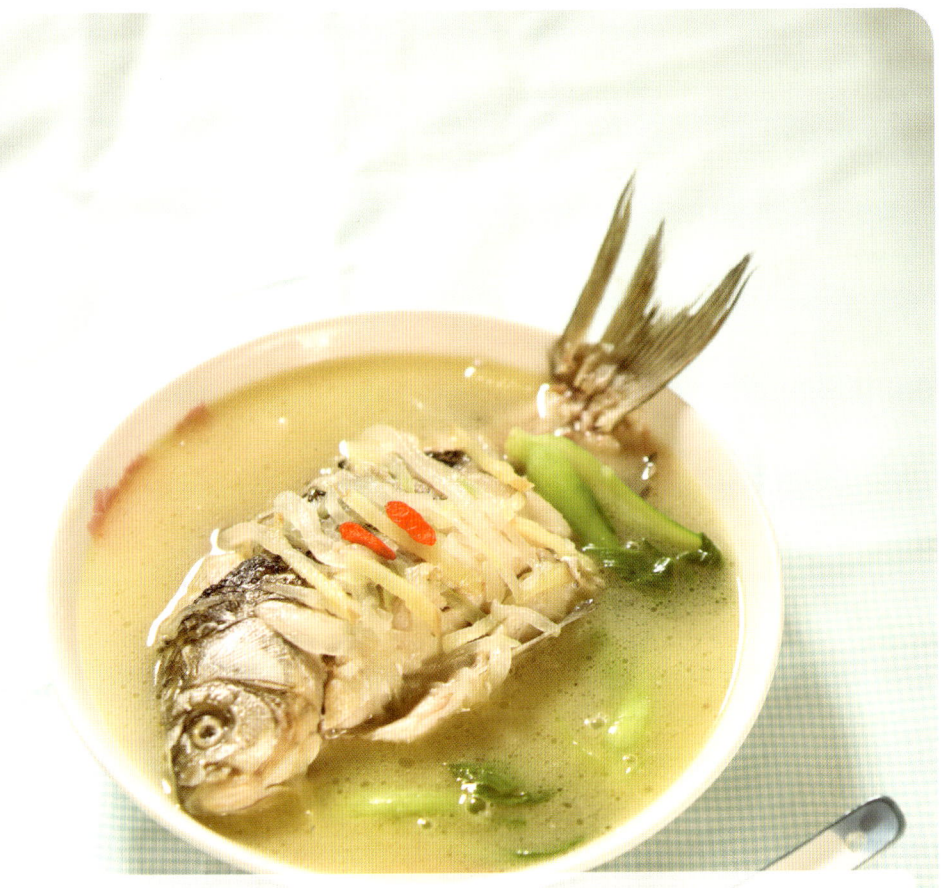

★ 冬瓜鲤鱼汤 ★

材料
冬瓜 300 克，鲤鱼 1 尾，小白菜、植物油、姜丝、绍酒、清汤、枸杞、盐、胡椒粉各适量。

做法
1. 将冬瓜去皮、去籽，切成丝；鲤鱼处理干净；小白菜择洗净，切段。
2. 锅内烧热油，投入鲤鱼，用小火煎透，下入姜丝，倒入绍酒，注入适量清汤，煮至汤质发白。
3. 加入冬瓜丝、小白菜段、枸杞，稍煮片刻，加盐、胡椒粉调味即可。

★ 玉米牛肉羹 ★

材料

牛肉100克,鲜玉米棒、鸡蛋各2个,香菜、姜各适量,上汤酌量。

做法

1. 将鸡蛋打匀;把香菜洗净,切碎;牛肉洗净,抹干水剁细,加调味料腌制10分钟,用少许油炒至将熟时,沥去油。
2. 玉米洗净,剔下玉米粒,捣碎。
3. 把适量水及姜煮滚,放入玉米煮熟,约20分钟,下调味料,用玉米粉水勾芡呈稀糊状,放入牛肉搅匀煮开,下鸡蛋液搅匀,盛入汤碗内,撒上香菜末即可。

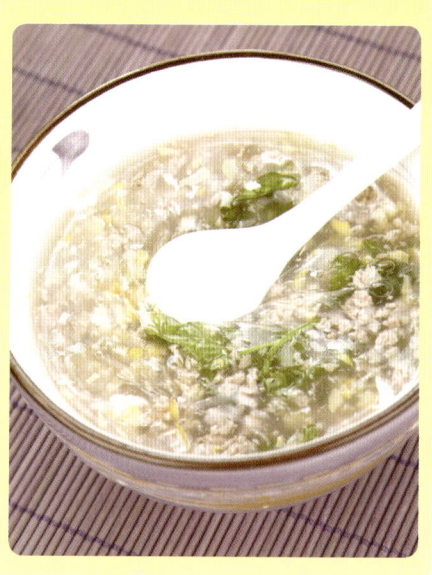

★ 鲜蘑豆腐汤 ★

材料

嫩豆腐150克,鲜蘑100克,香油1小匙,葱花15克,盐、鸡精各1/2小匙,植物油2大匙,素高汤1碗。

做法

1. 将嫩豆腐洗净,用沸水烫过后,切成小薄片;就鲜蘑洗净,切成小丁。
2. 将锅架在火上,放油烧至六成热,下一半葱花爆出香味后,加入鲜蘑丁煸炒几下,然后倒入素高汤,烧开后下入豆腐片和盐,再烧开,放入鸡精,撒上另一半葱花,淋上麻油,盛入碗内即可食用。

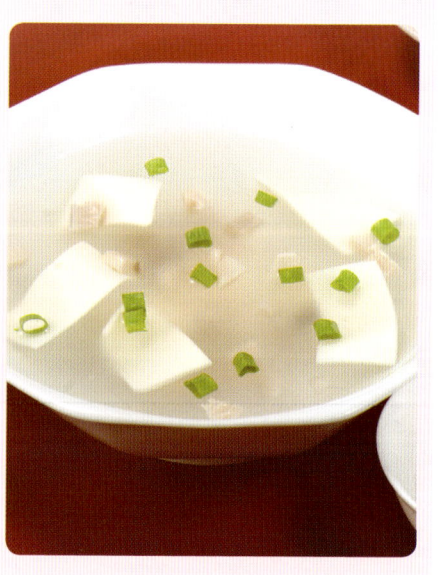

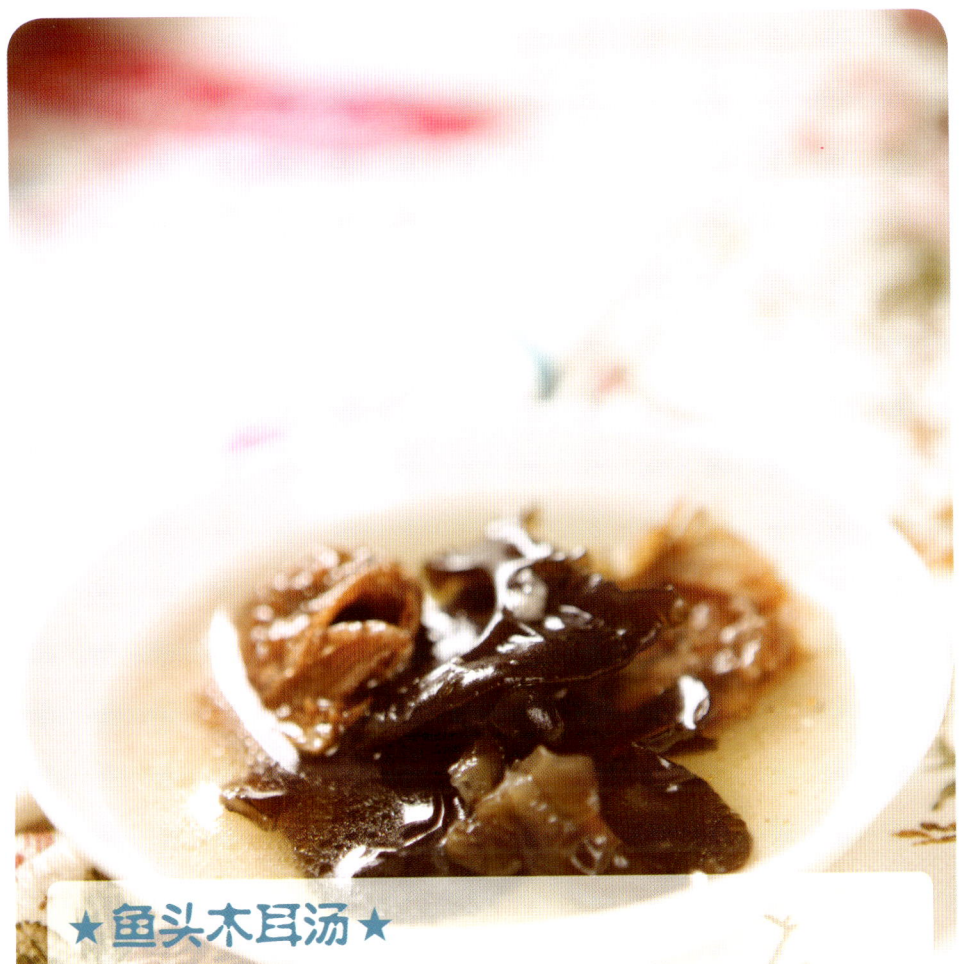

★鱼头木耳汤★

材料

鱼头 1 个,香菇 100 克,木耳 100 克,料酒、白糖、盐、葱段、姜片、鸡精、胡椒粉、植物油各适量。

做法

1. 将鱼头刮净鳞,去鳃,洗净,在颈肉两面划两刀,放入盆内,抹上盐;香菇、木耳择洗干净。
2. 炒锅上火,倒油少许滑锅,将鱼煎至两面呈黄色,烹入料酒,加盖略焖,加清水,用大火烧沸,盖上锅盖,用小火炖 20 分钟,待汤汁呈乳白色而浓稠时,放入木耳、香菇,加入鸡精、胡椒粉,烧沸出锅装盘即可。

★牛肉炖萝卜★

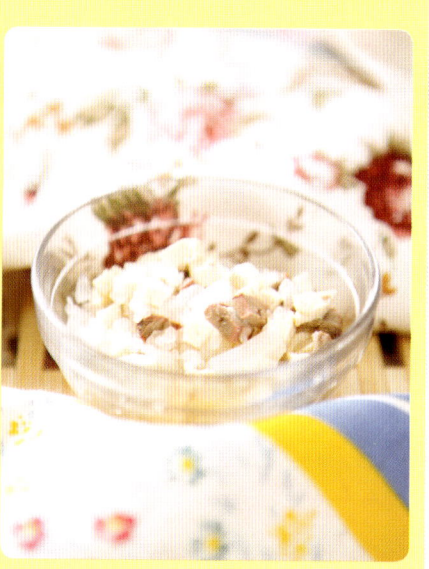

材料

牛肉、萝卜各200克，豆腐100克，姜、盐、胡椒粉、醋各适量。

做法

1. 将牛肉清洗干净，切成2厘米见方的块；萝卜清洗干净，切成3厘米见方的块；豆腐切成2厘米见方的小块。
2. 将牛肉块、姜、盐放入锅中，加适量清水，大火烧开，再放入萝卜块、豆腐块煮熟，加入胡椒粉和醋调味即可。

★红枣饭★

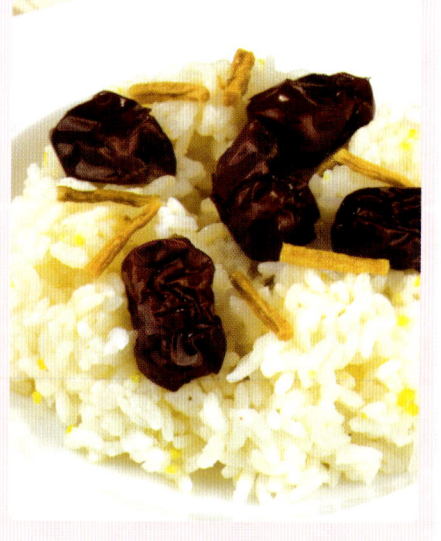

材料

红枣5～6个，大米200克，党参15克，白糖10克。

做法

1. 将红枣去核洗干净。
2. 党参、红枣泡发，加水煮半小时，捞出党参、红枣，加入白糖搅匀成甜参枣汁。
3. 大米淘洗干净，加适量水蒸熟后扣在盘中，摆上党参、红枣，倒入甜参枣汁即可。

★ 参味小米粥 ★

材料

人参5克，枸杞10克，红枣10颗，龙眼1个，小米50克，盐1小匙。

做法

1. 红枣洗净，龙眼剥皮，小米淘洗净。
2. 人参煮水取出参汁，加入红枣、龙眼，把小米熬成粥，再加入枸杞煮5分钟。
3. 加入盐调味即可。

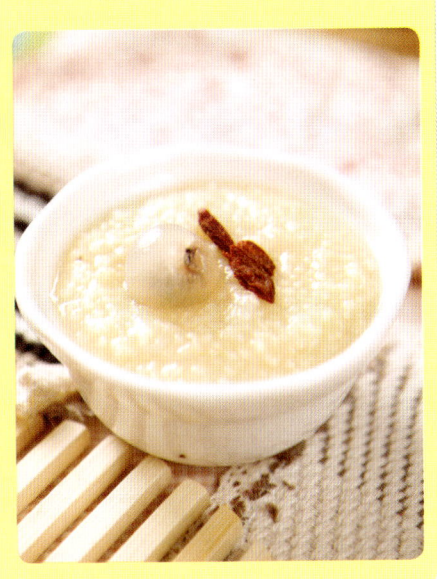

★ 虾皮拌油菜 ★

材料

油菜250克，虾皮25克，香油1大匙，盐1/2小匙。

做法

1. 将油菜择洗干净，切成3厘米长的段。
2. 将油菜放入开水锅内焯一下，捞出沥去水分，加入盐拌匀，盛入盘内。
3. 将虾皮用开水泡开，切成粒，撒在油菜上，淋上香油，拌匀即可。

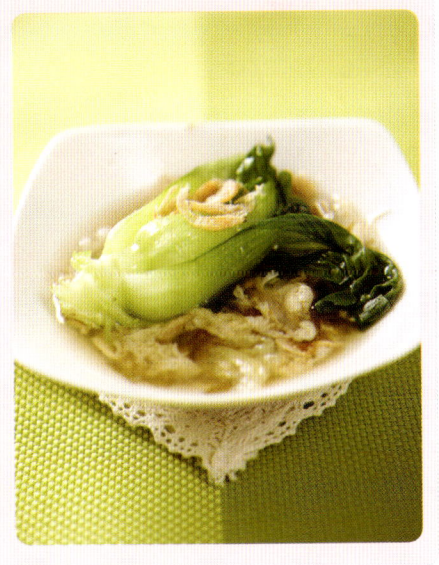

★ 花丁群聚 ★

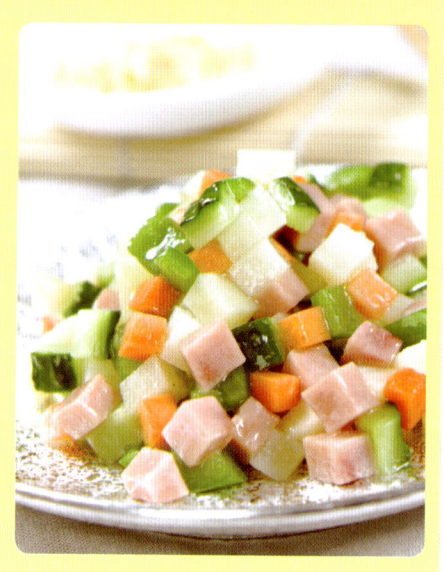

材料

土豆、胡萝卜、香肠各 200 克，柿子椒 50 克，黄瓜 100 克，葱、姜各 5 克，盐、香油各 1/2 匙，鸡精 1 小匙，白糖 1/4 匙，料酒、淀粉各 1 大匙。

做法

1. 将土豆、胡萝卜、柿子椒、黄瓜、香肠分别切成丁，葱、姜切成丝备用。
2. 坐锅点火倒入油，油热后先下土豆、胡萝卜煸炒，放入葱、姜丝炒香，然后放入黄瓜、柿子椒、香肠翻炒。
3. 加入盐、鸡精、料酒、白糖调味，用水淀粉勾芡，淋上香油即可。

★ 清蒸肘子 ★

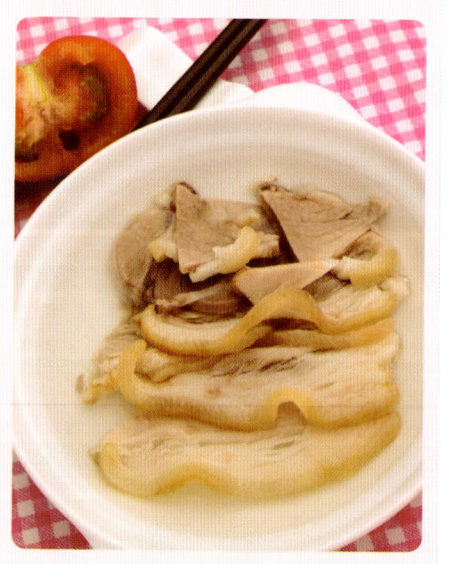

材料

猪肘子 1 只，当归、王不留行各 1 个。

做法

1. 洗净的猪肘子、当归、王不留行，三者按 100：2：2 的比例，用清水小火炖煮至烂熟。
2. 午餐吃肉，晚餐喝汤。

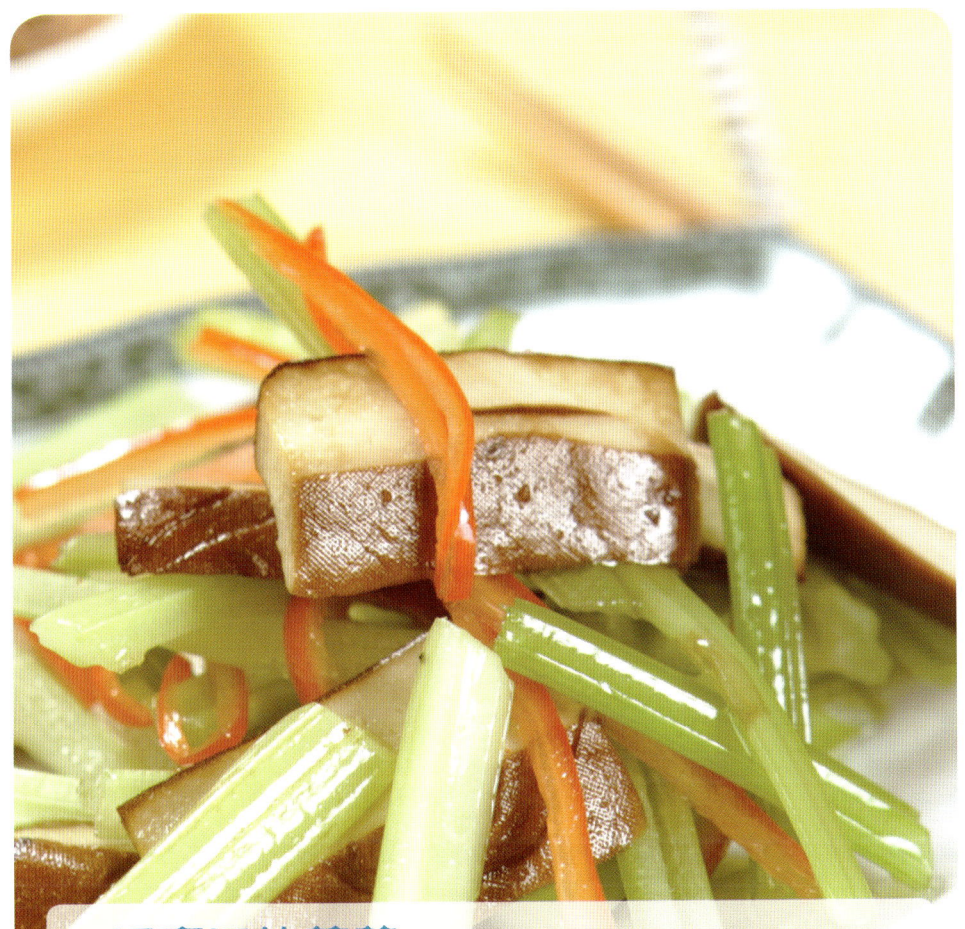

★豆腐干炒芹菜★

材料

豆干200克,芹菜100克,红甜菜50克,料酒2大匙,盐、鸡精各1/2小匙,香葱2根。

做法

1. 将豆干切厚片,芹菜去掉根和叶后切成段,红甜菜切成丝,香葱切碎。
2. 将芹菜在沸水中煮2分钟左右捞出,沥干水分。
3. 将锅内放油烧至八成热,倒入碎葱炒出香味,再把芹菜倒入煸炒一会儿。
4. 放入豆干、甜菜椒丝和盐炒1分钟,放鸡精翻炒几下即可出锅。

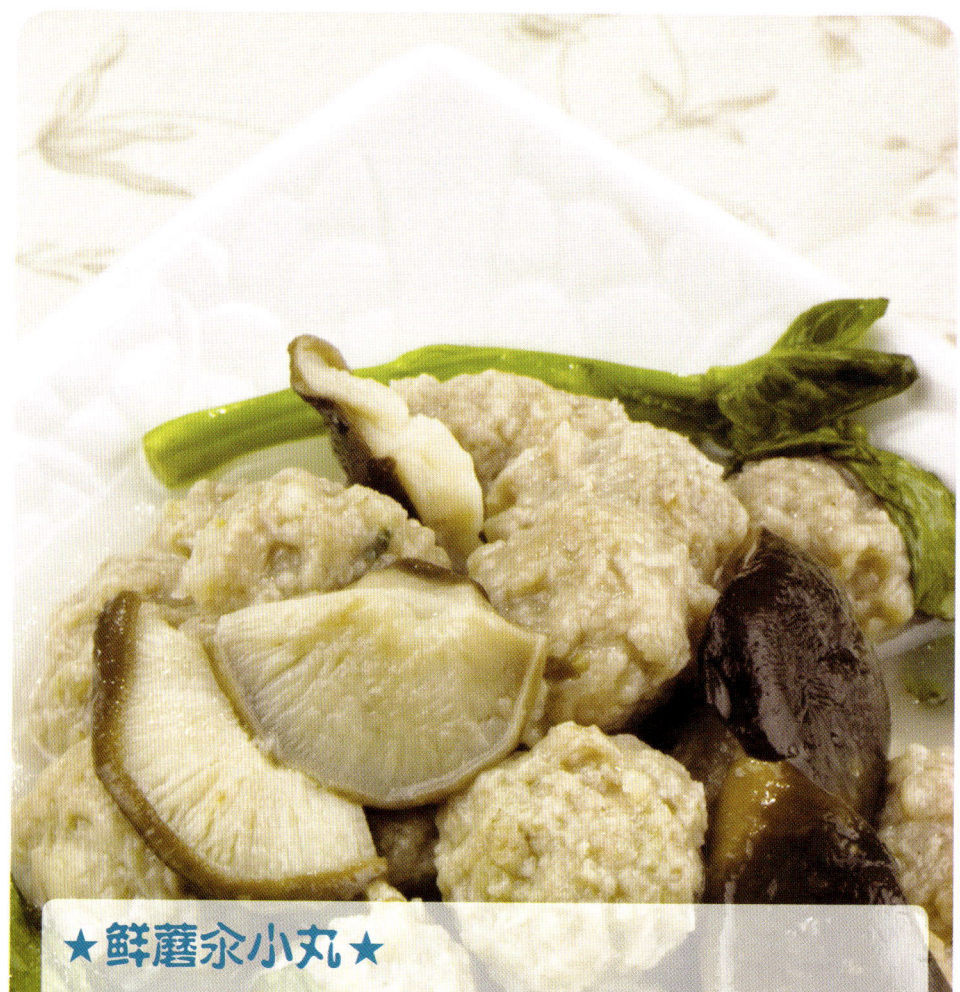

★鲜蘑氽小丸★

材料

猪肉200克,鲜蘑菇600克,菜心100克,鸡蛋液40克,葱姜汁、料酒、盐、鸡精、胡椒粉、麻油、淀粉各适量。

做法

1. 猪肉洗净剁成肉泥备用;菜心、蘑菇洗净;猪肉泥加葱姜汁、盐、料酒、鸡精、鸡蛋液、淀粉用力搅一会儿。
2. 把锅放在火上,加水烧沸,挤入肉丸子氽熟,放入菜心、蘑菇片,水再沸时,加入盐、鸡精、胡椒粉、麻油,起锅即可。

★蘑菇炖豆腐★

材料

嫩豆腐500克，鲜蘑菇45克，熟竹笋片30克，素汤汁适量，酱油10克，香油35克，盐、鸡精各适量。

做法

1. 把鲜蘑菇削去根部黑污，洗净，放入沸水中焯1分钟，捞出，用清水漂凉，切成片。
2. 锅将嫩豆腐切成小块，用沸水焯后，捞出待用。
3. 在砂锅内放入豆腐、笋片、鲜蘑菇片、盐和素汤汁，用中火烧沸后，转小火炖，加入酱油、鸡精，淋上香油即可。

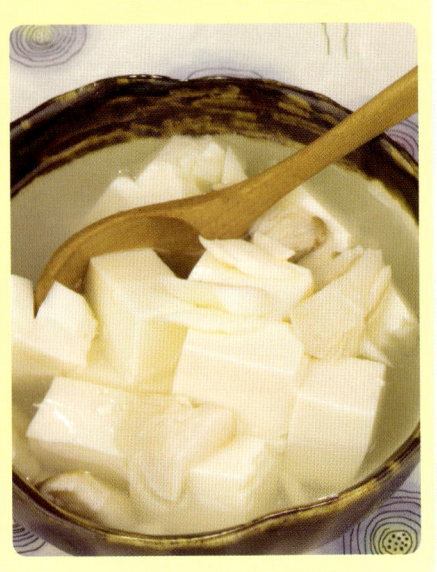

★清蒸鲷鱼★

材料

鲷鱼1尾，姜丝5克，葱3段，白酒、酱油各1小匙，植物油2小匙。

做法

1. 将鲷鱼从腹部剖开，收拾干净后，在背部划开几刀。
2. 将鲷鱼洗干净放入盘中，洒上酒，并加入姜丝、葱段、酱油及植物油。
3. 用蒸锅大火蒸10分钟，取出后撒上葱花即成。

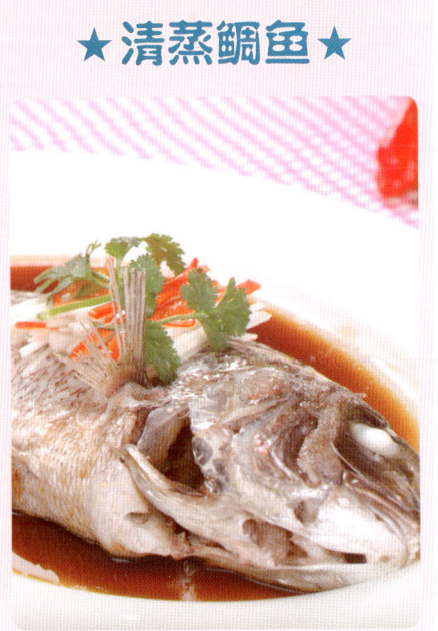

★ 海米油菜 ★

材料

油菜200克，海米50克，植物油、盐、鸡精、鸡汤、白糖、淀粉汁各适量。

做法

1. 将油择菜洗净后切成长段，以植物油煸炒。
2. 加入海米，再加入适量盐、白糖、鸡精和鸡汤，至熟后加入淀粉汁，使汤汁透明即可。

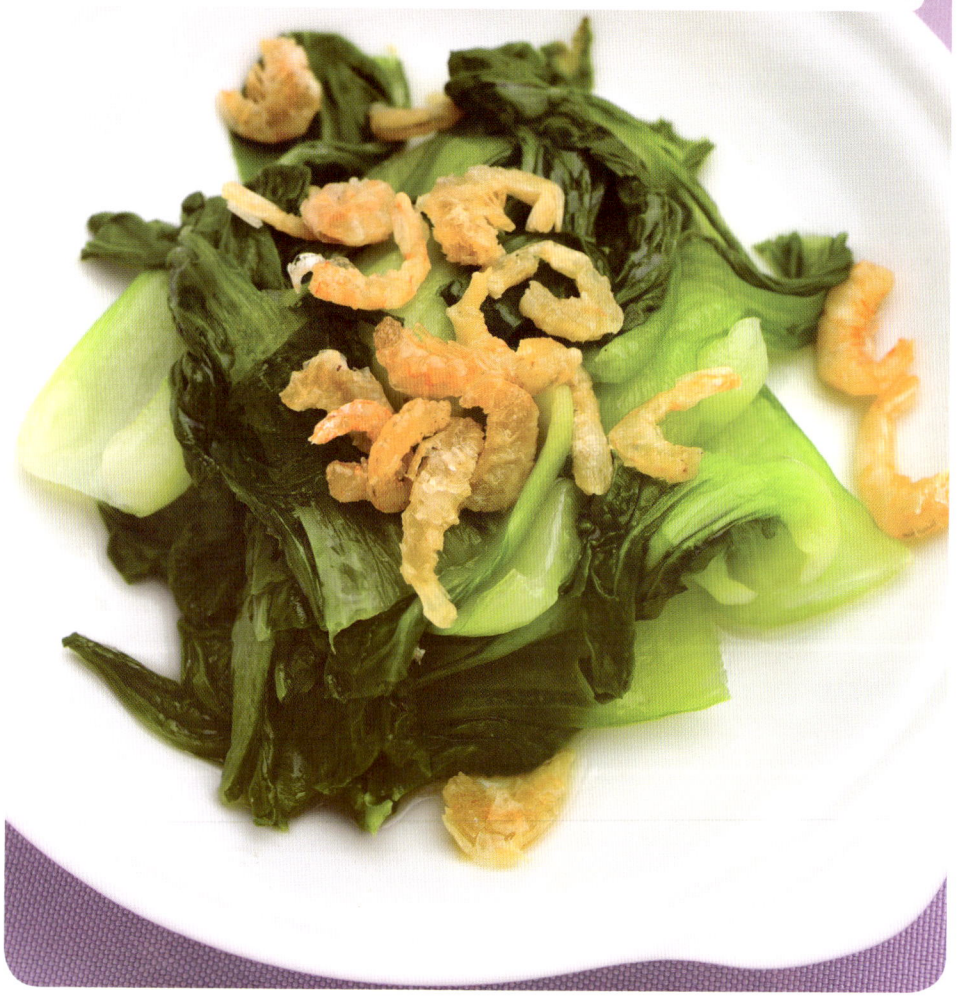

★ 清炒韭黄 ★

材料

韭黄500克，熟火腿50克，植物油3大匙，盐1小匙，鸡精1/2小匙。

做法

1. 将韭黄择洗干净，切成3厘米长的段。
2. 将熟火腿切成4厘米长的细丝。
3. 坐锅点火，加油烧热后，放入韭黄急速煸炒，加入盐、鸡精、火腿丝炒匀即可。

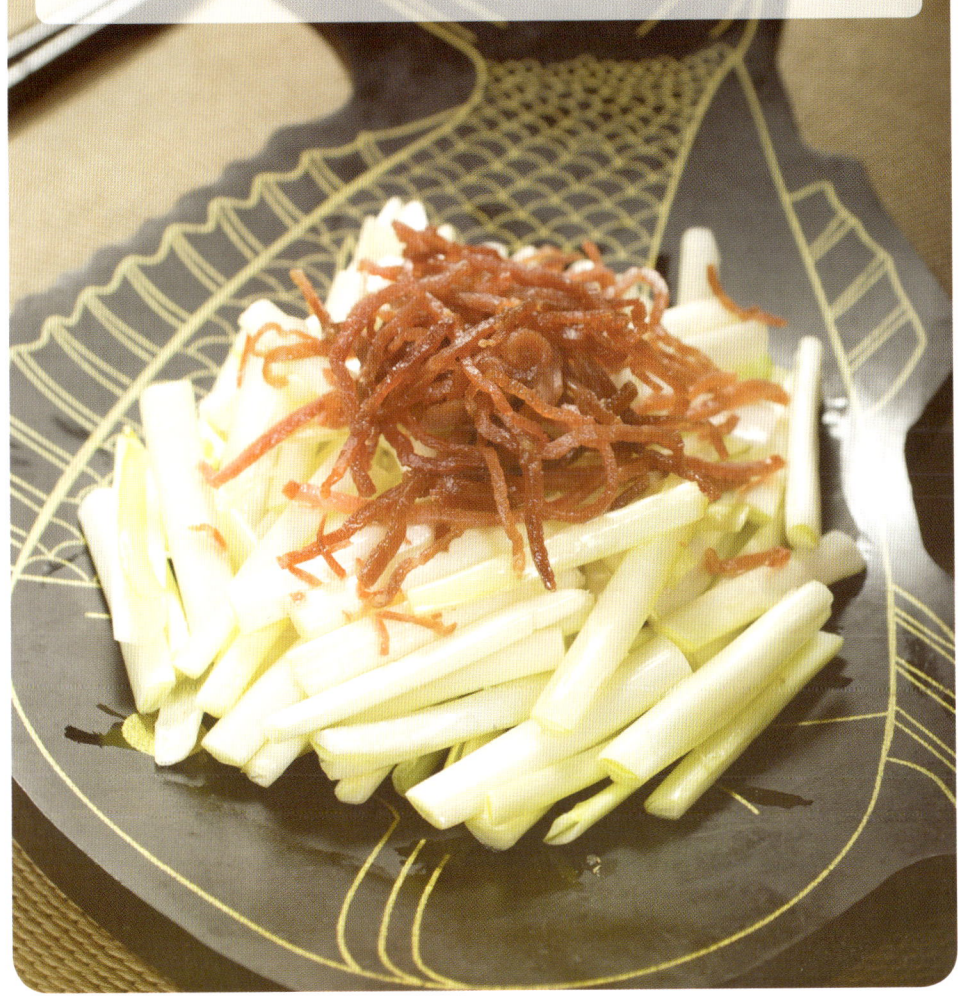

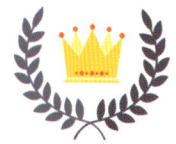

产后第四周：恢复体力

★羊肉冬瓜汤★

材料

羊肉300克，冬瓜200克，香菜末25克，葱段、姜片各少许，盐1小匙，胡椒粉、香油各1/2小匙。

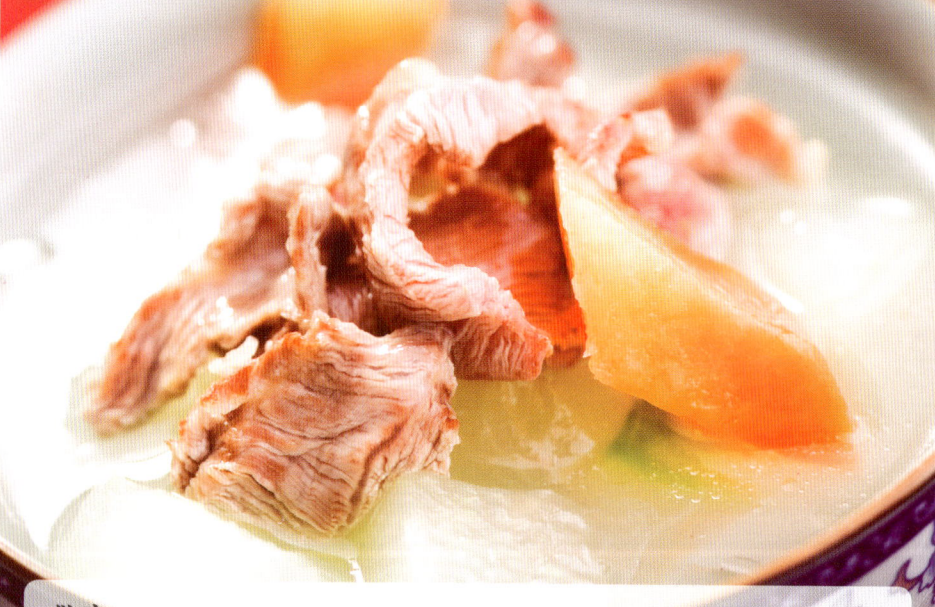

做法

1. 将羊肉洗净，切成大块，放入清水锅中烧沸，焯烫一下，捞出沥干；冬瓜去皮及瓤，洗净，切成菱形块，放入沸水锅中焯一下，捞出沥干。
2. 锅中加入适量清水烧沸，先放入羊肉块、葱段、姜片、盐炖至八分熟，再放入冬瓜块煮至熟烂。
3. 拣去葱段、姜片，然后加入胡椒粉、香菜末煮匀，淋入香油，即可出锅。

★ 北芪泥鳅汤 ★

材料

泥鳅 500 克，北芪 20 克，红枣 20 克，姜片、盐、植物油各适量。

做法

1. 北芪洗净，放入清水中浸泡片刻；红枣洗净，去核；泥鳅洗净，放入沸水锅中略焯，捞出沥干。
2. 锅中加油烧热，放入姜片炒香，再放入泥鳅煎至金黄色，捞出沥油。
3. 锅中加入适量清水烧沸，放入泥鳅、北芪、红枣煮滚，再改用小火煲约2小时，然后加入盐调味即成。

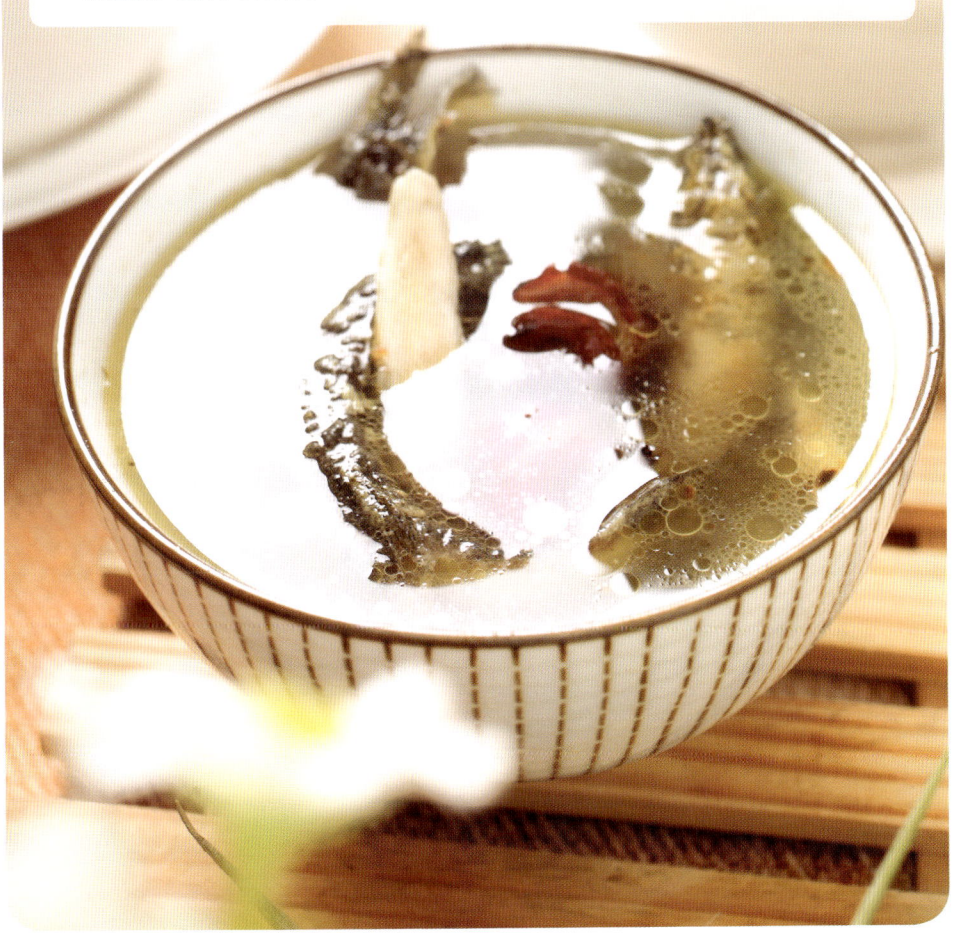

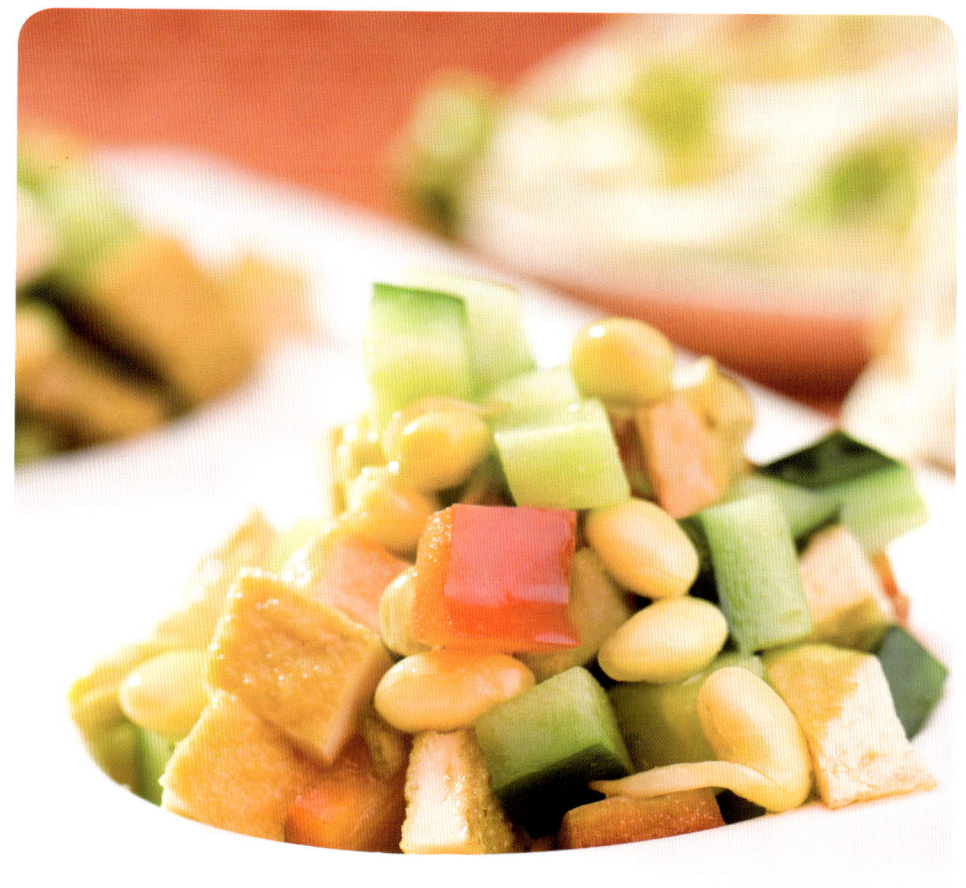

★黄瓜拌豆干★

材料

黄瓜 250 克,豆干 10 块,黄豆 50 克,红辣椒 1 根,花椒粒 3 克,辣椒油、香油各 1/3 小匙,白糖、米醋各 1 大匙,植物油 2 大匙,盐 1/2 小匙。

做法

1. 豆干以热水烫过,切成小丁;黄瓜、红辣椒去蒂、洗净,切丁备用;黄豆洗净,泡水 2 小时,再放入蒸锅中蒸熟,取出备用。
2. 将花椒粒放入碗中,冲入烧热的植物油,滤除渣滓,制成花椒油备用;将黄豆、红辣椒丁、豆干丁、黄瓜丁放入碗中,加入辣椒油、香油、盐、白糖、米醋及花椒油拌匀,盛入盘中,即可上桌。

★ 清蒸鳜鱼 ★

材料

鳜鱼1条（约600克），鱼露、姜片各适量。

做法

1. 将鳜鱼去鳞、鳃和内脏，洗净，鱼身两面剞花刀，控干水后放在盘中，把姜片放在鱼腹中和鱼身上。
2. 蒸锅中的水烧开后，将鳜鱼放入蒸锅，用大火蒸8~10分钟后取出，把鱼露淋在鱼身上。
3. 锅中加热适量油，浇在鱼身上即可。

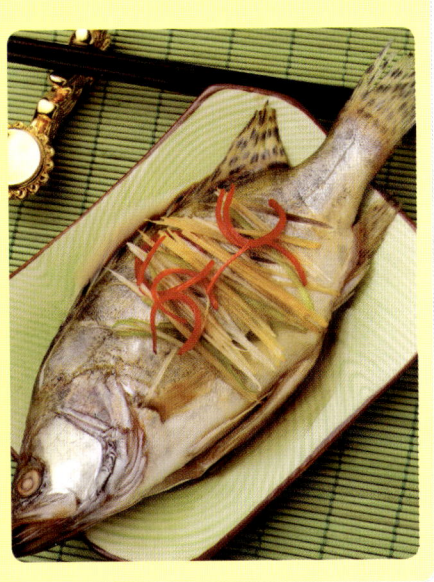

★ 干煸冬笋 ★

材料

冬笋500克，猪肉100克，芽菜40克。盐1/2小匙，酱油1大匙，醪糟汁4小匙，香油2小匙，熟猪油100克。

做法

1. 猪肉洗净，剁成肉末；芽菜洗净，切成细粒；冬笋去壳，削去老皮，洗净，放入清水锅中煮约30分钟至熟，捞出凉凉，切成长条。
2. 锅中加入熟猪油烧热，先下入冬笋条炒至微黄，沥去部分水分，再放入猪肉末炒散至吐油。
3. 加入盐、芽菜、酱油、醪糟汁炒至入味，淋入香油即可出锅装盘。

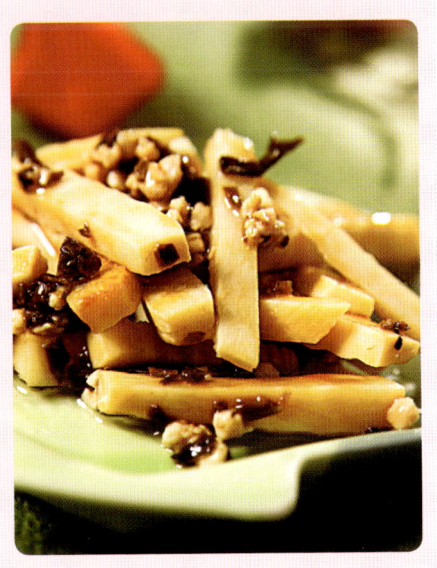

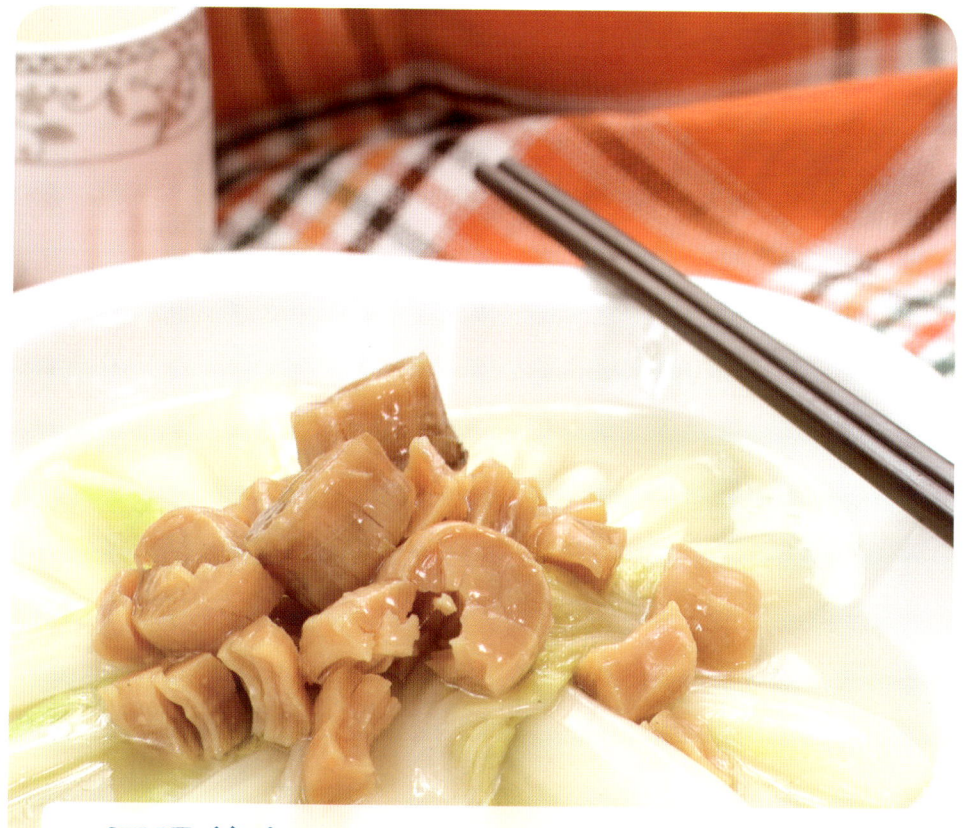

★干贝菜心★

材料

菜心 500 克，干贝 25 克，姜块、葱段各 10 克，盐 1 小匙，清汤 250 克，料酒、水淀粉、熟猪油各 1 大匙，熟鸡油 2 小匙。

做法

1. 菜心用清水洗净，切成小条，放入加有少许盐的沸水锅内焯至断生，取出放清水中过凉，捞起沥水分。
2. 干贝用热水洗净，放在碗里，加上少许清汤和料酒，上屉蒸至熟，取出。
3. 锅置大火上，放入熟猪油烧至四成热，放入姜块（拍破）和葱段炒出香味；加入清汤烧沸，捞出姜葱，把蒸好的干贝连汁倒入锅内。
4. 再放入嫩菜心、料酒和盐，用中小火烧至入味，用水淀粉勾薄芡，淋上熟鸡油，起锅装盘即成。

★豆豉蒸排骨★

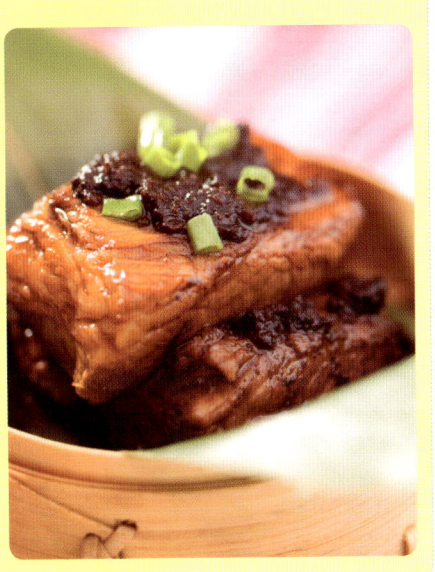

材料

猪排骨500克，小油菜30克。葱花10克，盐、蚝油、豆豉、料酒各1小匙，植物油适量。

做法

1. 将猪排骨洗净，剁成小段，再放入盆中，加入蚝油、豆豉、盐、料酒拌匀，腌渍5分钟至入味；油菜择洗干净，放入沸水中焯烫一下，捞出沥干，摆入盘中。
2. 将腌好的排骨放入蒸锅中，用大火蒸约25分钟至熟，取出摆在小油菜上，撒上葱花。
3. 坐锅点火，加油烧热，浇在排骨上即可。

★小炒猪肝★

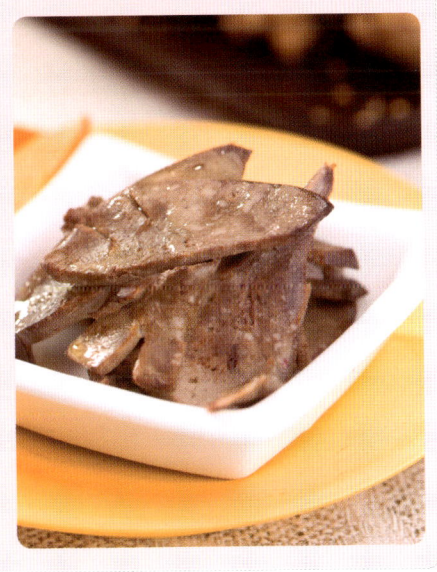

材料

猪肝500克，葱花5克，盐1小匙，花椒粉2小匙，酱油适量，辣椒油2大匙，香油1大匙。

做法

1. 将猪肝洗净，放入沸水锅中焯去血水，捞出沥干。
2. 锅中加入适量清水烧沸，放入猪肝煮熟，捞出凉凉，切成薄片。
3. 辣椒油、酱油、花椒粉、盐、葱花、香油调匀成汁，浇在猪肝拌匀即成。

★ 黄豆猪蹄汤 ★

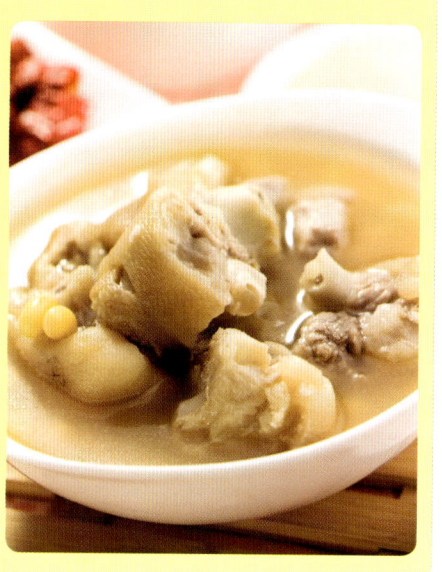

材料

猪蹄 2 只（约 750 克），黄豆 250 克，葱段 10 克，姜片 5 克，盐 2 小匙，料酒 1 大匙。

做法

1. 将猪蹄洗净，放入沸水锅中焯烫一下，捞出刮洗干净，切成大块。
2. 黄豆放入清水中浸泡 1 小时，捞出沥干。
3. 锅中加入适量清水，先下入猪蹄、姜片大火烧沸，再撇去浮沫，放入料酒、葱段、黄豆，盖上锅盖，转小火焖煮至五分熟，加入盐炖煮 1 小时即可出锅。

★ 夫妻肺片 ★

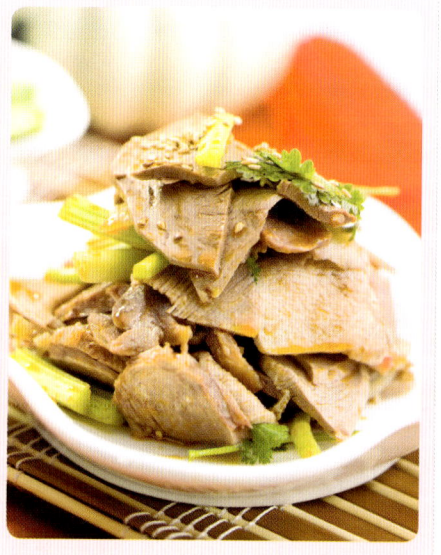

材料

卤牛心、卤牛舌、卤牛肉、毛肚各 50 克，芹菜 30 克，香菜、芝麻各 10 克，盐、花椒粉各 1 小匙，白糖少许，辣椒油 1 大匙。

做法

1. 将卤牛心、卤牛舌、卤牛肉均切成薄片；毛肚洗净，放入清水锅中煮熟，捞出，切成薄片。
2. 芹菜切成 3 厘米长的段，放入沸水锅中焯烫一下，捞出过凉、沥水，放入盘中垫底；盆中放入牛心、牛舌、牛肉、毛肚片，加入调料拌匀，码放在芹菜上，撒上芝麻、香菜即可。

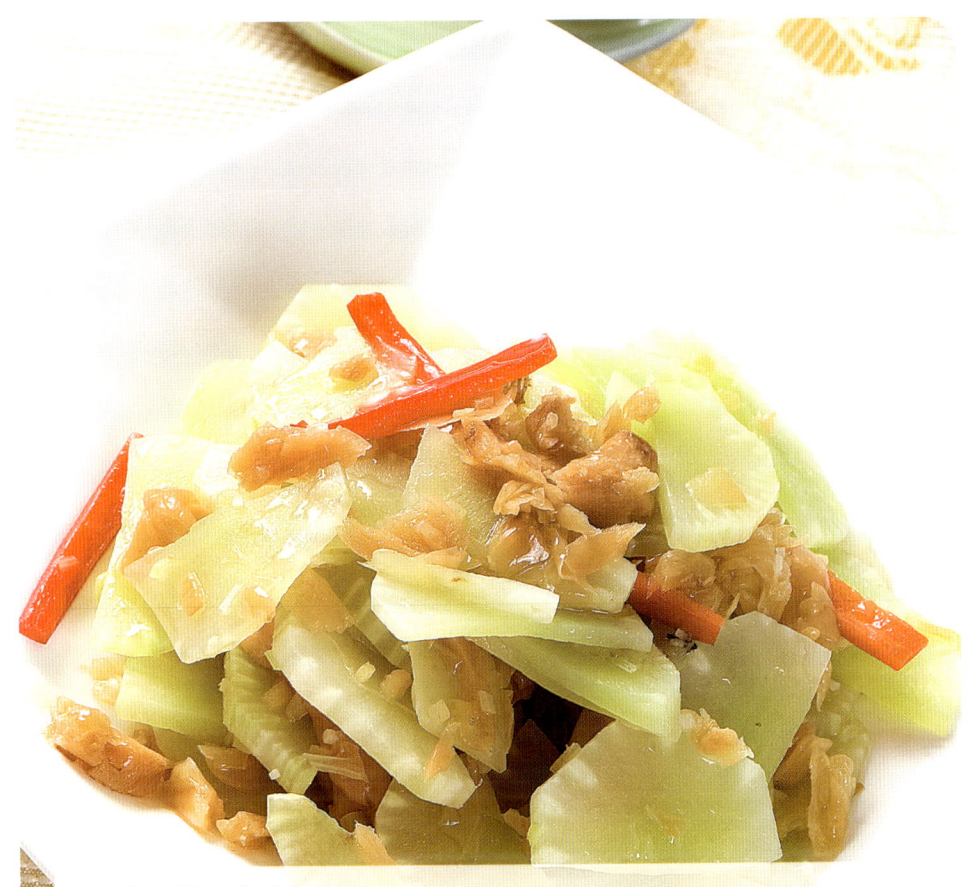

★冬菜炒莴笋★

材料

莴笋 300 克，冬菜 30 克，红椒 50 克，葱末、姜末、蒜末各 5 克，盐、米醋、香油各 1/2 小匙，植物油 1 大匙。

做法

1. 将莴笋去皮、洗净，切成薄片；红椒洗净，去蒂及籽；冬菜放入清水中泡去盐分，洗净备用。
2. 将莴笋、冬菜分别放入沸水中焯烫一下，捞出沥干水分备用。
3. 坐锅点火，加油烧热，先下入葱末、姜末、蒜末炒香，再放入冬菜略炒，然后下入莴笋片、红椒条，加入盐翻炒至入味，再用水淀粉勾芡，淋入明油即可。

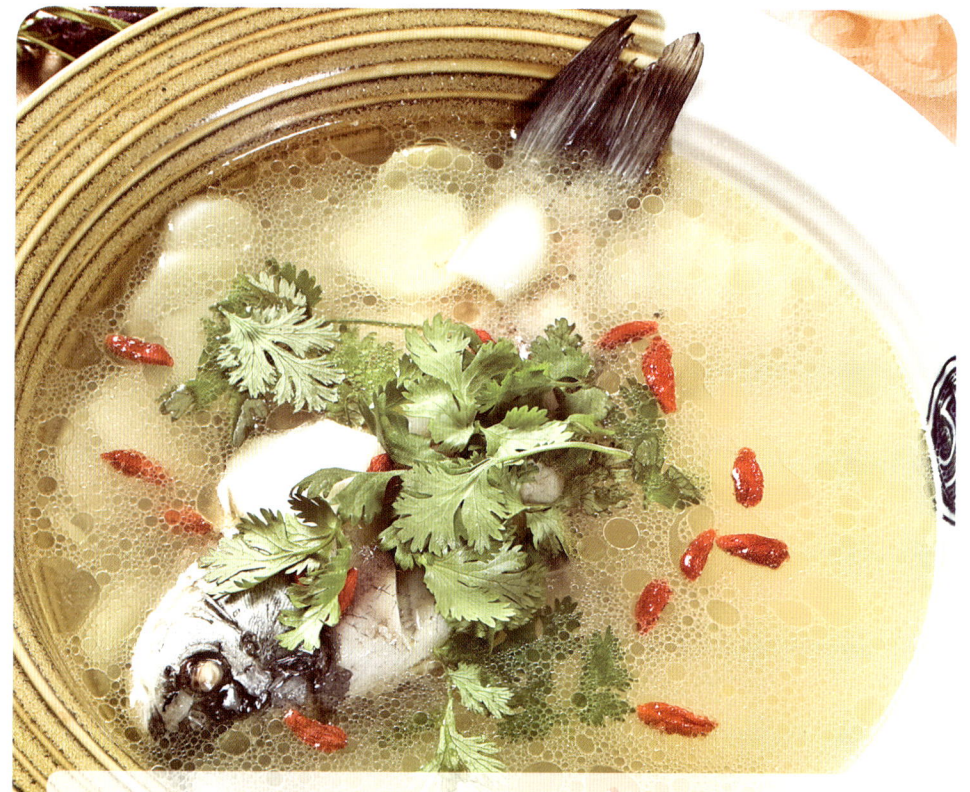

★ 淮山百合鲫鱼汤 ★

材料

净鲫鱼2条（约400克），山药50克，百合25克，香菜10克，枸杞5克，葱段、姜片各10克，盐1小匙，胡椒粉少许，料酒2大匙，熟鸡油2小匙，植物油适量，鱼骨汤750克。

做法

1. 山药去皮洗净，切成小片；百合去根洗净，掰成小瓣，用沸水略焯，捞出沥水。
2. 枸杞洗净；香菜择取嫩叶，洗净；鲫鱼洗净，表面剞上一字刀，放入沸水锅中焯烫一下，捞出沥水。
3. 锅中加油烧热，下入姜片、葱段炒香，再加入鱼骨汤和清水烧沸，拣去葱段、姜片不用。
4. 放入鲫鱼、山药、百合、料酒，转小火炖至熟烂，再加入盐、胡椒粉调匀，淋入熟鸡油，出锅装碗，撒上枸杞和香菜叶即成。

★豆瓣茄子★

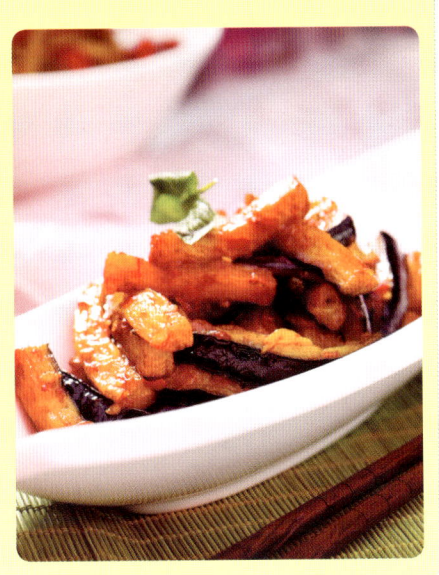

材料

茄子 300 克，葱段 10 克，姜片、蒜片各 5 克，白糖、豆瓣酱各 2 小匙，植物油 1000 克（约耗 50 克）。

做法

1. 茄子去蒂，洗净，切成小条，放入清水中浸泡 5 分钟，捞出沥水；锅置火上，加入植物油烧热，放入茄条炸软，捞出沥油。
2. 锅内留底油烧热，先下入葱段、姜片爆香，再加入豆瓣酱炒香，然后放入炸好的茄条烧至入味，再加入蒜片和白糖炒匀，出锅装盘即可。

★什锦大拌菜★

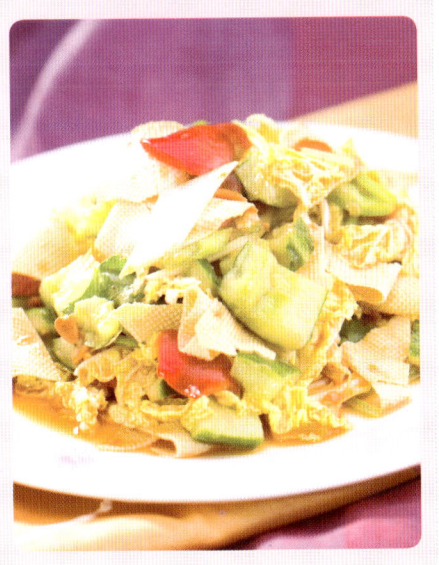

材料

黄瓜 200 克，嫩白菜心、干豆腐、青辣椒、红辣椒各 50 克，香菜、葱各 20 克，大豆酱 50 克，盐适量。

做法

1. 把黄瓜洗净，沥去水，切块；白菜心掰成小块；干豆腐切成菱形片；青辣椒、红辣椒掰成小块；葱斜切成片；香菜择洗干净，沥去水，切成 2 厘米长的段。
2. 把黄瓜块、白菜心块、青辣椒块、红辣椒块均放入大瓷碗中，撒入盐拌匀，腌渍 10 分钟左右，沥去水，再加入干豆腐片、香菜段、大葱片拌匀，浇入大豆酱拌匀即可。

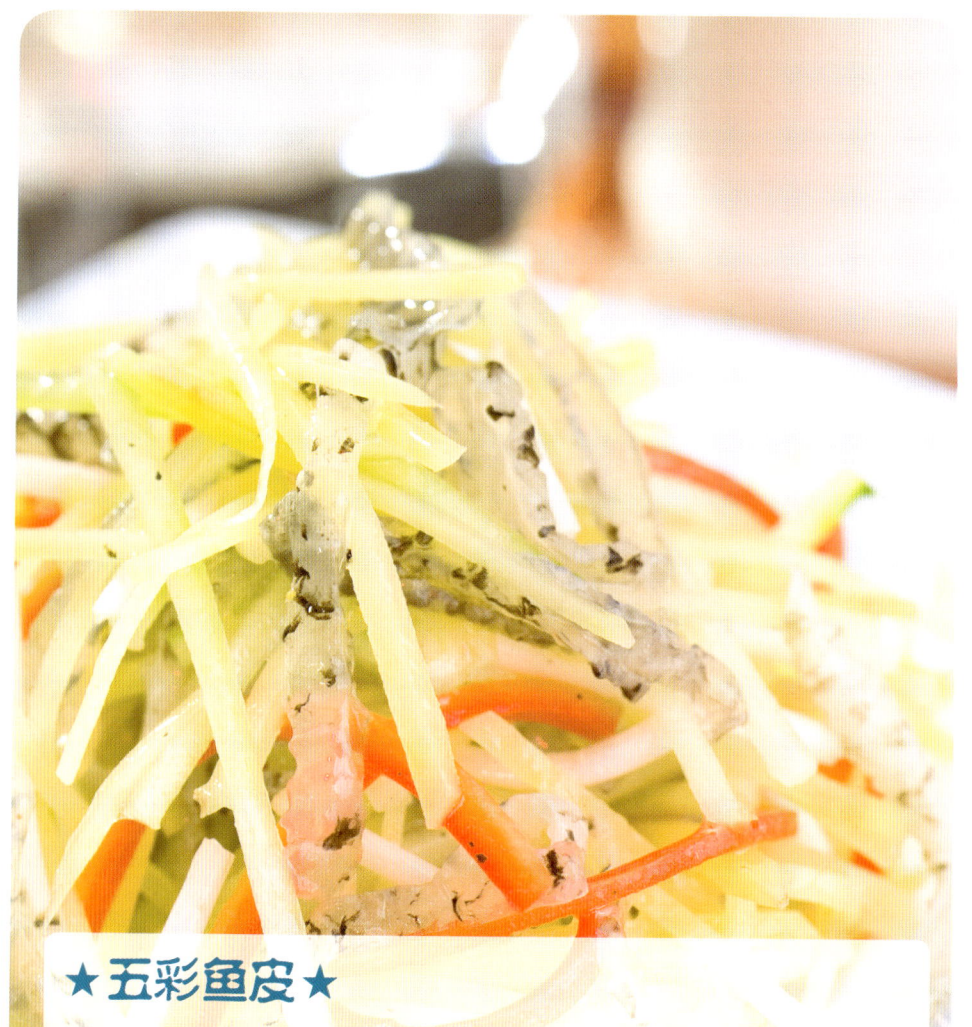

★五彩鱼皮★

材料

三文鱼皮200克,冬笋丝、红椒丝各50克,绿豆芽、黄瓜各25克,盐、香油、花椒油各适量。

做法

1. 将三文鱼皮洗净,放入沸腾的鲜汤中氽熟,捞出凉凉,切成细丝;冬笋、红椒、豆芽分别用沸水焯至断生,捞出;黄瓜洗净,切成丝,加入盐浸渍,挤去水分。
2. 盆中加入盐、香油、花椒油调匀,再放入三文鱼皮丝、冬笋丝、红椒丝、绿豆芽、黄瓜丝拌匀,装盘即成。

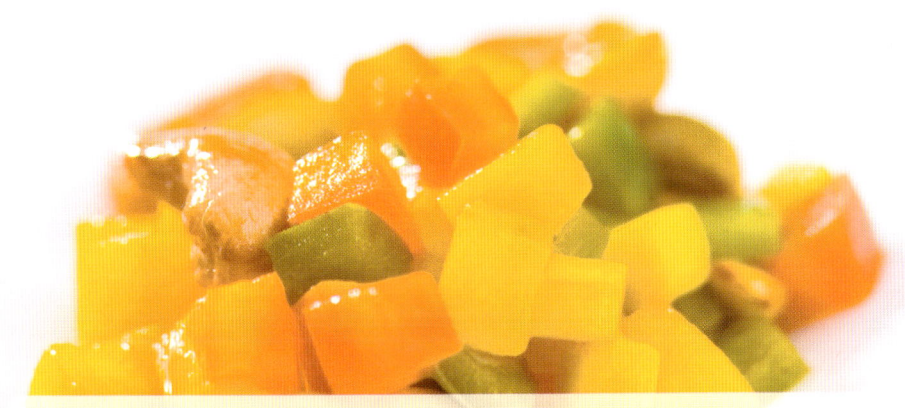

★ 菠萝腰果炒草菇 ★

材料

菠萝1个，腰果10克，鲜芦笋200克，草菇50克，甘笋30克，青椒丁5克，番茄丁50克，盐1/2小匙，咖喱粉、白糖各1小匙，淀粉1大匙，茄汁2大匙，植物油适量。

做法

1. 草菇洗净，切成块；甘笋去皮，洗净，切成粒，用开水略烫，捞出；芦笋洗净，切成段，放入沸水中略煮，捞出过凉，沥干水分。
2. 菠萝去皮，取肉，切成小粒，用淡盐水浸泡一下，捞出沥干。
3. 锅中加油烧热，放入草菇略炒，再加入咖喱粉、茄汁炒匀，然后放入番茄丁、甘笋、青椒、芦笋炒香，再加入菠萝粒、腰果翻匀即可出锅装盘。

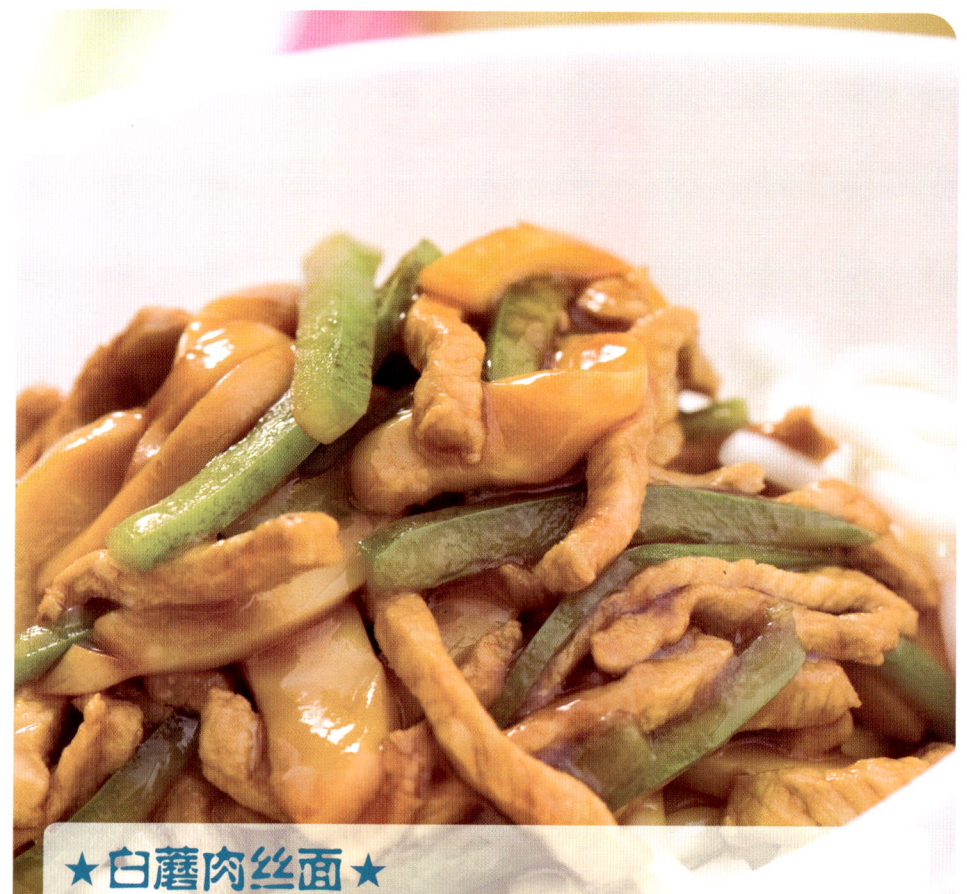

★白蘑肉丝面★

材料

面粉500克,水发白蘑、猪瘦肉各50克,青椒25克,葱丝、姜丝各10克,盐1小匙,酱油、料酒各2小匙,鸡汤300克,花椒油3大匙,淀粉、辣椒油各2大匙。

做法

1. 面粉放入容器内,加入清水和成面团,稍饧,擀成大片,切成面条,再放入沸水中煮熟,捞出装碗;猪肉、白蘑、青椒分别洗净,切成丝;猪肉丝用淀粉抓匀。
2. 锅中加入花椒油烧热,放入肉丝炒熟,再放入葱丝、姜丝、料酒、酱油炒香,然后下入白蘑丝、鸡汤、盐烧开,再下入青椒,用水淀粉勾芡成卤汁,出锅浇入面条碗中,配辣椒油一同上桌即可。

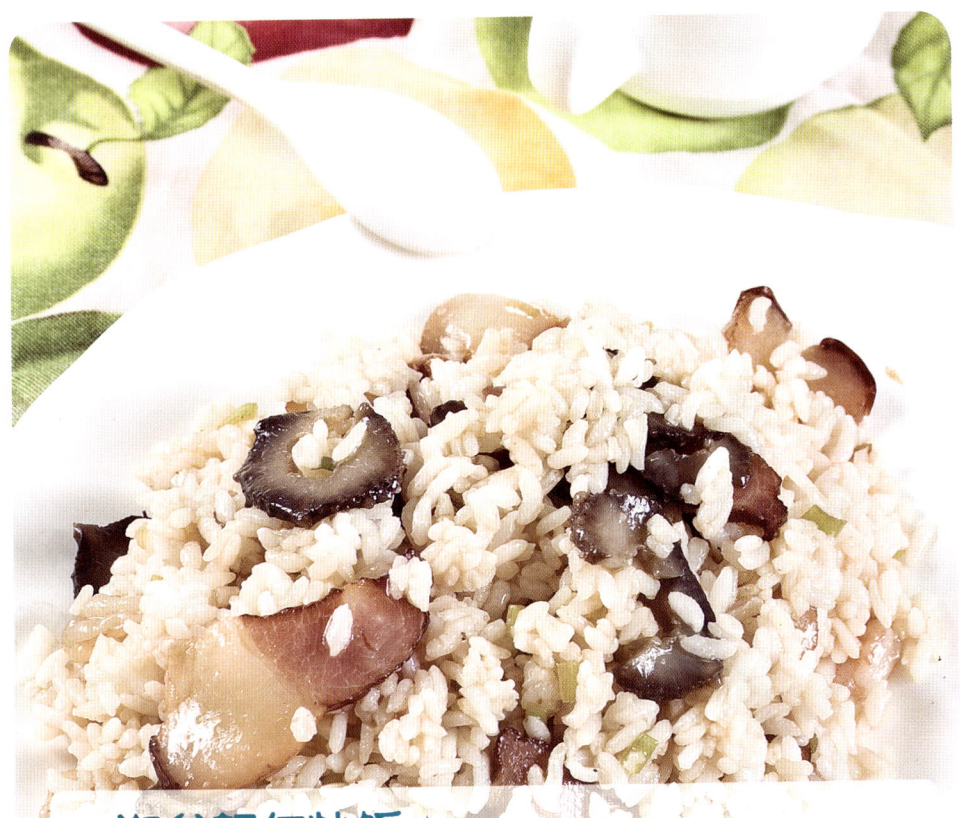

★海参虾仁炒饭★

材料

大米饭 500 克，水发海参 150 克，火腿、虾仁各 100 克，葱花 10 克，盐、香油各 1 小匙，料酒 1 大匙，酱油 2 大匙，植物油 100 克。

做法

1. 火腿洗净，上屉用大火蒸熟，取出切成小片；虾仁去虾线、洗净，沥干水分，切成两段。
2. 海参剖开，去除内脏和杂质，洗净后沥干，切成小片；锅中放入清水和水发海参片，慢慢加温烧沸，捞出沥水。
3. 锅中加入少许油烧至七成热，下入葱花炒出香味，烹入料酒，放入海参片、火腿片、虾仁煸炒 3 分钟至熟，加入酱油、盐快速炒匀，淋上香油，盛出。
4. 锅中加油烧至六成热，倒入大米饭，用中火煸炒 5 分钟；放入海参片、火腿片、虾仁，用大火炒匀，出锅装盘即可。

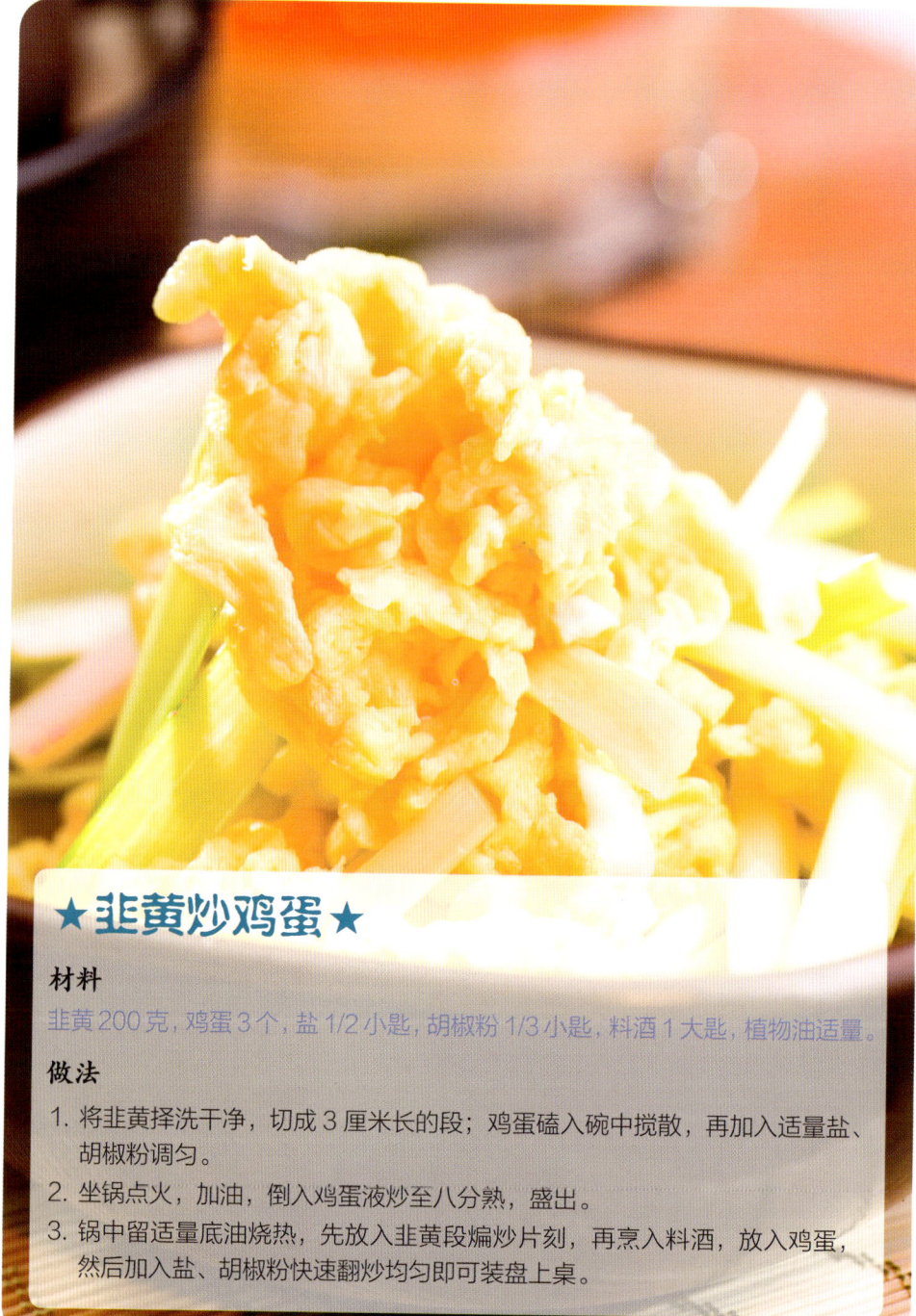

★韭黄炒鸡蛋★

材料

韭黄200克,鸡蛋3个,盐1/2小匙,胡椒粉1/3小匙,料酒1大匙,植物油适量。

做法

1. 将韭黄择洗干净,切成3厘米长的段;鸡蛋磕入碗中搅散,再加入适量盐、胡椒粉调匀。
2. 坐锅点火,加油,倒入鸡蛋液炒至八分熟,盛出。
3. 锅中留适量底油烧热,先放入韭黄段煸炒片刻,再烹入料酒,放入鸡蛋,然后加入盐、胡椒粉快速翻炒均匀即可装盘上桌。

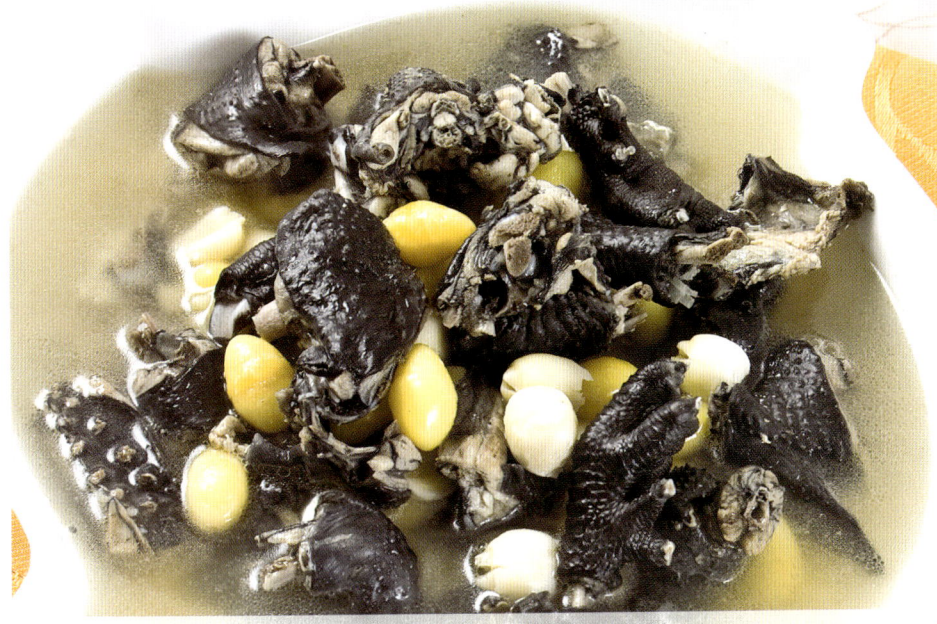

★白果莲子乌鸡汤★

材料

净乌鸡 200 克，白果 50 克，莲子 25 克，葱段、姜片各 10 克，盐 1 小匙，胡椒粉 1/3 小匙，料酒、植物油各 1 大匙。

做法

1. 莲子用清水泡软，去心；白果去壳；乌鸡洗涤整理干净，剁成块，放入沸水中焯烫一下，捞出。
2. 锅中加油烧至六成热，下入葱段、姜片爆香，烹入料酒，放入乌鸡块，用大火煸炒片刻。
3. 添入适量清水烧沸，转小火炖煮 20 分钟，再放入白果、莲子续煮约 15 分钟，撇去浮沫，待鸡肉熟烂、汤味香浓时，加入盐、胡椒粉调匀，出锅装碗即可。

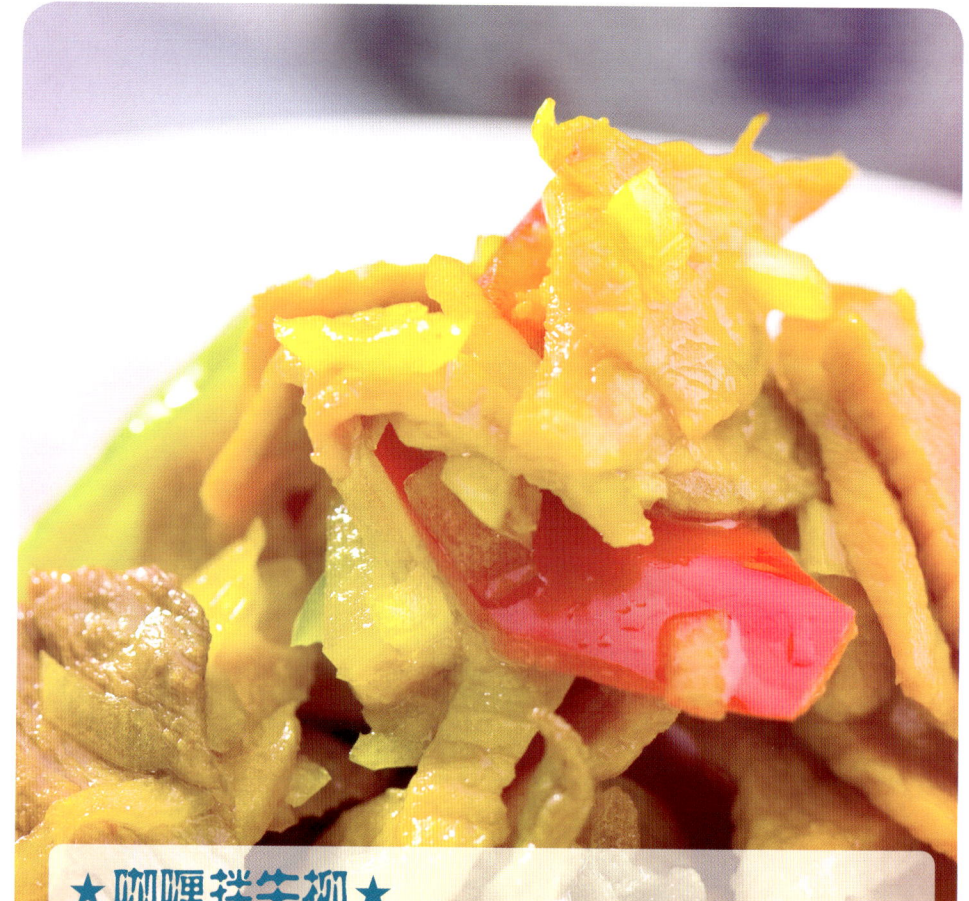

★ 咖喱拌牛柳 ★

材料

牛柳肉 250 克，洋葱块 30 克，青椒、红椒各 15 克，咖喱粉、蒜泥各 2 小匙，姜末、香油各 1 小匙，植物油适量。

做法

1. 牛柳肉洗净，沥干水分，切成片。
2. 锅置火上烧热，加入植物油，下入牛肉片滑熟，捞出沥油。
3. 将青椒、红椒分别洗净，切去两头，去籽及筋膜，再片成薄片，下入沸水锅中焯熟，捞出。
4. 锅中加油烧热，下入姜末、蒜泥炒香，再加入咖喱粉及清水熬煮一会儿，过滤成咖喱油，盆中放入所有原料和调料拌匀即成。

★人参雪蛤粥★

材料

大米1杯，鲜人参1根，雪蛤25克，冰糖50克。

做法

1. 人参洗净，切成薄片；雪蛤用温水泡回软，择洗干净。
2. 大米淘洗干净，浸泡30分钟，捞出，下入饭锅中，加入适量清水，先用大火烧沸，再转小火慢煮30分钟。
3. 放入人参片及调料搅拌均匀，煮约25分钟，再下入雪蛤稍煮片刻，待煮至米烂粥熟时出锅装碗即可。

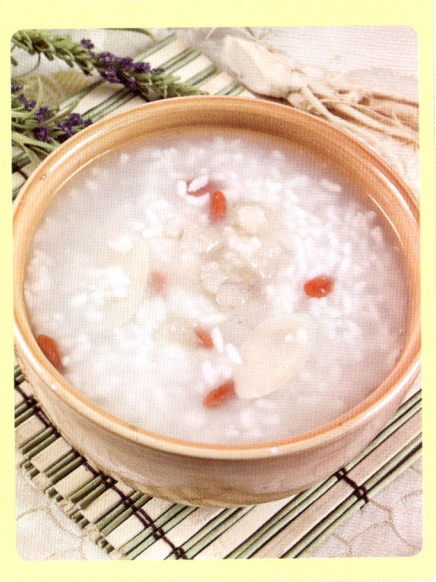

★蒜香圆白菜★

材料

圆白菜300克，盐、鸡精各1/2小匙，老抽1小匙，干辣椒20克，植物油40克，蒜20克。

做法

1. 把蒜切成片，干辣椒切成段，圆白菜切成块。
2. 锅内倒入植物油烧热，放蒜片、干辣椒段稍炒，待干辣椒呈紫红色，放入圆白菜块迅速翻炒，烹入盐、老抽翻炒均匀，再加入鸡精炒匀即可。

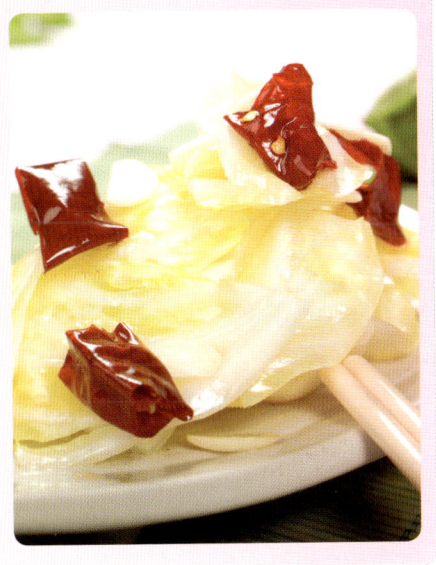

★胡萝卜牛腩饭★

材料

米饭100克,牛肉100克,胡萝卜50克,南瓜50克,高汤、盐各适量。

做法

1. 胡萝卜洗净,切块;南瓜洗净,去皮,切块备用;牛肉洗净,切块,焯水。
2. 倒入高汤,加入牛肉,烧至牛肉八分熟时,下胡萝卜块和南瓜块,加盐调味,至南瓜和胡萝卜酥烂即可。
3. 饭装盆打底,浇上炒好的牛肉即可。

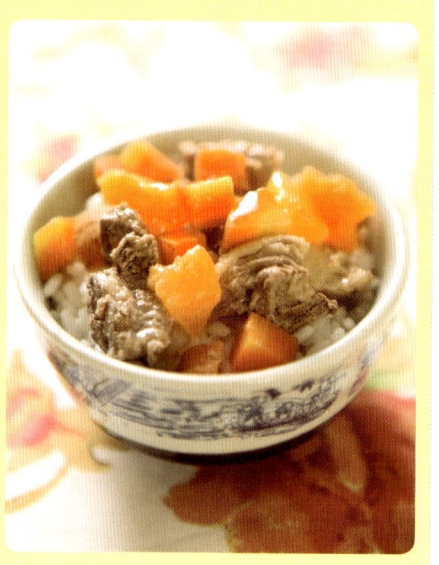

★香菇烧鲤鱼★

材料

鲤鱼1尾,黄豆芽150克,水发香菇60克,盐4克,葱段、姜片、料酒、酱油各10克,鸡精1小匙,水淀粉12克,植物油800克。

做法

1. 将鲤鱼去鳞、鳃、内脏洗净,两面刳上十字花刀,锅内加植物油烧热下入鲤鱼炸硬捞出。
2. 下入葱段、姜片炝香,烹入料酒,加入汤烧开,下入炸好的鲤鱼略烧一下。
3. 下入香菇、黄豆芽,加入酱油、盐烧至熟透入味,用水淀粉勾芡,出锅装盘即可。

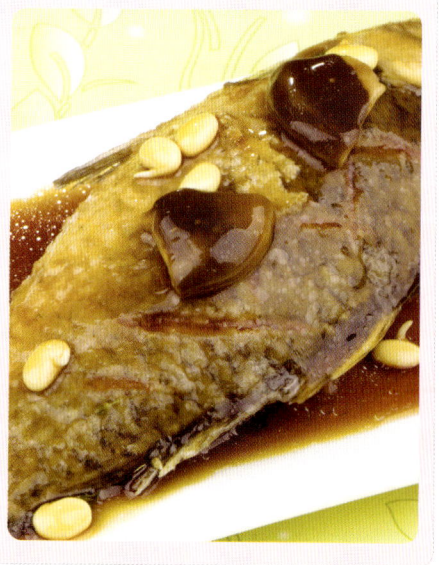

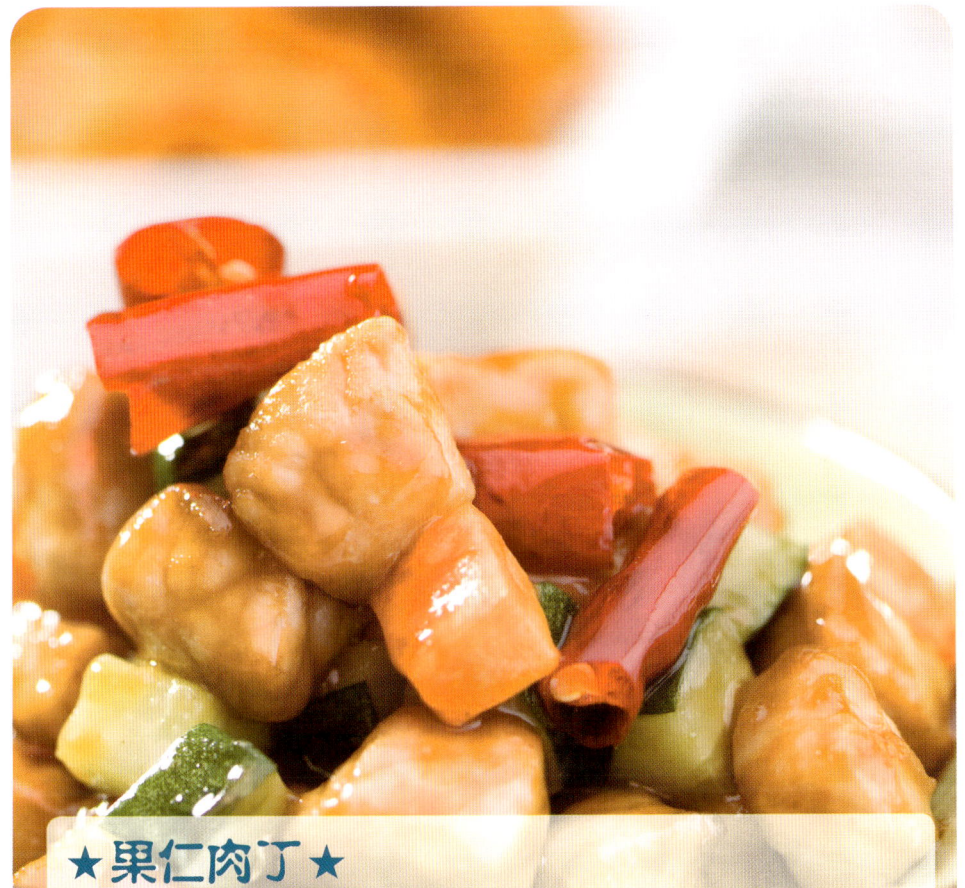

★果仁肉丁★

材料

猪瘦肉500克，黄瓜丁50克，胡萝卜丁30克，油炸花生米20克，红干椒10克，鸡蛋1个，葱末、蒜末各10克，姜末5克，盐、白糖各1小匙，香油少许，酱油2小匙，淀粉4大匙，植物油1000克（约耗100克）。

做法

1. 猪肉洗净、切丁，加入少许酱油、盐、蛋液、淀粉、清水抓匀；红干椒去蒂、洗净，切成小段。
2. 取一小碗，加入少许清水、酱油、盐、白糖、淀粉，调匀成味汁。
3. 锅中加油烧热，放入肉丁略炸，捞出沥油，锅中留底油烧热，先下入葱、姜、蒜、红干椒炒香，再放入肉丁、胡萝卜丁、花生米、黄瓜丁略炒，然后烹入味汁炒至入味，再淋入香油即可出锅。

★ 面包托煎蛋 ★

材料

鸡蛋、牛奶各200克,面包25克,黄油2小匙,猪油1大匙,盐1/2小匙。

做法

1. 将面包去掉边,烤成两面金黄色,放入盘内;将鸡蛋打入碗内,加入盐、牛奶调匀,备用。黄瓜洗净切丝,蒜剁成蒜泥,葱切末。
2. 往煎锅内注入黄油、熟猪油烧热,下鸡蛋,用筷子搅拌,等到鸡蛋煎成形的时候,将鸡蛋夹在烤好的面包上即可食用。

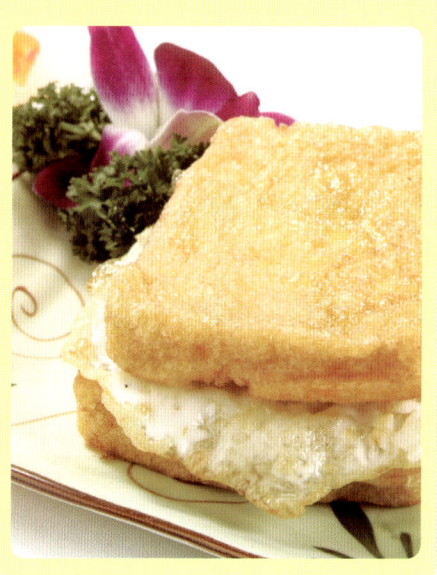

★ 鲢鱼小米粥 ★

材料

鲢鱼1尾,丝瓜仁10克,小米100克,葱花、姜片、香油、鸡精、盐各适量。

做法

1. 鲢鱼去鳞、鳃及内脏,洗净,去刺,切成片,放入盆中,加葱花、姜片、香油、盐拌匀,腌渍片刻。
2. 小米淘洗干净,丝瓜仁洗净。
3. 锅置火上,放入小米、丝瓜仁、适量清水煮粥,等粥将熟时,加入鱼片再煮片刻,鱼熟加入鸡精调味即可。

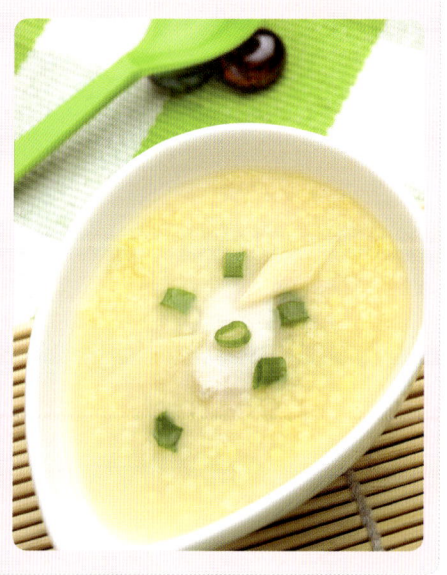

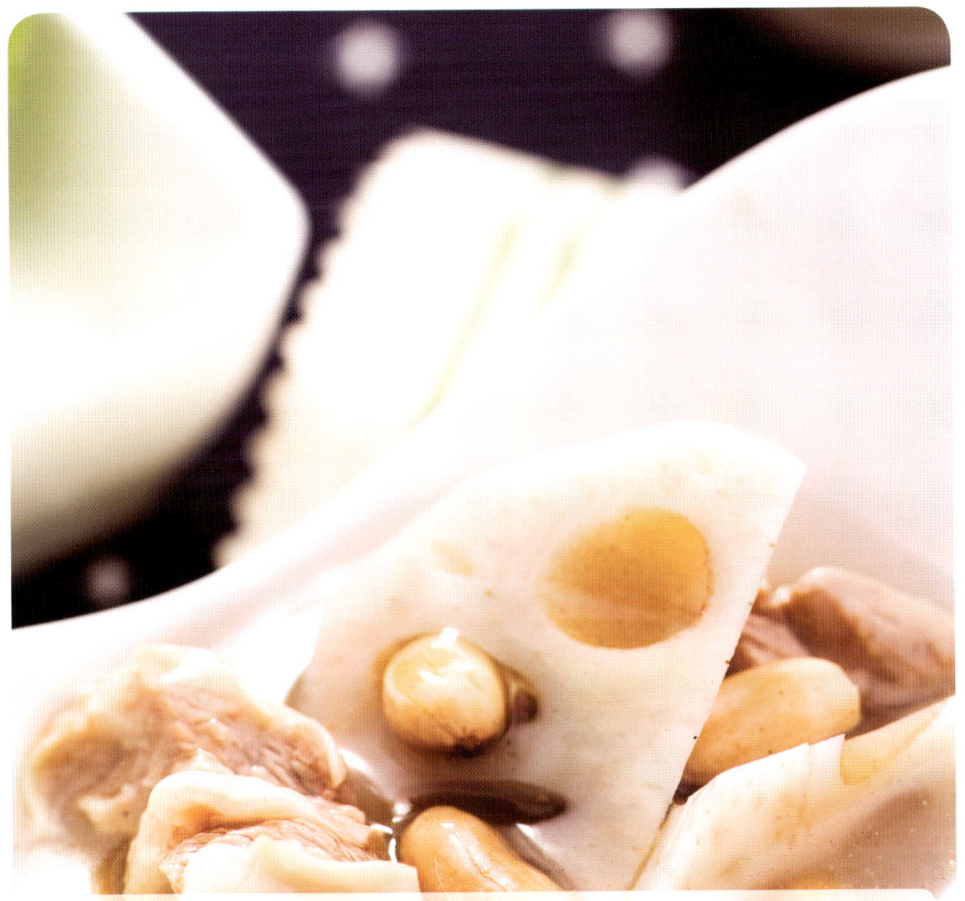

★花生莲藕牛肉煲★

材料

牛肉400克,花生100克,莲藕75克,葱段、姜片各15克,八角3粒,陈皮2片,花椒2克,盐、胡椒粉各适量。

做法

1. 牛肉洗净,切成小块;莲藕削去外皮,去掉藕节,洗净,切成厚片;花生用温水泡涨,捞出沥水。
2. 净锅置火上,加入清水,放入牛肉块烧沸,焯烫一下,捞出用冷水过凉,沥去水分,将牛肉块、花生和莲藕片放入砂锅中,加入葱段、姜片、八角、陈皮、花椒、盐、胡椒粉和适量清水炖2小时至牛肉熟烂,出锅装碗即可。

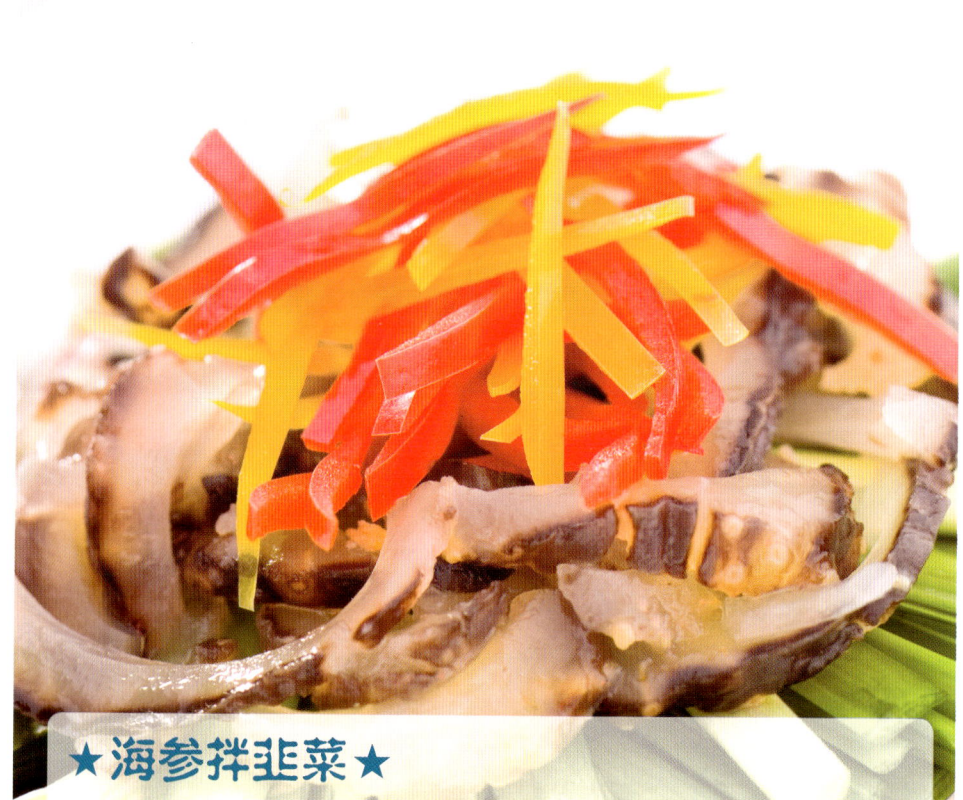

★海参拌韭菜★

材料

韭菜250克,水发海参125克,红椒25克,盐、白糖、料酒各1/2小匙、米醋、香油各1小匙。

做法

1. 海参洗净,切成细丝,放入沸水锅中焯烫一下,捞出沥干;红椒去蒂、籽,洗净,切成细丝;韭菜切去老根,择洗干净,用沸水略焯,捞出后切成小段。
2. 生抽、香油、米醋、白糖、盐调匀成味汁,将韭菜段围摆在盘子的边缘,再放入海参丝、红椒丝,浇上调好的味汁即成。

★ 枸杞牛肝汤 ★

材料
牛肝 120 克，枸杞 40 克，鸡精 3 克，盐 4 克，植物油 25 克，牛肉汤适量。

做法
1. 牛肝洗净切块；枸杞洗净。
2. 把锅放在火上，放入植物油烧至八成热，放入牛肝煸炒片刻。
3. 锅洗净置火上，倒入牛肉汤，然后放入牛肝、枸杞、盐，共同煮炖至牛肝熟透，再用鸡精调味即可。

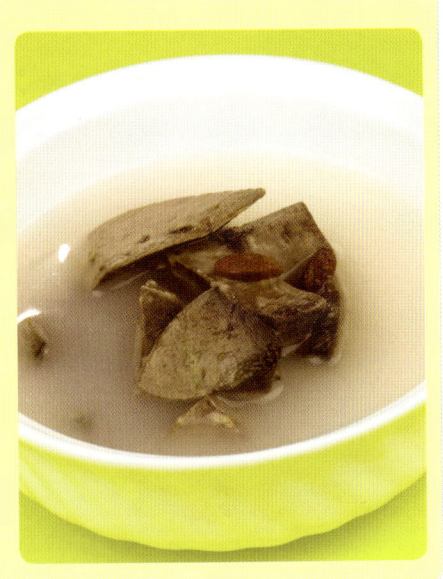

★ 枣圆羊肉汤 ★

材料
羊腿肉 800 克，红枣、龙眼各 30 克，党参 20 克，姜 4 片，料酒适量。

做法
1. 羊肉洗净，切块。
2. 龙眼、红枣（去核）洗净，党参洗净，切段。
3. 在锅内倒入适量植物油起锅，放入羊肉，加入姜、料酒爆透。
4. 把全部用料一齐放入锅内，加适量清水，大火煮沸后，小火煲 3 小时，调味即可。

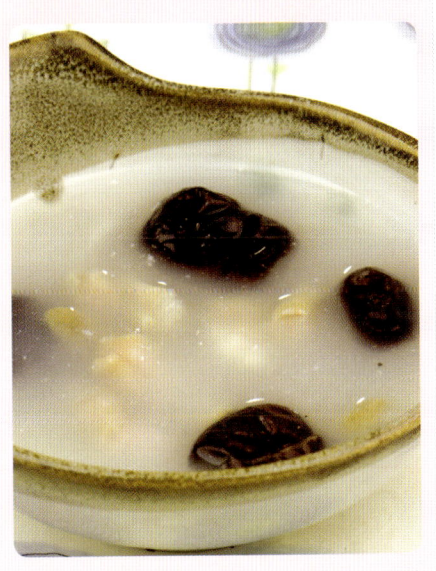

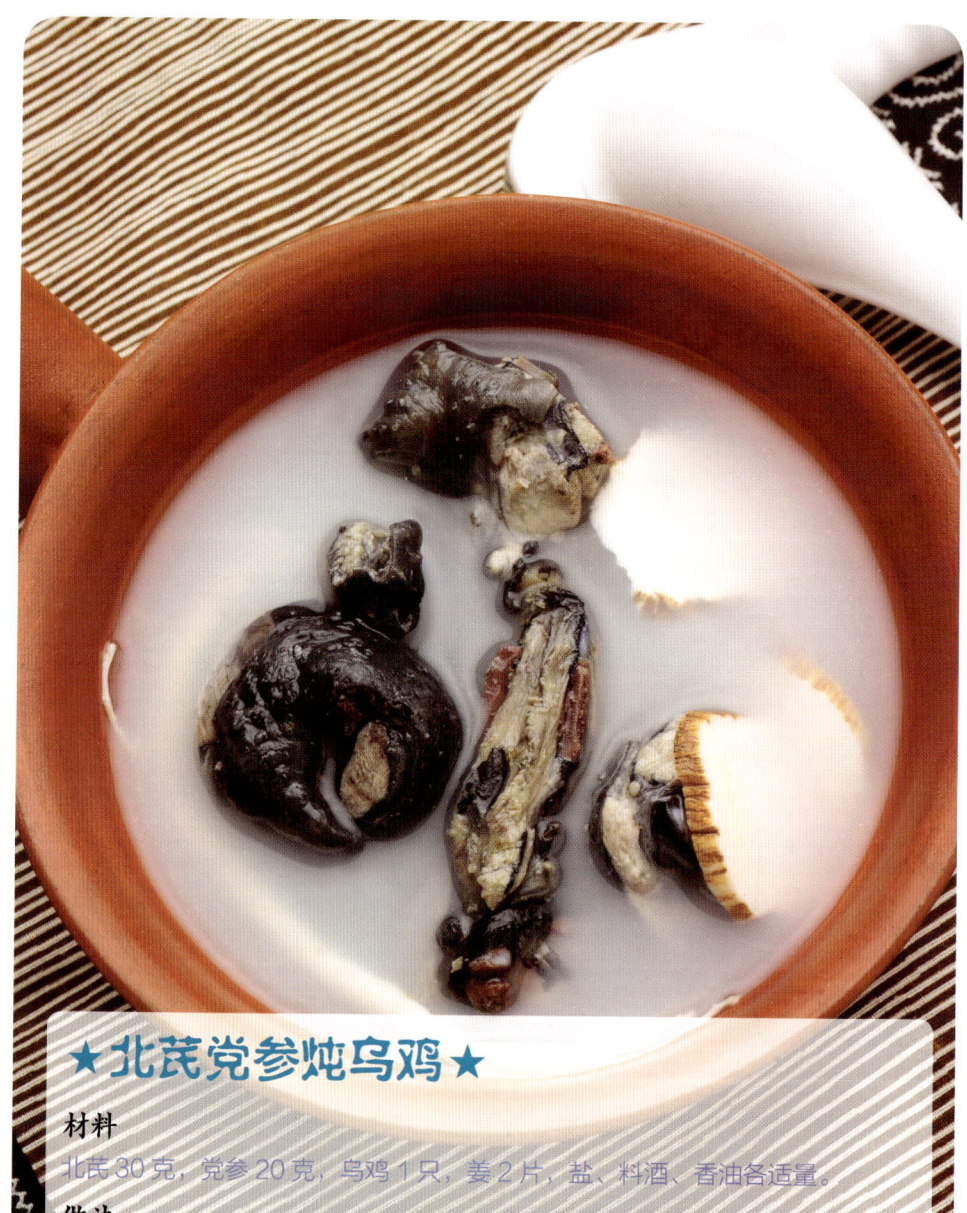

★北芪党参炖乌鸡★

材料

北芪30克,党参20克,乌鸡1只,姜2片,盐、料酒、香油各适量。

做法

1. 乌鸡洗净,除去内脏,放入开水中煮3分钟,取出;北芪、党参、姜片洗净。
2. 乌鸡放入炖盅内,加入北芪、党参、姜片、料酒,注入适量开水,盖好,入锅隔水炖3小时,取出,放入盐、香油即可。

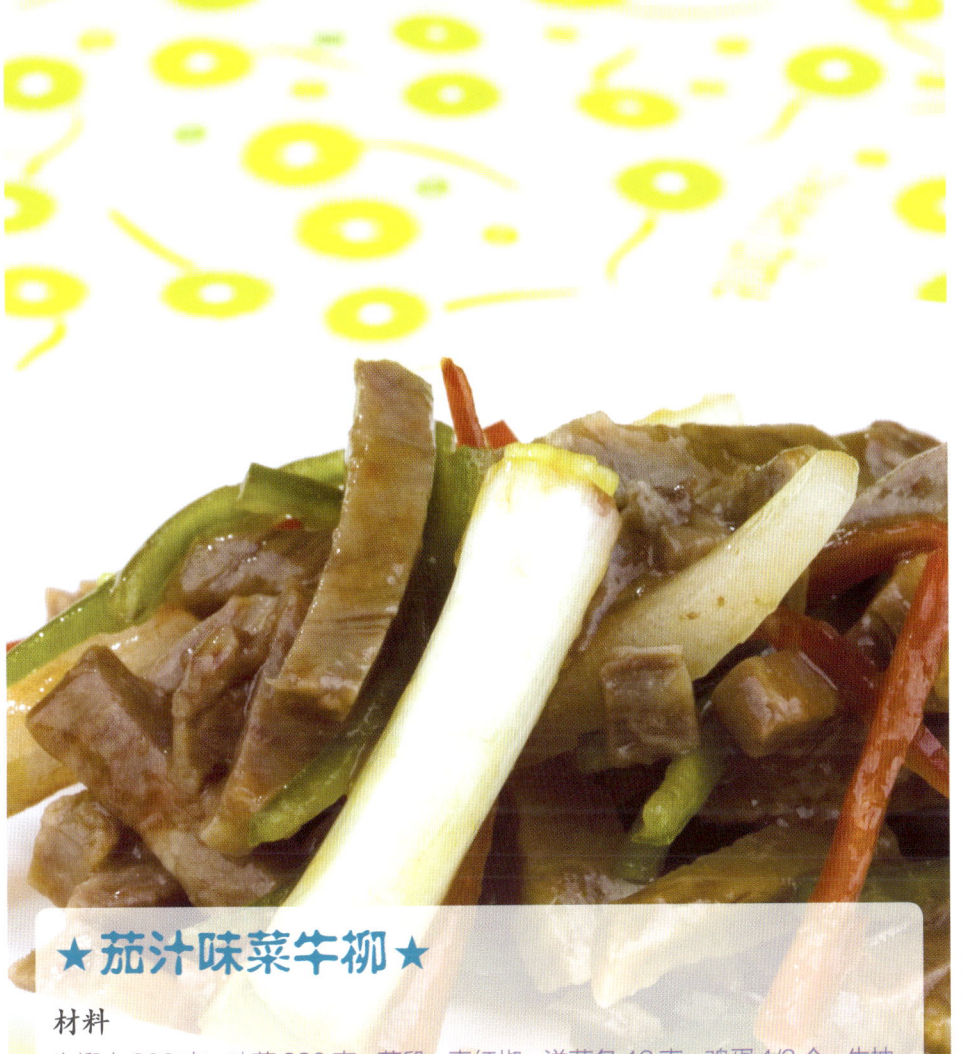

★ 茄汁味菜牛柳 ★

材料

牛柳肉200克,味菜220克,葱段、青红椒、洋葱各12克,鸡蛋1/2个,生抽、白糖、淀粉、甜茄汁各适量。

做法

1. 牛肉、葱段、青红椒切丝,用调料拌匀,腌制12分钟;味菜切片,放入滚开的水中煮4分钟,捞起备用。
2. 热锅凉油,放入牛柳肉用小火煎至八分熟,再放入切好的原材料煸炒片刻,加入调味料略炒,炒匀装碟即可。

★豆芽海带豆腐汤★

材料

豆腐2块，海带120克，绿豆芽100克，小鱼干60克，盐1小匙，胡椒粉2小匙，香油少许。

做法

1. 豆腐洗净，切成小块；干海带用清水泡软，洗去杂质，捞出，切成小段；绿豆芽掐去头尾，洗净。
2. 锅置火上，加入适量清水烧沸，先放入小鱼干、豆腐块、海带段煮熟。
3. 再放入绿豆芽稍煮，然后加入盐、胡椒粉调味，淋入香油，出锅装碗即可。

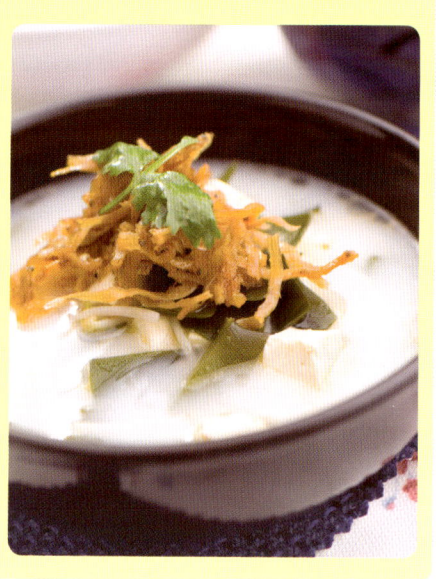

★咸酸菜鸭汤★

材料

净鸭半只（约650克），咸酸菜1袋。姜丝15克，盐1小匙。

做法

1. 咸酸菜洗净，切成片；鸭子洗净、沥水，剁成大块，放入大盘中，用保鲜膜封好，留一小孔出气，入微波炉用高火打3分钟，取出，倒去血水。
2. 鸭肉块、咸酸菜片、姜丝放入大碗中，加入适量热水没过鸭面，盖上盖，放入蒸锅中。
3. 置大火上蒸约15分钟，再转中火蒸约15分钟，取出，加入盐调味即可。

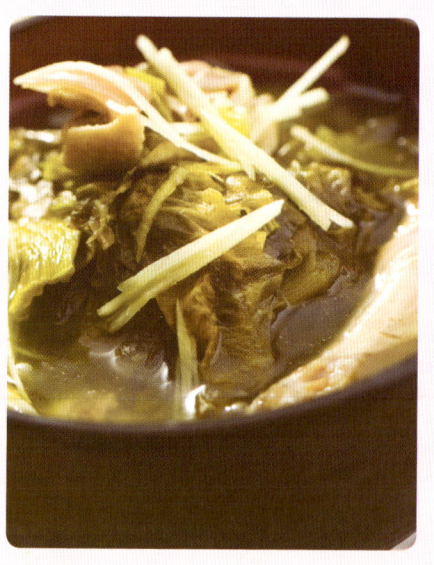

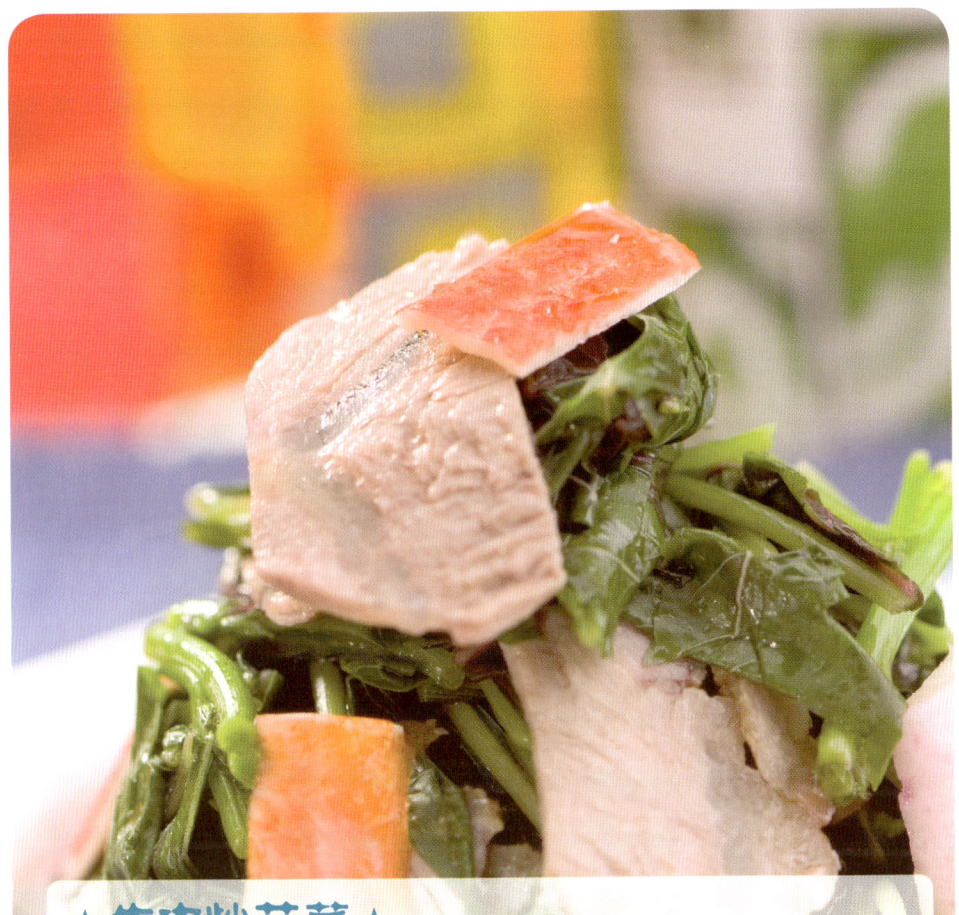

★牛肉炒苋菜★

材料
苋菜 300 克，牛肉 150 克，蟹柳 50 克。葱段 15 克，姜末、蒜片各 10 克，盐、香醋各 1 小匙，料酒、香油、花椒油各 1/2 小匙，水淀粉 2 小匙，植物油 2 大匙。

做法
1. 苋菜择洗干净，切成小段；牛肉洗净，切成薄片，再放入碗中，加入料酒、水淀粉拌匀上浆；蟹柳洗净，切成小段。
2. 坐锅点火，加油烧热，先下入葱段、姜末、蒜片炒香，再放入牛肉片炒至变色，然后加入苋菜、蟹柳略炒，放入盐、香醋翻炒均匀，再淋入花椒油、香油调匀即可装盘。

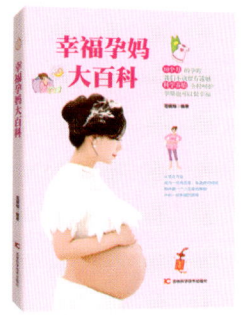

在得知自己怀孕的那一刻，你也许会高兴得欢呼雀跃，抑或激动得喜极而泣。但随之而来的，可能是对孕期生活的忧虑和困惑：怎样才能保证胎儿有充足的营养，哪些因素会影响胎儿的发育，产检应该在何时进行，怎样胎教才能让胎儿更聪明……你的心里一定充满无数的疑问。不用担心，《幸福孕妈大百科》能帮助你解决孕期的种种疑虑！

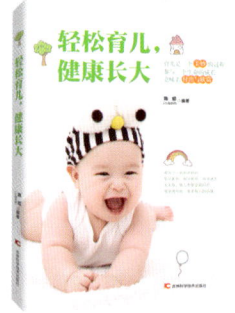

这是一本风靡妈妈群的育儿图书。本书详细描述了0~3岁宝宝生长发育情况，全面介绍了0~3岁宝宝的生长发育指标以及喂养、日常护理和益智方面的方法，还为爸爸妈妈解答了一些育儿方面的疑难问题，让新手爸妈可以轻松享受育儿的快乐！

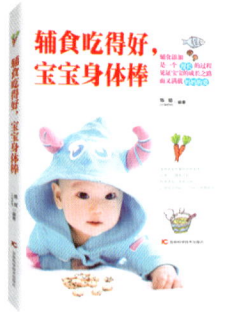

这是一本风靡妈妈群的育儿图书。本书根据6个月~3岁宝宝的营养需求和身体发育特点，详解辅食添加的原则和方法，精选了2000余款宝宝辅食食谱，配以详细的制作过程图，帮助新手父母成为宝宝的"辅食达人"，让宝宝辅食吃得好，身体长得壮！

欢迎关注
吉林科学技术出版社
微信公众号

吉林科学技术
出版社客服
微信号：jike2019

吉林科学技术出版社怀孕群
吉林科学技术出版社育儿群

在这里，有专业的医生解决你的育儿疑问
在这里，有母乳指导帮助你实现母乳喂养的梦想
在这里，有营养师定制宝宝每一餐的丰盛辅食
在这里，妈妈们聚在一起聊聊怀孕、育儿的那些事
添加吉林科学技术出版社客服微信，进入温馨的微信群

各大新华书店、网上书店均有销售
团购热线：0431-85659498